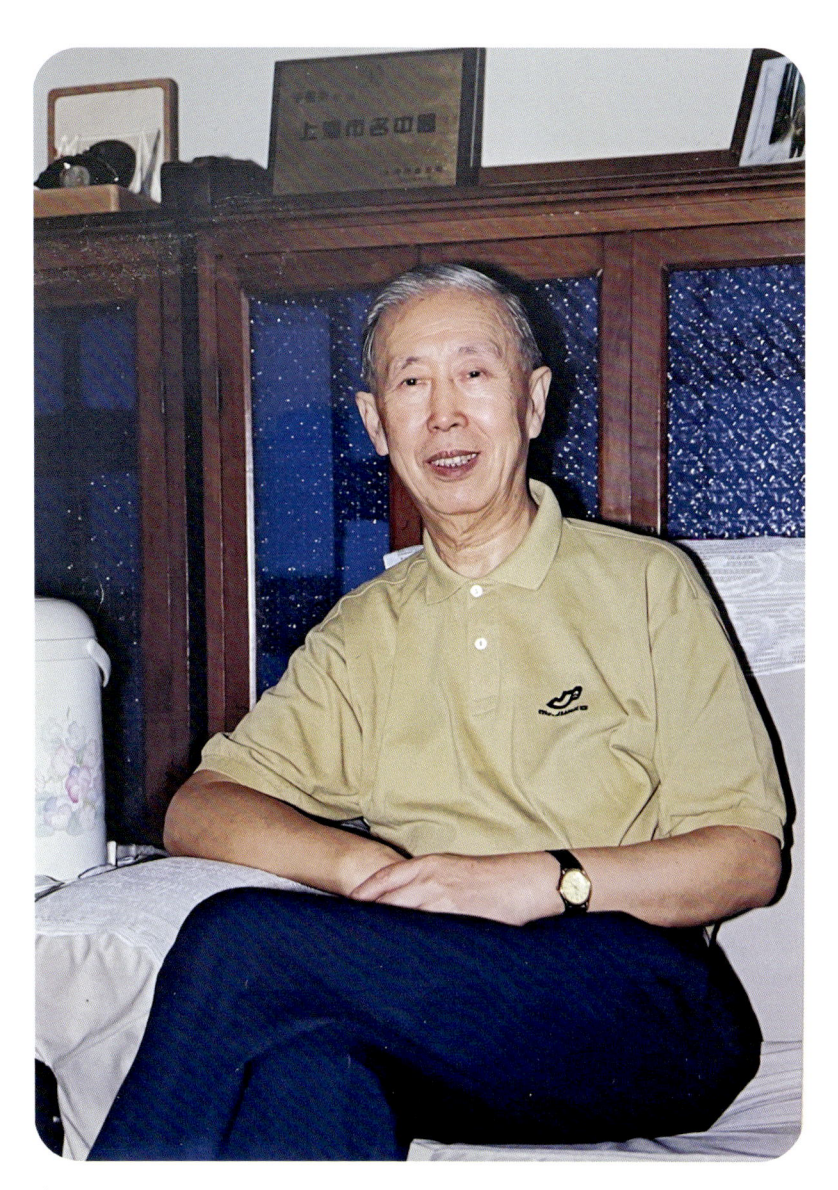

李国衡教授(1924—2005)

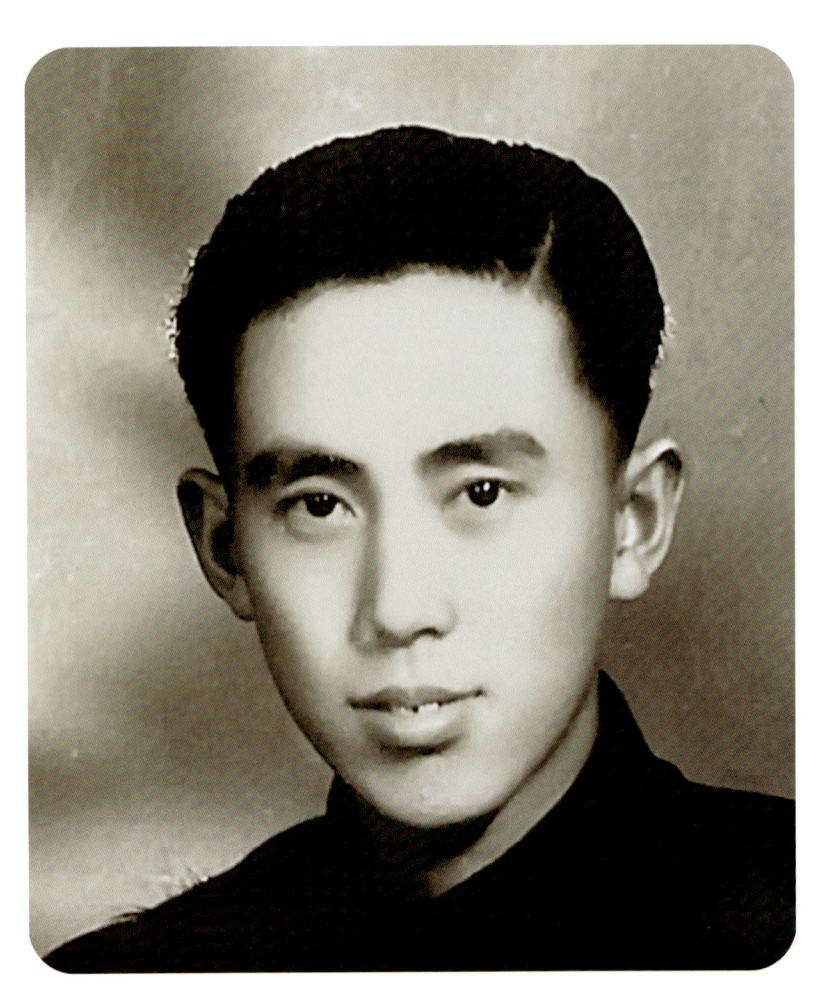

20世纪40年代初李国衡

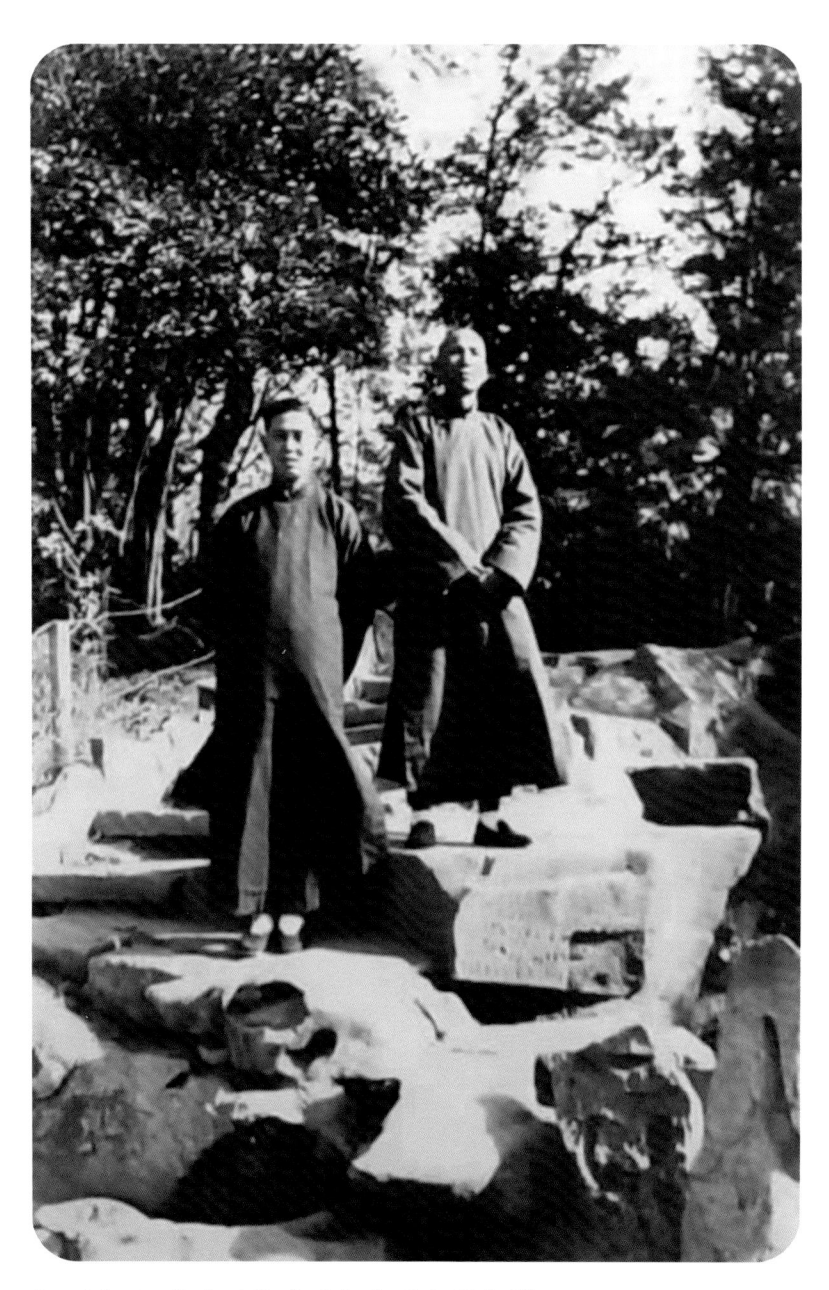

20 世纪 40 年代后期李国衡与魏指薪合影

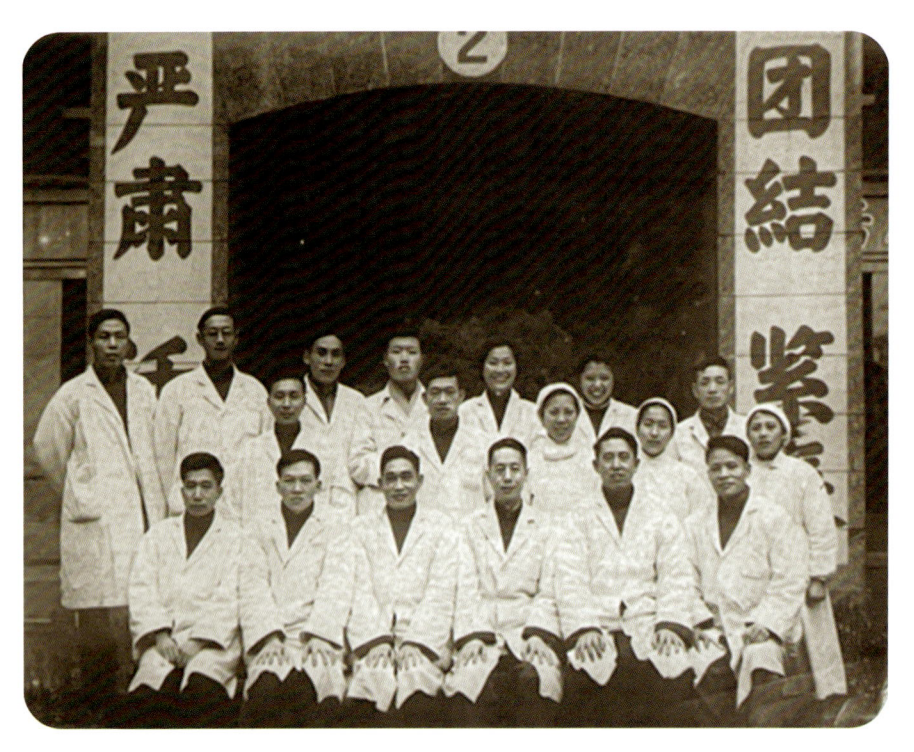

20世纪50年代末李国衡（前排右2）在上海第二医学院（2005年更名为上海交通大学医学院）附属仁济医院与骨科、伤科同事合影

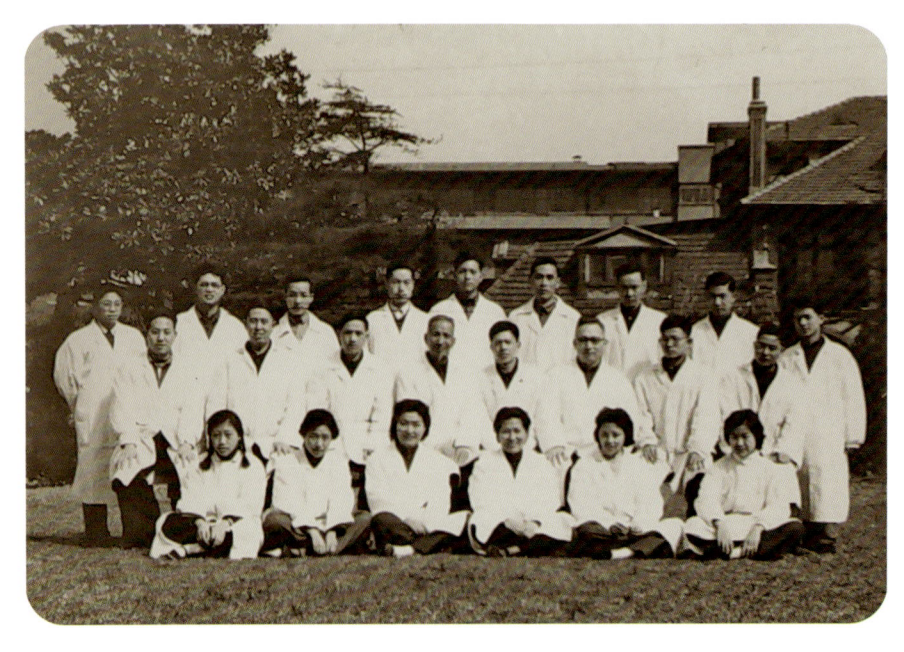

20世纪60年代李国衡（2排左2）与魏指薪（2排左4）、施家忠（2排右3）、魏淑英（前排右3）、魏淑云（前排左3）及伤科同事、进修医生、学生合影

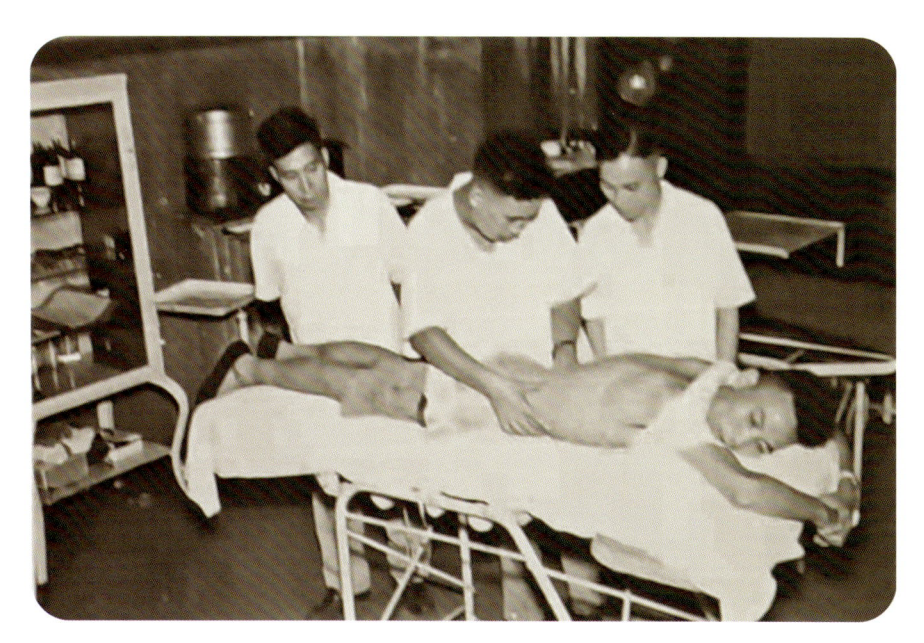

20世纪50—60年代李国衡(中)在诊疗病人

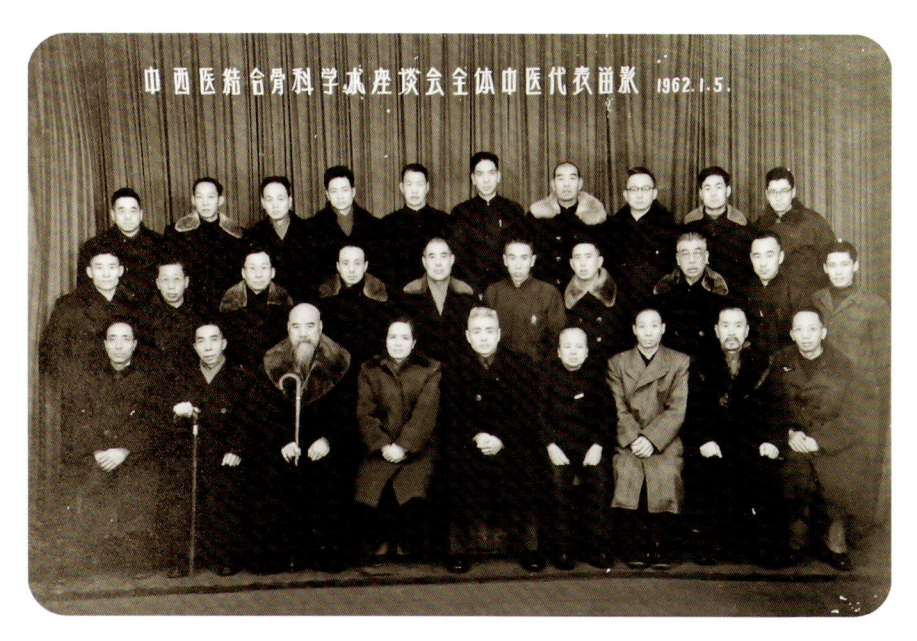

1962年李国衡(2排右4)参加中西医结合骨科学术座谈会合影

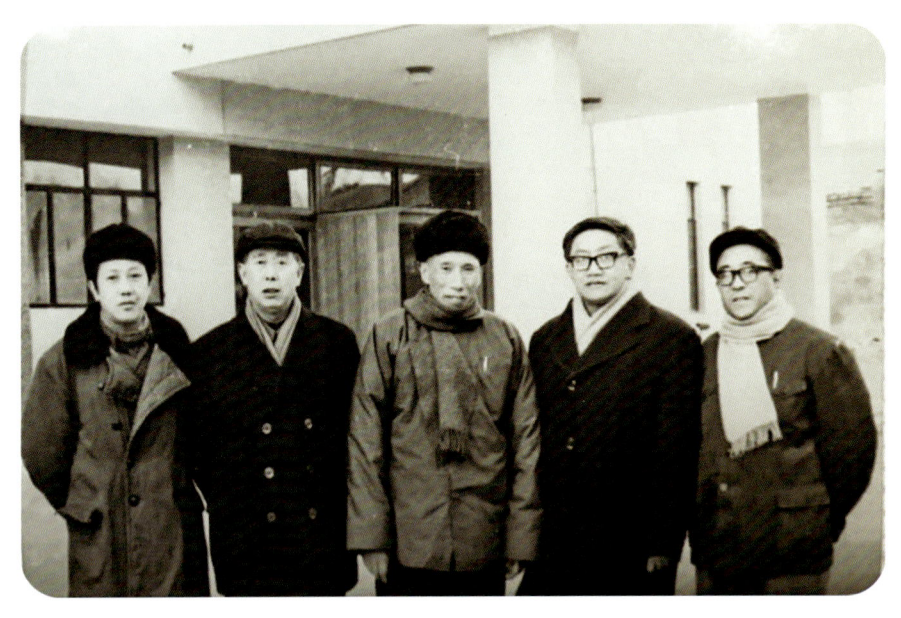

20世纪80年代初李国衡(左2)与伤科同道施维智(左3)、吴诚德(右2)、石仰山(右1)、陈志文(左1)合影

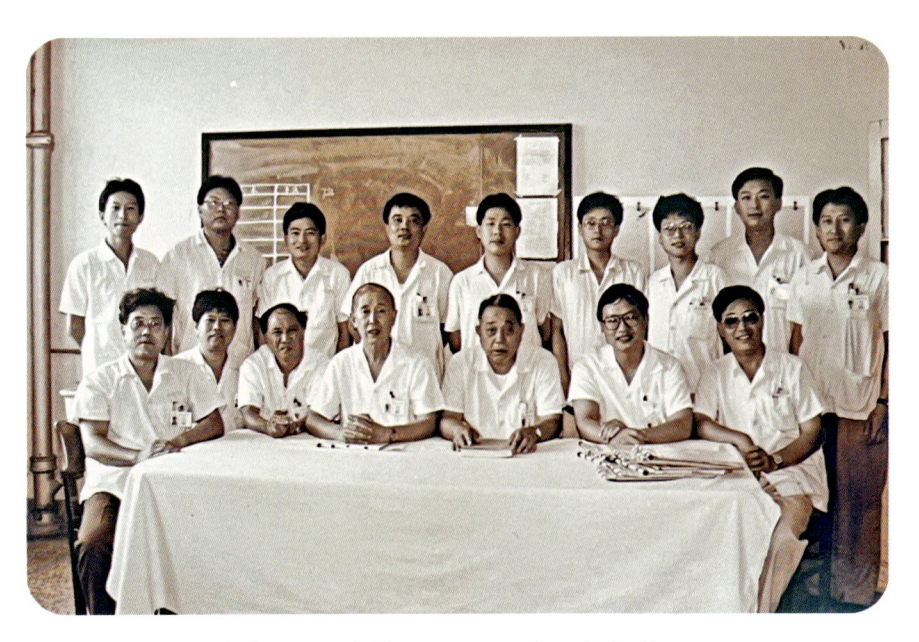

20世纪90年代中李国衡(前排右4)与伤科同事合影

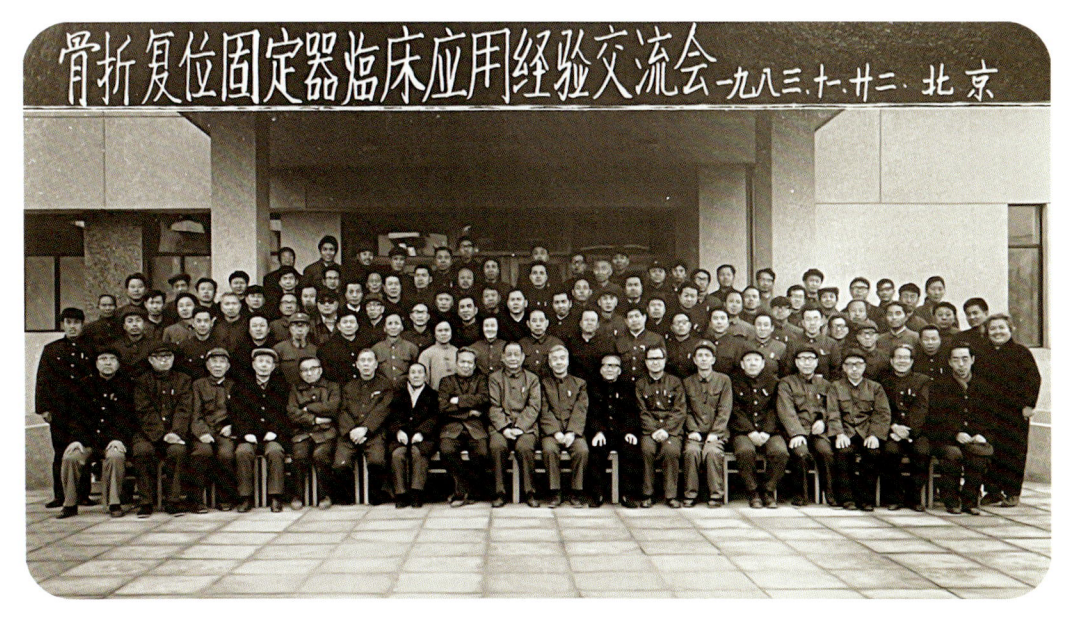

1983年11月李国衡（前排左6）参加骨折复位固定器临床应用经验交流会合影

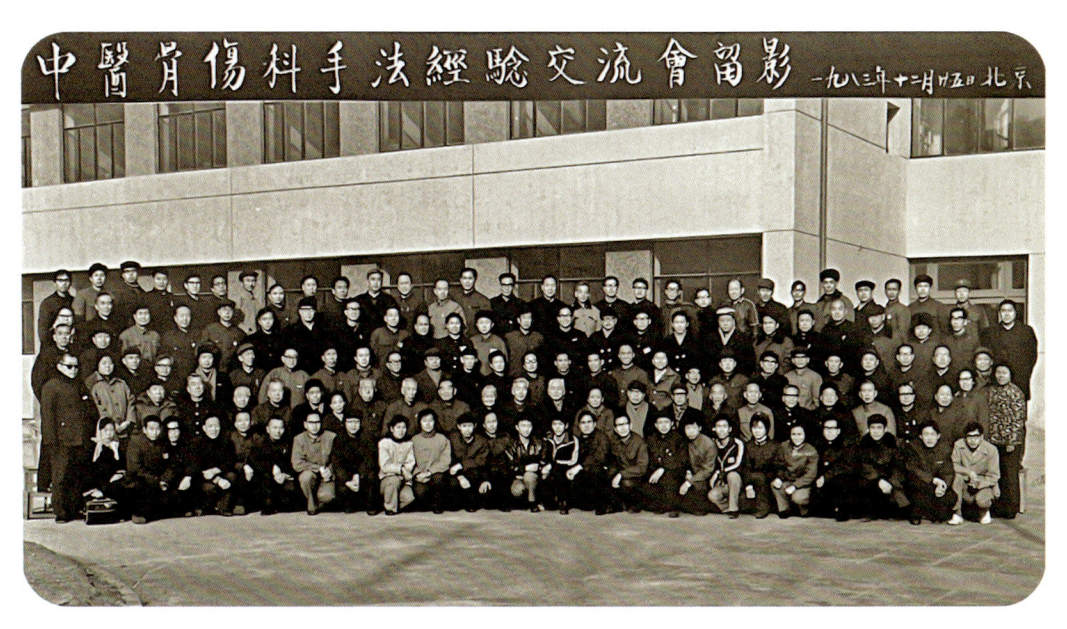

1983年12月李国衡（2排右3）参加中医骨伤科手法经验交流会合影

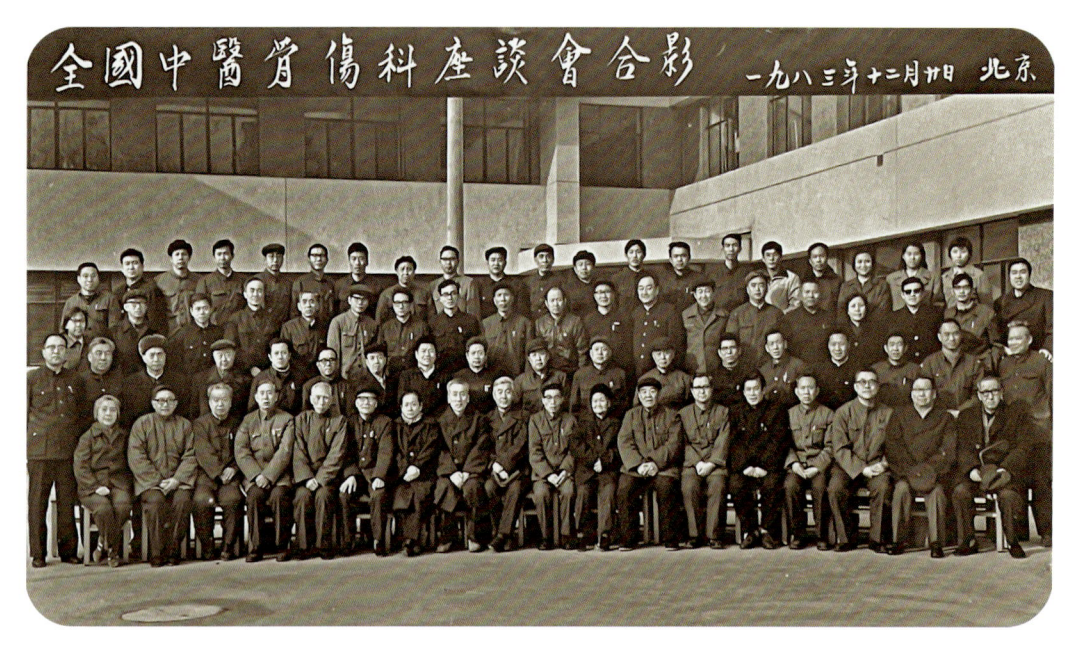

1983年12月李国衡（前排左4）参加全国中医骨伤科座谈会合影

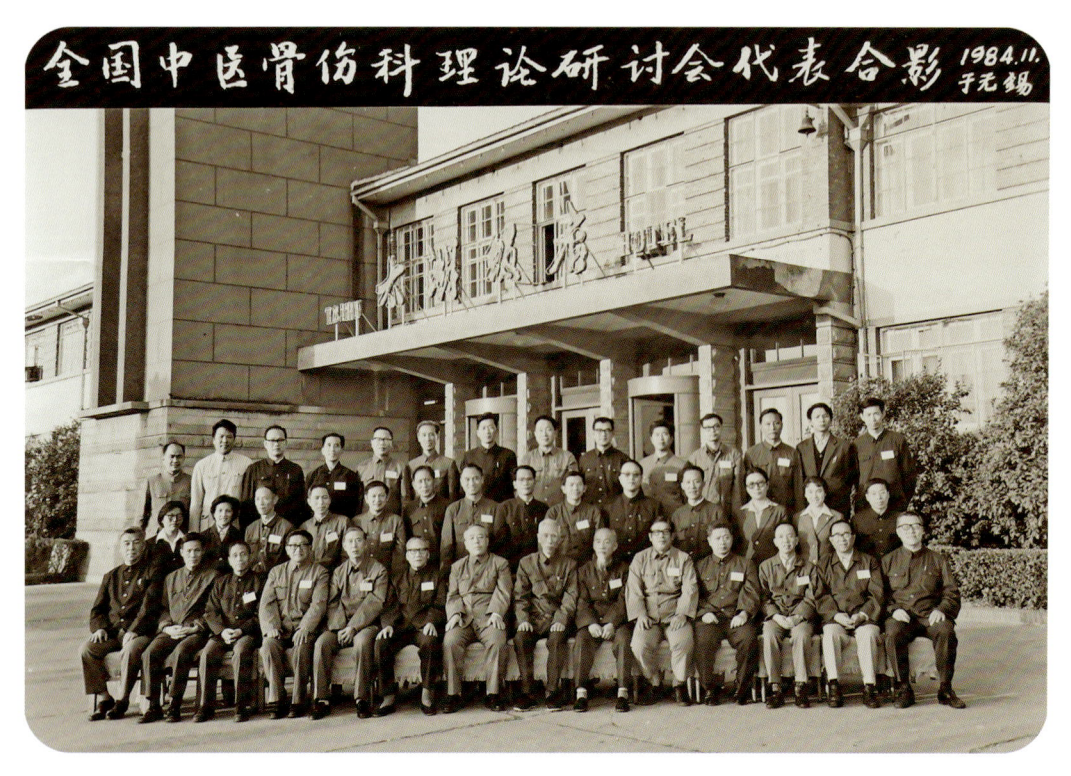

1984年11月李国衡（前排左5）参加全国中医骨伤科理论研讨会合影

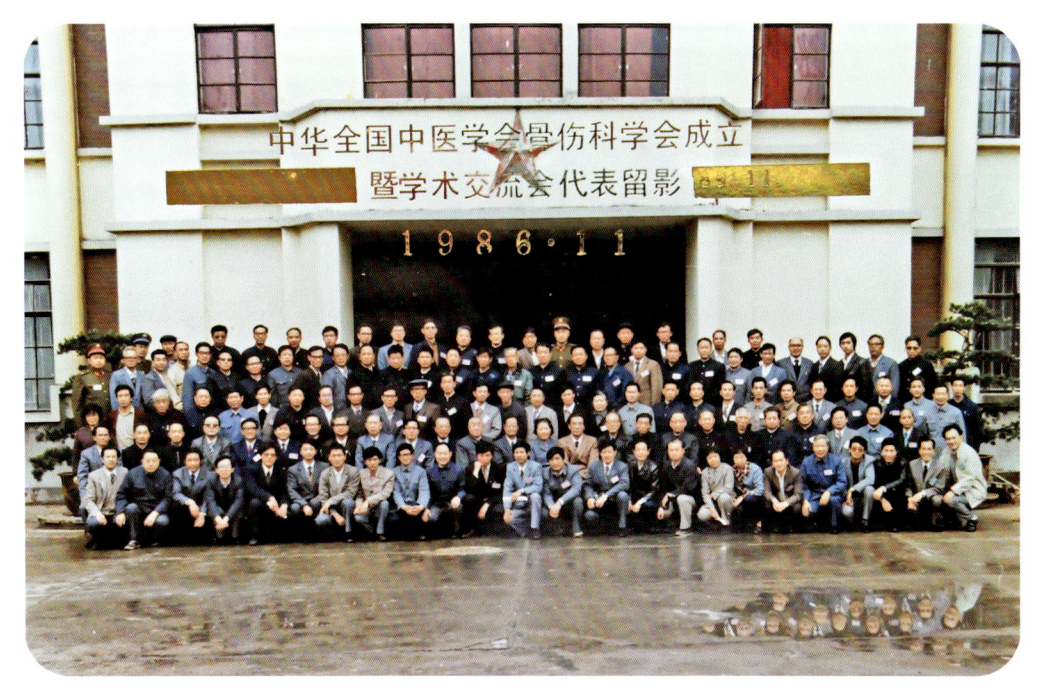

1986年11月李国衡(2排左9)参加中华全国中医学会骨伤科分会成立及学术交流会合影

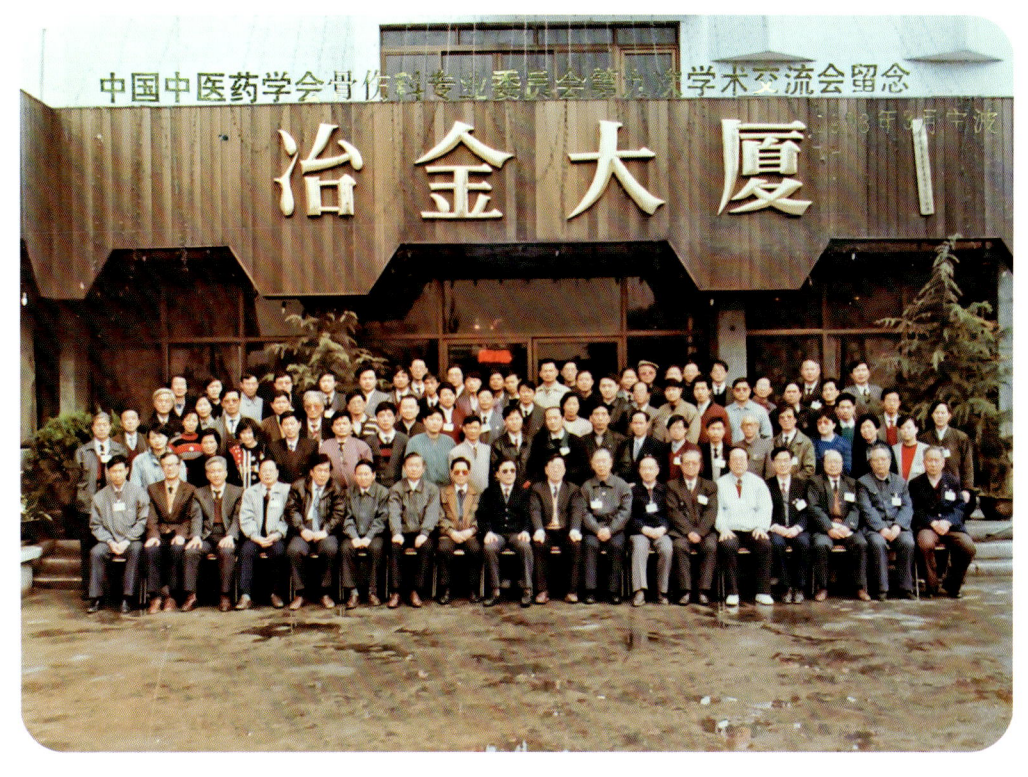

1993年3月李国衡(前排右8)参加中国中医药学会骨伤科专业委员会学术交流会合影

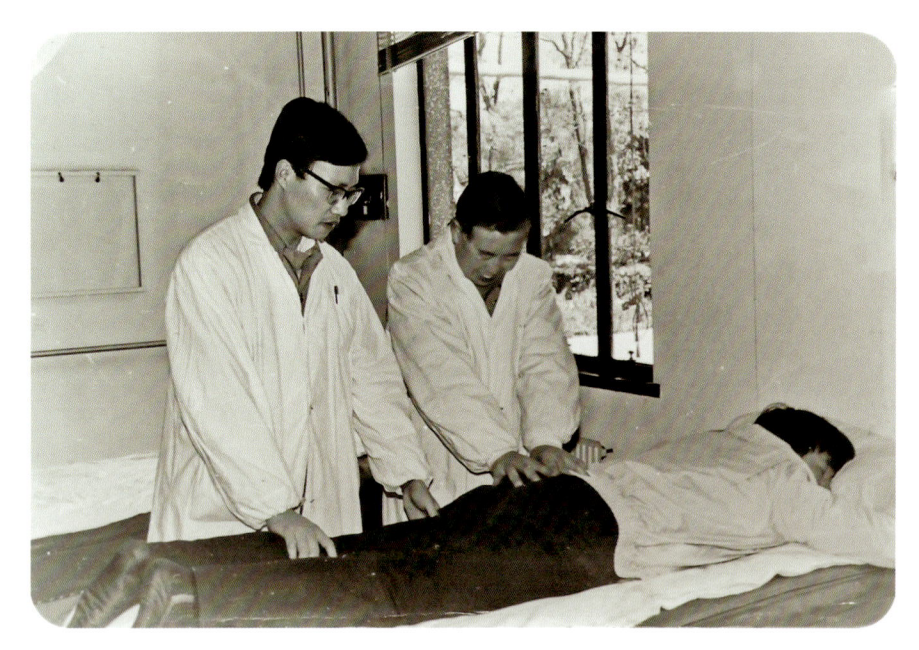

20世纪80年代李国衡在临床带教研究生

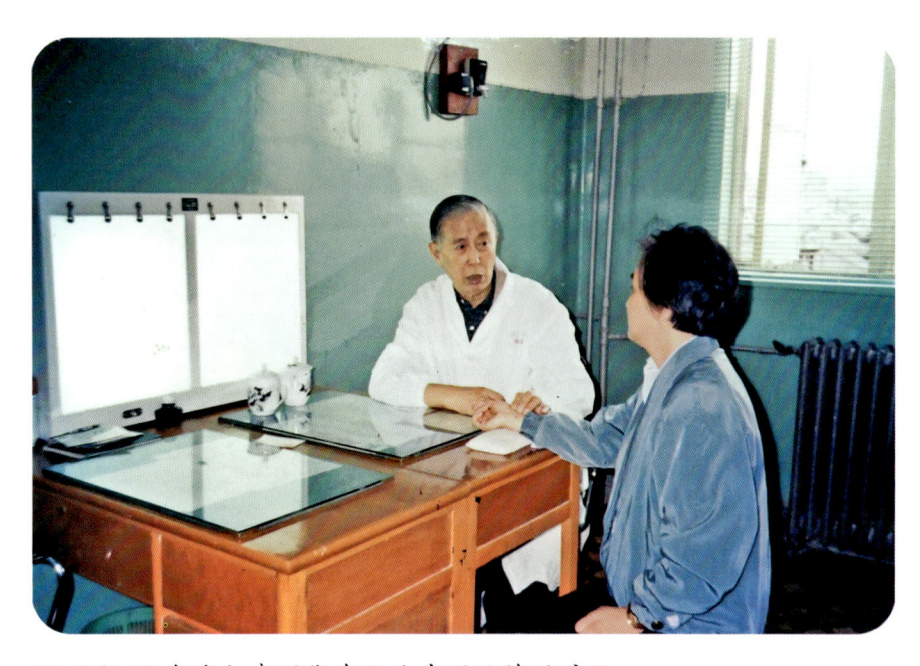

20世纪90年代初李国衡在汕头中医院诊治病人

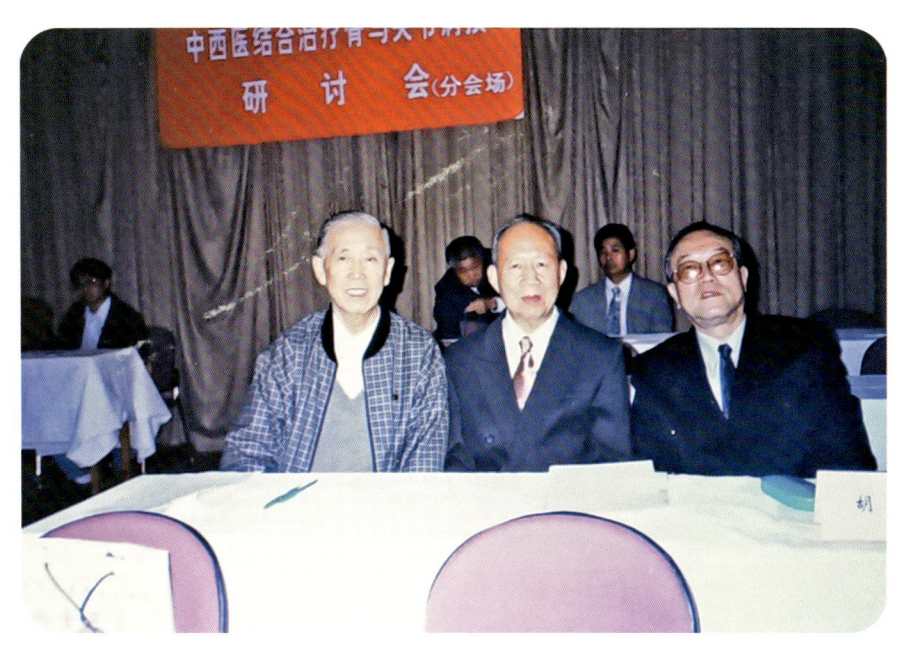

1998年11月在上海市伤骨科研究所成立40周年学术交流会上李国衡（左）与郭维淮（中）、丁继华（右）合影

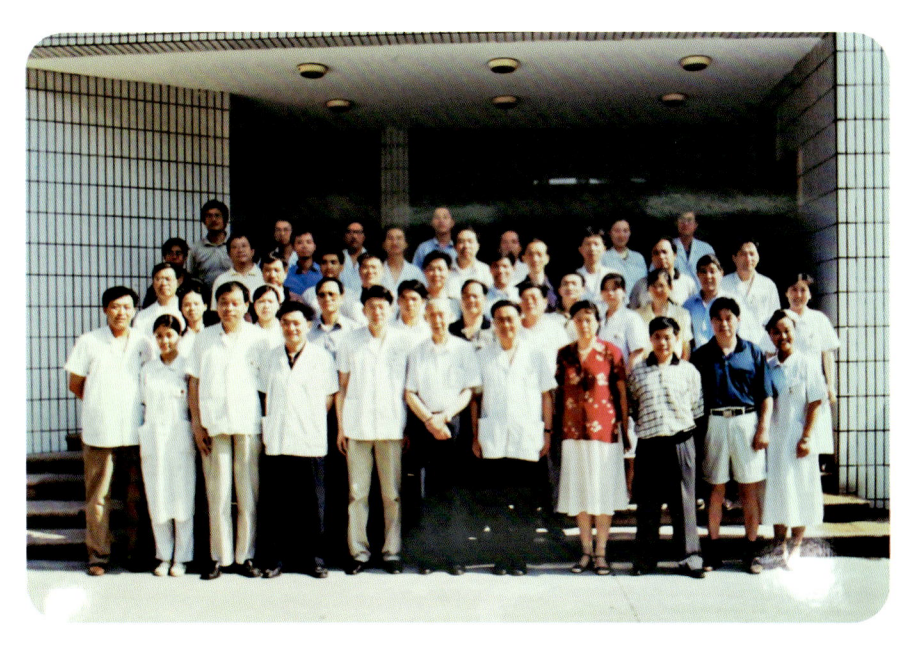

1999年6月李国衡（前排左6）参加伤科继续教育学习班合影

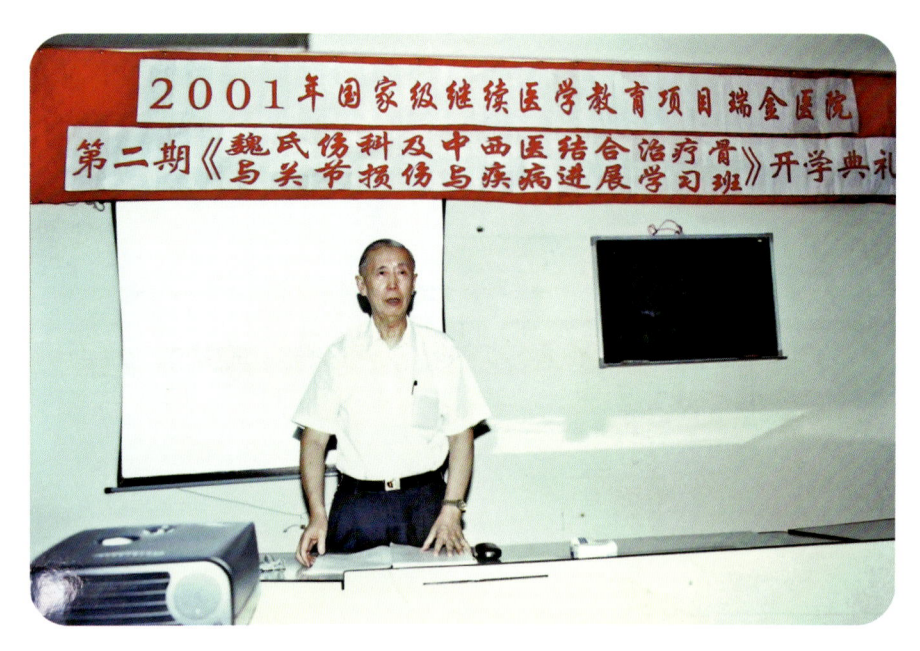

2001年李国衡在继续教育学习班讲课

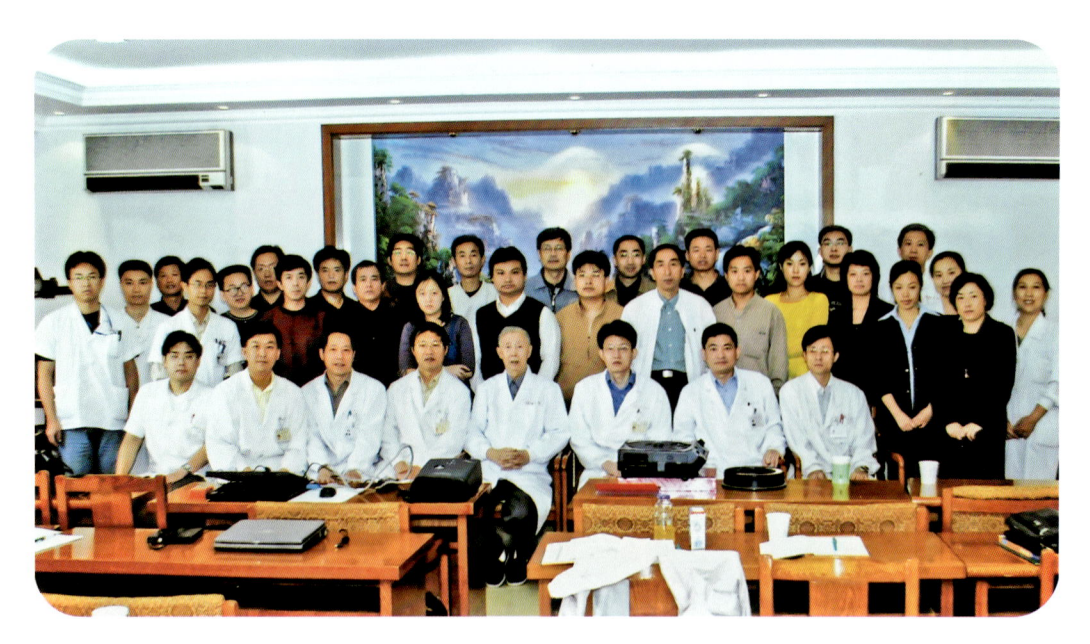

2004年10月李国衡(前排左5)参加伤科国家继续教育学习班合影

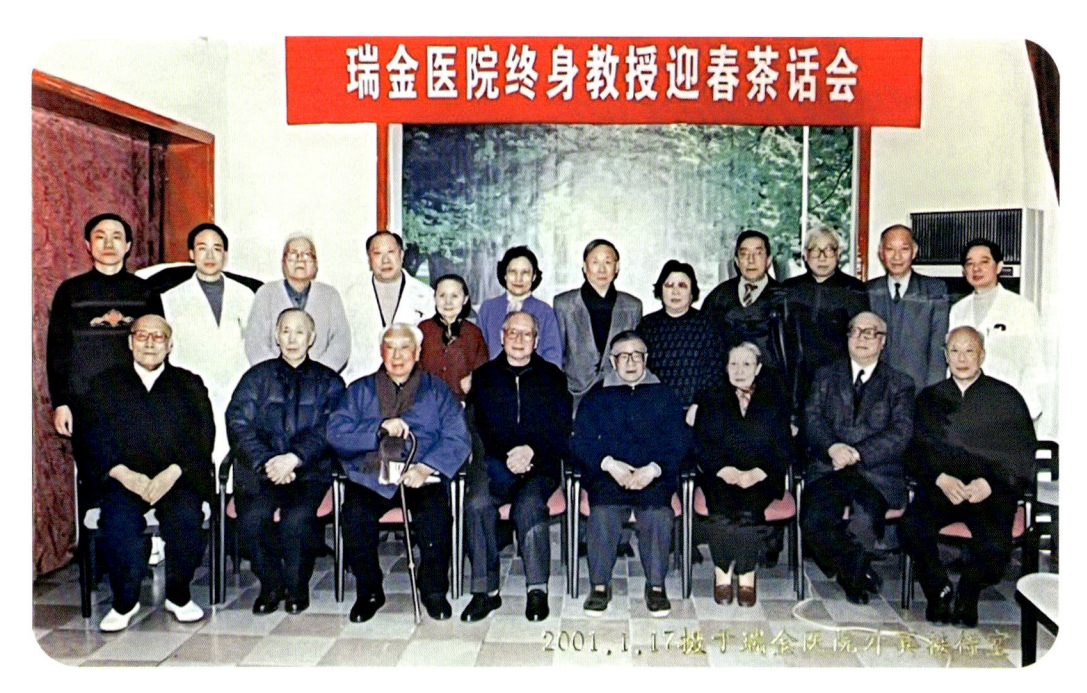

2001年1月李国衡（前排左2）参加上海第二医学院（2005年更名为上海交通大学医学院）附属瑞金医院终身教授迎春茶话会

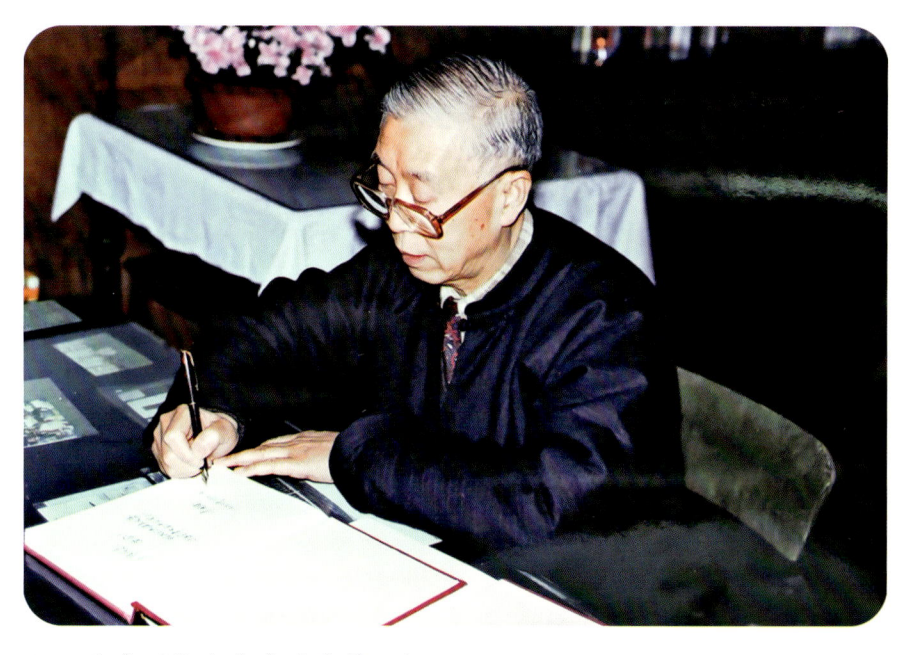

1999年李国衡在家中为专著题词

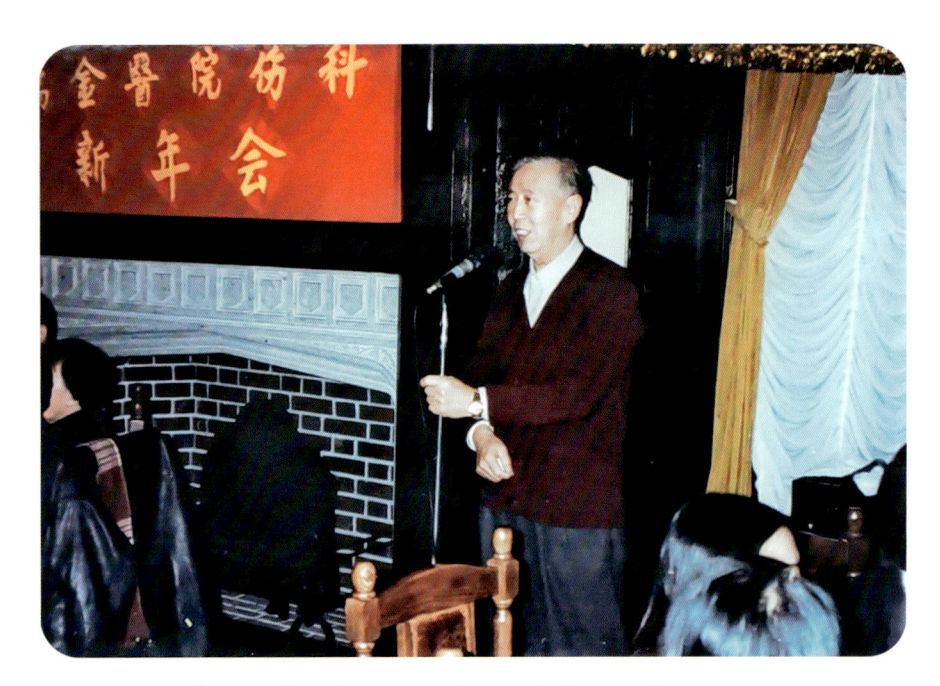

1998年1月李国衡在瑞金医院伤科迎新年会上致辞

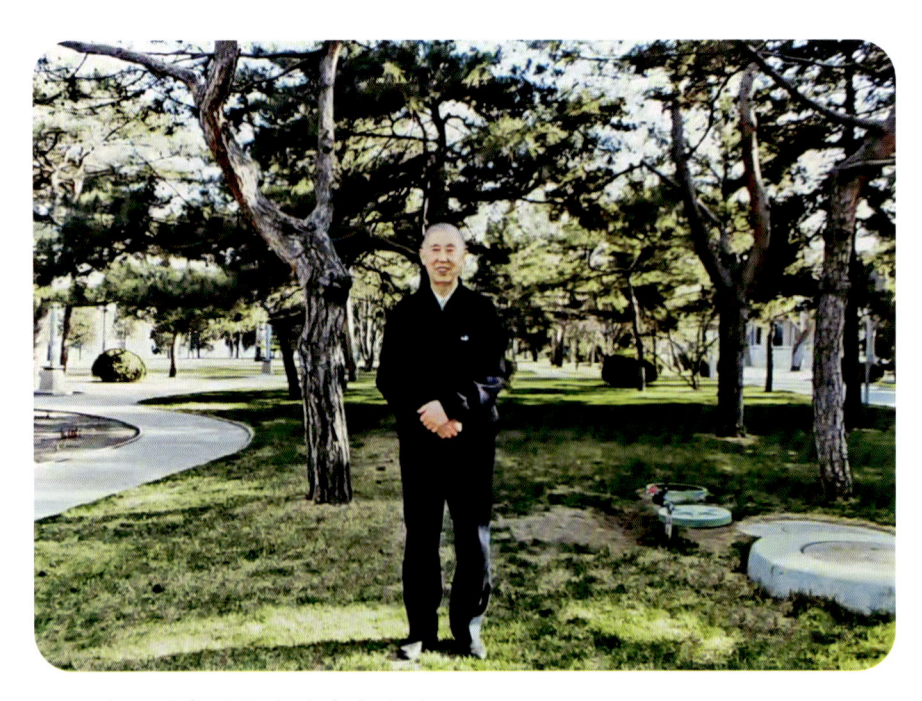

1999年4月李国衡在北京中南海

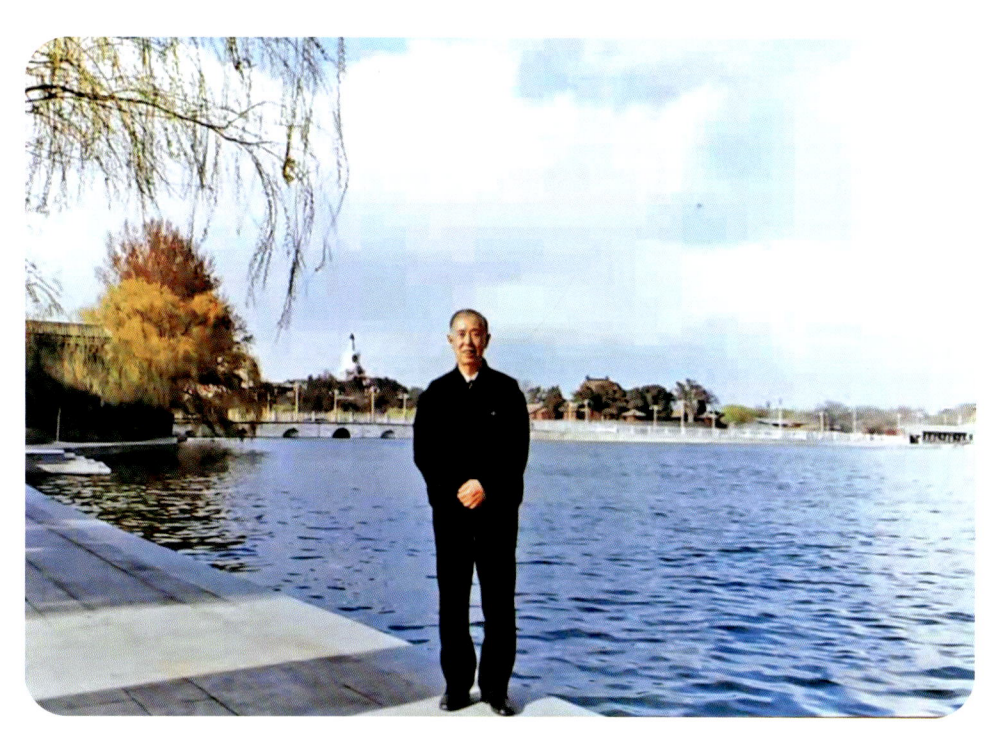

1999年4月李国衡在北京中南海

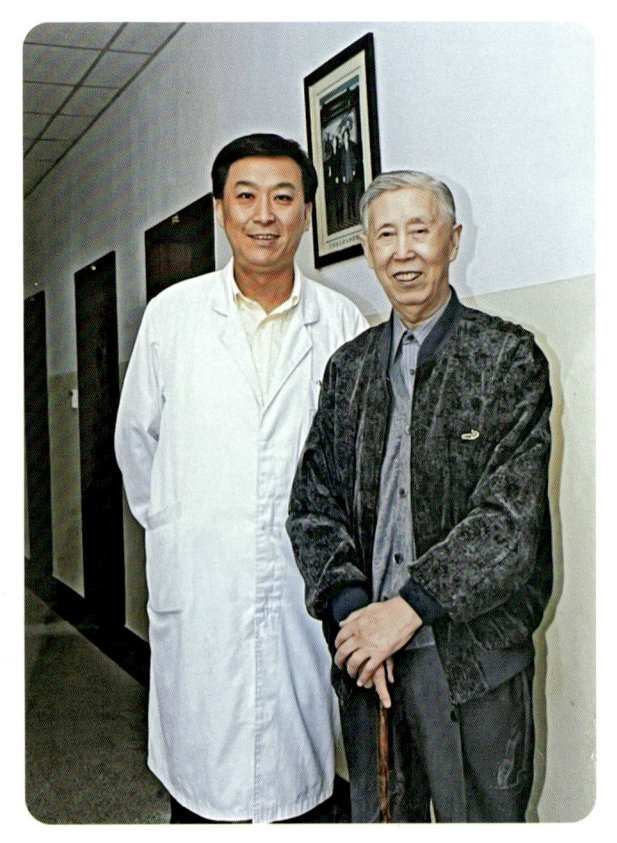

21世纪初李国衡与儿子李飞跃在上海市伤骨科研究所合影

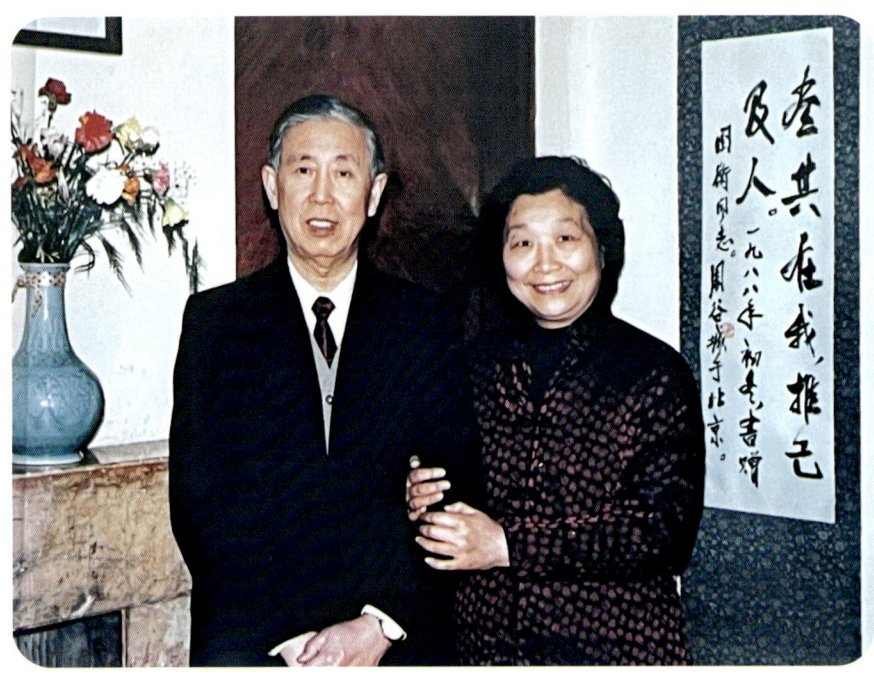

1989年12月李国衡与夫人魏淑云在家中合影

# 海派中医
# 魏氏伤科传承与发展
（二）

## 纪念李国衡教授100周年诞辰

主　编　李飞跃　奚小冰
副主编　薛　彬

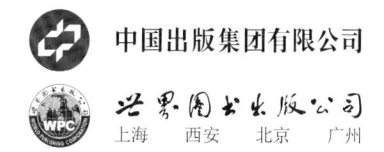

中国出版集团有限公司

世界图书出版公司
上海　西安　北京　广州

图书在版编目(CIP)数据

海派中医魏氏伤科传承与发展. 二，纪念李国衡教授100周年诞辰 / 李飞跃，奚小冰主编. — 上海：上海世界图书出版公司，2024.7
 ISBN 978-7-5232-1231-8

Ⅰ. ①海… Ⅱ. ①李… ②奚… Ⅲ. ①中医伤科学 Ⅳ. ①R274

中国国家版本馆 CIP 数据核字(2024)第 066843 号

| 书　　名 | 海派中医魏氏伤科传承与发展(二)——纪念李国衡教授100周年诞辰 Haipai Zhongyi Weishishangke Chuancheng yu Fazhan（Er）——Jinian Liguoheng Jiaoshou 100 Zhounian Danchen |
|---|---|
| 主　　编 | 李飞跃　奚小冰 |
| 副 主 编 | 薛　彬 |
| 责任编辑 | 陈寅莹 |
| 装帧设计 | 南京展望文化发展有限公司 |
| 出版发行 | 上海世界图书出版公司 |
| 地　　址 | 上海市广中路88号9-10楼 |
| 邮　　编 | 200083 |
| 网　　址 | http://www.wpcsh.com |
| 经　　销 | 新华书店 |
| 印　　刷 | 杭州锦鸿数码印刷有限公司 |
| 开　　本 | 787mm×1092mm　1/16 |
| 印　　张 | 17.5 |
| 插　　页 | 8 |
| 字　　数 | 350千字 |
| 版　　次 | 2024年7月第1版　2024年7月第1次印刷 |
| 书　　号 | ISBN 978-7-5232-1231-8/ R·730 |
| 定　　价 | 208.00元 |

版权所有　翻印必究
如发现印装质量问题，请与印刷厂联系
（质检科电话：0571-88855633）

# 主编简介

**李飞跃**

　　上海交通大学医学院附属瑞金医院伤科主任医师,上海市伤骨科研究所副所长,第四届上海市名中医,上海市中医药学会常务理事,中华中医药学会骨伤分会常务委员,上海市中医药学会骨伤科分会名誉主任委员,第四、五、六批全国老中医药专家学术经验继承工作指导老师,国家级及上海市非物质文化遗产传统医药项目-魏氏伤科疗法代表性传承人。曾以第一负责人承担"十五"国家科技攻关计划及上海市科委、上海市卫生局相关科研项近十项,在国内核心期刊发表相关学术论文30余篇,主编《魏氏伤科治疗学》等专著。主持上海市中医药事业发展三年行动计划-海派中医魏氏伤科传承研究基地建设项目,获上海市中医药科技进步二等奖2项,著作奖1项。主持开发多个具有魏氏伤科流派特色的新药。2007年被上海市卫生局授予"发展上海中医药事业、弘扬传统中医特色优势突出成绩奖"。2020年被上海市卫生健康委员会、上海市中医药管理局、上海市人力资源和社会保障局授予"上海市中医药杰出贡献奖"。

**奚小冰**

　　上海交通大学、上海中医药大学硕士研究生导师,上海交通大学医学院附属瑞金医院伤科主任、主任医师,师从上海市名中医、魏氏伤科代表性传承人李飞跃教授。担任上海市中西医结合防治骨关节病重点实验室副主任、中华中医药学会外治分会副主任委员、中国康复医学会骨伤康复分会副主任委员、上海市中医药学会外治分会主任委员、上海市中医药学会骨伤科分会副主任委员。主要从事魏氏伤科传承及创新工作,发表SCI论文7篇,核心期刊论文15篇。主编医学专著3部,获得国家发明专利5项,2021年获"上海市医务工匠"称号。

# 序言

　　星移斗转，光阴荏苒，魏氏伤科传承发展迄今，已有数百年历史。2012年以来，魏氏伤科经历上海市中医药发展三年行动计划海派中医流派四期学科建设。2018年出版的《海派中医魏氏伤科传承发展》收录了首期及二期建设相关成果。三期建设开展之后，魏氏伤科又进行了特色诊疗病种延伸临床研究、特色验方剂型改良、特色中药药理研究及魏氏伤科特色诊疗技术提升临床研究，其中重点对前期研发的桡骨远端骨折可塑性夹板开展升级研发，并对魏氏伤科经典手法持续展开了生物力学机理探讨。这些工作既体现了魏氏伤科流派的传承，也反映魏氏伤科创新发展的积极探索。不积跬步，无以至千里；不积小流，无以成江海。希冀总结魏氏伤科发展的点滴收获，凝焦聚力、务实笃行、履践致远。

　　甲辰之夏，适值魏氏伤科主要代表人物、第22代传人李国衡先生百年诞辰。抚今追昔，缅怀前贤，令人感怀不已。先生舞勺之年投于魏家门下，为指薪先生亲炙弟子，其尽心敦慎，致知力行。传魏氏治伤之衣钵，续魏氏中医之薪火，前后六十余载，不慕荣利，固本浚源，孜孜不怠，守正出新，阐扬光大魏氏伤科，其功至伟，可敬可颂！

　　"日拱一卒无有尽，功不唐捐终入海"。以魏氏伤科前辈为榜样，魏氏伤科后继者当怀瑾握瑜，奋勉不懈，惟实励新，精进臻善。有感而发，斯以为序。

李飞跃

2024年（甲辰）初春于沪上

# 目录

## 第一章 怀念追思 …………………………………………（1）

一、致知力行，踵事增华——纪念李国衡教授 100 周年诞辰 ……………………………………………………………（1）

二、崇德向善，见贤思齐——忆魏氏伤科先贤李国衡教授 ……………………………………………………………（9）

三、一代宗师，大家风范 ………………………………（12）

四、魏氏伤科在上海的主要传承人、实践者——纪念著名的中医骨伤专家李国衡先生 100 周年诞辰 …………（14）

五、父爱如山，其恩似海 ………………………………（16）

## 第二章 验方整理 …………………………………………（22）

一、四藤散 ………………………………………………（22）

二、四子散 ………………………………………………（22）

三、安胎饮 ………………………………………………（23）

四、扶正逐痹汤 …………………………………………（23）

五、足跟痛洗方 …………………………………………（24）

六、和血壮筋汤 …………………………………………（25）

七、祛风胜湿汤 …………………………………………（25）

八、益气通脉汤 …………………………………………（26）

九、宽筋散 ………………………………………………（26）

十、健脾滋肾汤 …………………………………………（27）

十一、疏肝降气汤 ………………………………………（28）

十二、理气二地汤 ………………………………………（28）

十三、蒸敷方 …………………………………………（29）

## 第三章　李国衡医文医话 …………………………………（30）
一、临床上辨证施治的经验 ……………………………（30）
二、如何继承老中医学术经验 …………………………（34）
三、论伤筋 ………………………………………………（38）
四、伤科手法应用若干问题 ……………………………（45）
五、头颈旋转法的应用和临床指征 ……………………（46）
六、魏氏伤科对损伤疾病的分类 ………………………（49）
七、用药特色，验方举要 ………………………………（51）

## 第四章　传承人研习李国衡学术经验心得 ………………（55）
一、李国衡治疗椎动脉型颈椎病经验 …………………（55）
二、李国衡治疗风湿病经验 ……………………………（58）
三、李国衡治疗退行性膝骨关节炎的用药特色 ………（60）
四、李国衡对股骨头无菌性坏死的辨治 ………………（62）
五、李国衡治伤应用"落得打" ………………………（63）
六、李国衡治伤经验撷萃 ………………………………（66）
七、李国衡对魏氏伤科治伤手法学术贡献初探 ………（71）
八、李国衡腰部治伤用药之聚类分析研究 ……………（74）

## 第五章　魏氏伤科诊疗技术提升临床研究 ………………（79）
一、腰椎间盘突出症中医综合外治临床研究 …………（79）
二、消肿散（复方芙蓉叶巴布膏）治疗膝关节滑膜炎临床
　　研究 …………………………………………………（85）
三、腰椎间盘突出症客观化辅助评估体系构建初探 …（96）

## 第六章　魏氏伤科夹板研发 ………………………………（112）
一、模块化小夹板研发 …………………………………（112）

二、拓扑优化小夹板研发 …………………………………………（131）

**第七章　魏氏伤科特色药物的研究进展** ……………………………（169）
　　一、消肿散的剂型改良与药理学研究 …………………………（169）
　　二、魏氏伤科常用单味中药的药理学研究 ……………………（195）

**第八章　魏氏伤科特色手法治疗腰椎间盘突出症的生物力学机制
　　　　　研究** …………………………………………………………（252）
　　一、基于动态优化的人体脊柱骨肌系统非线性动力学仿真
　　　　模型研究 ………………………………………………………（252）
　　二、脊柱-骨盆三维影像学参数研究 ……………………………（261）

# 前言

魏氏伤科形成于山东，发展于上海，为沪上伤科八大家之一。百年峥嵘岁月，"家"传脉络纯正，医术精华锤炼，临证疗效卓然。魏家"仁爱为本，执中致和，习武助医"的文化底蕴代代赓续，其"气血为要，筋骨并重；固摄脾胃，兼顾肝肾；注重手法，调复平衡"的学术思想亦薪火相传。凝视当下，传承好魏家医德医术，需化古润今，效贤而行。

在魏氏伤科代表性传承人李国衡教授诞辰百年之际，本书以追思李老和总结其学术经验为引线，在魏氏伤科海派中医流派二期学科建设基础上，总结凝集2018年以来魏氏流派三期建设所取得的阶段成果。全书共八章。第一章旨在纪念李老，先由全国名老中医药专家李国衡教授传承工作室和上海交通大学医学院附属瑞金医院伤科、国医大师施杞、全国名中医石印玉、李国衡子女撰文怀念。第二、第三章详述李老十三首中药验方及七篇医文医话。第四章收录李老在椎动脉型颈椎病、风湿病、退行性膝骨关节炎等疾病的诊治方法及临证经验。第五至第八章主要汇总展示近五年魏氏伤科传承创新研究所获得的成果和思考。在魏氏伤科诊疗技术提升部分中，回顾腰突症综合外治法及传统消肿散的临床疗效研究、腰突症客观化辅助评估体系构建初探。在魏氏伤科特色技术部分中，围绕李老提出的"四个不能丢"技术中夹缚、中药、手法三个方面的创新研究工作加以梳理概括，其内容突出流派属性和特点，注重理论与实践结合。

在编撰期间，笔者深切感悟到具有传薪续业、继往开来精神的李老在魏氏伤科流派发展事业中所作出的巨大贡献和崇高地位；同时也欣喜地发现，近年来魏家众弟子沿袭前辈精神，潜心钻研，砥砺前行，在流派传承创新领域取得了丰硕的成绩。踏石留印，采药见痕，特汇此书，期许以飨读者，启迪后学，服务民众。囿于水平，其中纰缪之处，望同道不吝指正，以助完善。

本书的编写过程中，万世元、颜威、张家慧、赵一晨协助了部分编写工作，贾友冀、孔博、蒋涛、吴昌桂、田灏、马泓泓提供了部分资料。在本书即将付梓之际，谨致诚挚谢意。

奚小冰

2024年（甲辰）初春于沪上

# 第一章 怀念追思

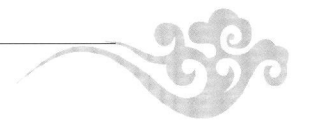

## 一、致知力行，踵事增华
### ——纪念李国衡教授100周年诞辰

李国衡教授（1924—2005）是我国著名的中医骨伤科专家，也是我国重要的中医流派——魏氏中医骨伤科学术流派的主要传人。曾任上海交通大学医学院附属瑞金医院终身教授、伤科主任、主任医师，上海市伤骨科研究所副所长，上海市名中医，国务院特殊津贴获得者，中华中医药学会第一届理事，中华中医药学会骨伤科分会副主任委员，上海中医药学会常务理事、伤科学会主任委员，全国第一批老中医药专家学术经验继承指导老师。李国衡师宗魏学而不拘泥，传薪续业又注重阐扬，全面传承和发展了魏氏伤科，成为继魏指薪先生之后的一代魏氏伤科大师。

### （一）拜师、成婿

1924年，李国衡出生在江苏省扬州农民家庭。家中排行老小，深得父母及哥哥姐姐的疼爱。天资聪慧的李国衡7岁便被开明的父亲送去私塾读书，学习《三字经》《百家姓》《千字文》《四书五经》等国学经典。李国衡成绩优秀，悟性极强，颇得老师赞赏。父亲欣慰之余，也苦于资源有限，无法进一步培养儿子。机遇不负有心人。1938年，父亲托同乡好友陈永发将李国衡带到了上海，拜在沪上名医魏指薪的门下。魏老秉性耿介、治学严谨。他的两个亲戚跟他学医，因无法达到他的要求，终被魏老不留情面地打发走了。李国衡初到魏家，只是干一些杂活：在诊所打扫卫生，照料先生起居，代表诊所与周边邻居交涉等等。但李国衡特别关注魏老的诊治，尽可能地上前帮手。功夫不负有心人，魏老通过观察，发现李国衡做事认真、待人和气、很有责任心，闲暇时还自己找一些医书来读，这些细小的表现最终打动了魏老。1940年9月，李国衡正式拜师魏指薪，成为魏氏弟子。

中医伤科临症除了内外用药还要手法施治，接骨上骱，理筋治伤。中医伤科的学徒与其他科别不同，既要学"文"，又要习"武"（练功），还要学习制药。日常跟师学医的过程中，魏老要求学生背诵《雷公药性赋》《本草便读》《医方集解》，诵读《医学三字经》；要求研读《内经知要》《医经原旨》《伤寒论》《金匮要略》《温病条辨》等经典著作。魏老亲自讲授中药课程，不用讲稿，让学生做笔记，所讲药物性味、主治与《本草便读》中记载的基本一致。因为中医伤科需要良好的内科基础，李国衡除了跟老师延请的中文老师上课外，晚上还要到邻居中医内科医师夏仲方先生处继续学习中医内科。除此之外，识药制药也是一门学习功课，李国衡需要外出购买生药，然后洗、晒、切、碾、研粉、制丸，或做膏药，学习如何将生药炮制或加工成伤科制剂。学习期间老师授课、临证抄方、识药制药都为李国衡日后从事中医伤科打下坚实的中医学基础及积累了伤科临证经验。文课学习尚且如此，武课学习则需习拳踢腿，舞刀弄棒。当时李国衡每天早上5点起床，跟随魏老到公园习拳练武，操练少林拳基本功，还要练习棍棒、单刀，寒暑不易，风雨无阻。一番练习后，魏指薪有时还会现场检验练习情况，长年累月的练功锻炼，提高了李国衡的腰腿力量和手部力量，为他日后行医施行手法打下了扎实的根底。5年后，李国衡满师，又顺利通过当时卫生部门对中医开业许可证的考核，具备了独立开业的资格。但是李国衡并未就此离开魏老。所谓知恩图报，是李国衡做人的准则。为了感激老师栽培的一番用心，他继续留在位于法租界吕班路（现为重庆南路）的魏指薪诊所，协助魏老诊治伤患，每日诊治多达400余人。李国衡曾说："饮水要思源，做人勿忘本。我在事业上之所以能有今天的成就，离不开恩师的引导。"李国衡尊师如父，魏老也视其为子。正是李国衡的行为表现，使魏老认准李国衡能传承自己的医术衣钵，有意将自己的三女儿魏淑云许配与他。1949年，李国衡与魏淑云成婚，李国衡和魏老先生也由师徒关系转为翁婿关系，李国衡不仅成了魏老的贤婿，更成为魏老长久的得力助手。魏淑云从小随父学医行医，她与李国衡相知相守，琴瑟和谐，多年来在背后默默地支持帮助丈夫。这桩美满的婚姻对李国衡传承魏氏伤科产生了积极的影响。

## (二) 传承，探索

1955年，新中国成立不久，魏指薪先生响应党和人民政府的号召，关闭了私人诊所，来到上海第二医学院附属广慈医院、仁济医院工作，之后李国衡也跟随至仁济、广慈医院中医伤科工作。1958年，上海市伤科研究所成立，西医叶衍庆教授与中医魏指薪先生共同开展中医伤科、中西医结合医疗、科研和教学工作，开创了我国早期中西医合作骨伤科临床研究先河，李国衡和魏氏伤科一起也从此进入了更为广阔的医学天地。1958年，李国衡在医院为髋关节脱位患者实行无麻醉下魏氏伤科手法复位成功，术后随访恢复良好，显示了魏氏伤科独特的手法治疗魅力。随着魏氏伤科在当时广慈医院、仁济医院及新华医院伤科业务工作开展，使西医院病人也能享受到中医中药治疗，扩大了中医伤科影响。魏氏伤科诸多祖传药物包括内服药、外用药，如消肿散、四肢洗方、续骨汤、四物止痛汤、化瘀汤等纷纷被应用于临床骨伤科病患，展示了中医独特的治疗优势。魏氏伤科临床医疗工作的广泛开展也促使李国衡进一步整理魏氏伤科学术经验，开展相关的临床医学研究。李国衡在魏指薪带领下联合中西医同道开展了软组织损伤肩关节脱位中医治疗经验整理、中医关节复位法整理及参与中医中药加速骨折愈合的动物实验研究，相关总结文章发表于1958年10月科技卫生出版社出版的《伤科论文汇编（第一辑）》。之后又在1959年12月《伤科论文汇编（第二辑）》上发表了《中医治疗椎间盘突出的初步观察（附40例分析）》，提出腰突症病机为外伤，肾气不足，劳倦过度或风寒湿流注经络，气血不和而致，治疗采用内服外用中药、导引及五步手法。20世纪70年代，他又领导开展腰椎间盘突出症麻醉下手法治疗，拓展了腰椎间盘突出症中医治疗方法。1981年他负责完成的《魏氏伤科手法的临床应用》获上海市卫生局中医、中西医结合科研成果二等奖。1985年，李国衡在《光明-中医骨伤科杂志》创刊号上发表《"骨错缝、筋出槽"的理论及其临床应用》，提出"骨错缝""筋出槽"是中医骨伤科传统特有的疾病病名。"骨错缝"其一是指由于不同的损伤，使骨节间正常的结构发生微小错缝，常规影像检查无法显示；其二是指骨节间或称"骨缝"发生参差不齐或半脱位，一般可伴有比较明显疼痛及肿胀症状，影像检查常可显示异常。"筋出槽"则是指急慢性损伤致使肌腱组织发生解剖位置变化并伴有相应临床症状。文章提出筋的位置存在于"有槽"与"无槽"的不同，有槽筋伤可发生筋出槽；无槽筋伤常有筋扭、筋翻、筋挛、筋卷、筋弛、筋纵等，或泛指伤筋。李国衡归纳魏氏伤科骨错缝常见有：肋椎关节错缝、腰椎小关节错缝、骶髂关节错缝等；筋出槽常见肱二头肌腱长头腱滑脱。提出这两种病证总体治疗原则为活血止痛，合骨舒筋，适用独特的手法及中药内服外用治疗，在中医骨伤科学术界比较完整介绍了魏氏伤科对中医骨伤科特有病症的病机分析、治则和治法。除此之外，为了科学地阐明魏氏伤科手法的作用机制，李国衡带领他的研究生进行了手法机理研究。20世纪80年代，他指导研究生进行手法治疗损伤后关节周围血肿的机理探讨。如针对"肘后血肿"手法治疗，采用放射性核素跟踪观察，阐述了魏氏伤科血肿治疗手法的科学机理，1990年获国家中医药管理局中医药科技进步三等奖。李国衡结合中医伤科临床实践对中医骨伤科疾病诊断及治疗的中医、中西医结合多年探索，极大地丰富与发展了魏氏伤科学术内涵。

## (三) 纂写著作

在新中国建国十周年前夕，当时的上海第二医学院党委领导找到已进入广慈医院（后改名瑞金医院）工作的魏指薪和李国衡师徒，希望他们能将祖传的魏氏伤科中医治伤学术加以总结，编撰著作，作为建国十周年的献礼。魏氏伤科传至李国衡为第22代，中医传承素有代代相传特点，而魏氏伤科传承多以面授口传，有些缺乏相应文字资料，要将这几百年来的治伤经验诉诸文字，并提炼成为一本学术专著，其艰难程度可想而知。循着魏老提供的编纂方向，李国衡凭着自己多年来对魏氏伤科医术的认真学习、领悟消化和经验积聚，硬是从繁忙的日常医疗工作中挤出时间，圆满完成了这个艰巨的任务。1960年2月，由李国衡编著、魏指薪审定的23万余字的专著《伤科常见疾病治疗法》一书由上海科学技术出版社正式出版。该书介绍了魏氏伤科治伤常用方法及常见病的处理，是魏氏伤科的第一部专著，也是魏氏伤科学术流派的奠基之作。全书主要内容包括对伤科疾病的分类（内伤、骨折、脱骱、筋伤）及四大分类下诸疾病的病因、症状、诊断和治疗、损伤后遗症及导引治疗，并附相关医案、常用方。据中医骨科史研究专家编著的《中国骨科技术史》考证，该书为建国后中医骨伤科类公开出版的第11部学术专著。这本著作文字语言深入浅出、通俗易懂，书中收录的具有独特疗效的治伤方法和秘方验方，深受广大读者欢迎，是一本相当有价值的专业参考书。之后由上海科学技术出版社三次再版，仍然供不应求。1984年由香港医林书局向海外发行，并将此书更名为《跌打损伤疗法》，远销东南亚及海外各地。

1982年，李国衡又整理出版了《魏指薪治伤手法与导引》一书，对魏氏伤科的独特手法及导引技术进行了全面的阐述、归纳和整理。书中并对魏氏伤科传统功法（主要是手法操作者基本功）"收、放、提、降、端"五法做了具体而详细的图示介绍，给魏氏伤科后学者留下了十分珍贵的文字资料，也丰富了我国中医骨伤科界手法、导引治疗技术内容。

中医学术流派是中医学发展到一定阶段和水平的产物，是在长期的学术继承过程中逐渐形成的。一个中医学术流派的确立，除了要有鲜明的学术内容和明确的师承关系或学术群体外，还应该有系统阐明流派理论及治疗方法的专业著作。著作是学术流派继承和发展之所本，是其学术影响后世的载体，也是后世研究其学术思想及治疗经验的主要参考。李国衡的上述两本著作基本构建了魏氏伤科学术体系及主要治疗经验，其中对具有魏氏伤科鲜明特点的手法及导引内容所进行的系统规范整理，全面充实了魏氏伤科流派学术体系。

## (四)创新发展

李国衡注重传承,又善于与时俱进、创新发展魏氏伤科。其对魏氏伤科的贡献主要体现在四个方面。

**1. 李国衡对魏氏伤科的理论创新**

主要体现在对气血并重理论进一步升华和提出损伤三期调摄脾胃理念。损伤一症,是中医骨伤科最为主要和常见的病证,对于损伤分类、病因、病机的认识,是古往今来中医骨伤科的重要理论和临床基石。正如伤寒之于内科杂病的关系。损伤病机主要不离气血,损伤论治魏氏伤科主张气血并重。李国衡结合中医传统经典著作论述,对常见损伤性血瘀证提出应注重区分"留血""瘀血""结血",治疗则根据辨虚实、寒热、气运、津液及脏腑,综合互参,辨证治疗。中医骨伤科损伤治疗强调三期分治,早期活血化瘀,中期和营生新,后期补益肝肾。李国衡认为在三期分治基础上应注重配合调摄脾胃,三期各有侧重:早期注重健脾理气;中期配合补益脾胃;后期辅以和胃调中。他强调脾胃健运是包括损伤及其他病症中医治疗和康复的重要内容,时以顾护胃气是伤科内治的一大原则。

**2. 李国衡对魏氏治伤手法的贡献**

主要体现在提出手法包括检查手法和治疗手法两个部分,其中检查手法是临证"望、比、摸"中的重要一环,应结合损伤部位、脏腑、气血情况,依靠手法检查辨明伤情。同时他对魏氏软伤治疗手法进行了系统化整理归纳,分为单式手法16种,复式手法18种及具体手法要求。在此基础上,他根据疾病和部位不同,制定了魏氏伤科软伤基本手法操作步骤,提出手法操作也应辨证施"法",以基本操作步骤为常法,针对不同疾病的不同特点及疾病不同阶段增减手法以达到常法与变法结合施用。再者他提出魏氏伤科软伤手法操作应"点、面、线"结合,根据疼痛集中或弥散分布情况及疼痛部位肌肉形状,如长肌、阔肌、扇形肌不同,选择采用点、面、线手法各有侧重。

**3. 李国衡对魏氏方药的贡献**

体现在针对时代更迭,社会变迁,骨伤疾病谱变化,在魏氏既往传统方药基础上及时制定了诸多新方剂,同时进行了外用药剂型改革。他将魏氏伤科传统熨药改进为湿热敷剂型"蒸敷方",临床疗效明显,广受病家欢迎。内服用药,他创制了四藤散、扶正逐痹汤、和血壮筋汤、益气通脉汤、宽筋散、健脾滋肾汤等10余种方剂,大大补充和丰富了魏氏伤科临床用药。

**4. 李国衡对魏氏导引的贡献**

制定了规范和系统的魏氏伤科导引术。导引疗法是中医学的一个重要组成部分。

中医骨伤科导引是指呼吸运动和躯体及肢体运动相结合，或各自运动的一种保健和治疗的外治法。李国衡将魏氏伤科导引归纳为6部（部位）、54式（导引术式），并明确提出了导引功效、导引要求。

### （五）悬壶济世

李国衡在几十年行医生涯中践行着魏氏伤科仁爱为本的医德观念。医者仁心，悬壶济世是他真实的行医之道。李国衡曾说：古时医家提出"大医精诚"，即是要求为医者务必要以"大悲恻隐之心""一心赴救"。李国衡始终秉持着自己的行医准则：不计报酬，贫富一视同仁；明确诊断，优选有效方药；细析病情，说明病程前后；态度和蔼，关心病人痛苦。他曾说"病人是不分贫富的，无论给谁看病，我们都必须一视同仁，绝不可有世俗之心，势利之眼"。早年，伤科患者中工人、农民比较多，李国衡到过上钢一厂、上钢二厂、上海船厂、上海机床厂等大工厂，下过松江县农村，为广大工人农民服务，精湛的医术受到广泛的信任和好评，医治了无数病患。伤科手法操作需要消耗相当体力，但为了治疗需要，李国衡经常刚刚结束前一个患者手法治疗，马上又接着为下一位患者施行手法。因为他心中只有病人，病人的需求他一定会全力以赴。晚年时期，曾有一次李国衡刚结束门诊下班，适遇院内一位年轻的工勤人员脚踝扭伤，行走疼痛，一瘸一拐，他见到李国衡医生很想请他诊治，但又想到李国衡医生刚结束门诊十分劳累，欲言又止，李国衡见状当即停下，俯身蹲下为其诊治，令这位工勤人员十分感动。其实这在李国衡看来是一件十分平常的事情，无论是社会名人，还是普通老百姓，生命本无贵贱之分，李国衡全部毫无保留地施以高超的医术为患者施治。在他看来为病人解除伤痛是自己的天职，多治愈一位病人就为自己增加了一份快乐！

李国衡长期担任国家及各省市干部中医骨伤科治疗会诊专家，多名党和国家领导人都曾经受惠于他的高超医术。1976年夏末，李国衡与骨科叶衍庆教授在沪给当时的全国人大副委员长宋庆龄会诊，诊治腿疾。当时中西医联合会诊，决定采用中医治疗方案，内服中药，外洗中药合以手法治疗。经一个多月治疗后，宋庆龄副主席症状好转，步履改善，返京参加有关活动，电视中出现宋副主席行走画面。次日，李国衡正巧在医院门口与叶老相逢，他微笑对李国衡说："国衡，祝贺你，你的治疗很成功。"此刻，李国衡和叶老一样，分享着作为医生能为病人解除病痛而给自身内心带来的欣慰。1996年12月李国衡获中央保健委员会奖状，表彰其在党和国家领导人的医疗保健工作中做出的优异成绩。1999年7月他作为优秀专家代表，受党中央、国务院邀请赴北戴河暑期休养。2001年4月他领衔上海特别医疗专家小组赴泰国，承担泰国王室医疗会诊，历时约1个月圆满完成任务。

## (六) 重教学, 更重育人

中医药是中华民族的灿烂文化遗产，积极开展中医流派学术思想及治伤经验的传承是维系中医药发展的根本途径。只有在传承基础上才能得以进一步创新发展。李国衡在魏氏伤科传承创新发展过程中，传薪续业，继往开来。几十年来李国衡带教学生众多，他善于将丰富的临床经验运用在教学上，毫无保留地将自己的医术倾囊相授。他带教的10多位学生（包括硕士研究生）中多位成为我国中医临床医疗骨干。李国衡循循善诱地向他的学生传授魏氏伤科的手法与药物专长，并且还把自己当做病人，鼓励学生在自己身上施行手法操作。即便是采取一对一的教学模式，他每次还都是认认真真地事先备课。他的第一个研究生符诗聪曾回忆到："老师诊治病人无论身份高低，都耐心解释，望、闻、问、切。开方的时候还不时鼓励病人，帮助他们树立战胜疾病的信心。当我完成硕士论文的初稿时，老师逐字逐句地帮我修改。而对论文的不足之处，老师总是以'如果这样，我认为会更好一些'这样谦和的语气提出看法，使学生如沐春风。老师在我眼中就像慈父一般。"李国衡不仅注重教学，更关注育人。他总是用几十年兢兢业业做事的学者风范，良德懿行点化影响着他的学生。他总结自身几十年的行医经验，认为作为一名中医骨伤科医生首先要树立中医的自信心，坚持中医特色，宗中不忘根本。同时要"智欲方而行欲圆，心欲小而胆欲大"。临诊首重诊察，详细审证，明辨气血脏腑部位。治疗则应发挥内外用药，手法导引结合特长。为达到上述要求应注意平时中医基础理论学习，基础入手，经典为本，以勤求古训，同时应结合自身医学实践及现代医学知识学习，融汇新知，学以致用，服务临床。

李国衡特别告诫中医骨伤后学，四个不能丢：

**1. 手法不能丢**

"手法者，诚正骨之首务哉。"手法治疗对于骨折、脱位、软组织损伤甚至内伤都很重要。准确施行手法可取得良好疗效。手法作用在于正骨理筋，引血归经。要应用好手法需勤学苦练，又要善于琢磨和领悟手法要领，临症则应辨证施用手法。

**2. 夹缚技能不能丢**

骨折、脱位或部分筋伤及内伤疾病施行手法治疗后，根据病情再辅以药物或外固定可加速病症的恢复。要做好良好的外固定，涉及中医夹缚固定技术。传统中医夹缚固定物有夹板、沙袋等，简便易行，至今应用仍行之有效，只要选择病例合适，注意观察调整，可以达到较好的临床疗效，但李国衡指出在夹缚固定物材质上可以更新。中医夹缚技术讲究软硬配合、动静结合的理念、技能应继续传承。

**3. 内治外治、辨证施治不能丢**

中医根本特征是整体观和辨证施治。伤科疾病既有外伤又有内损，涉及皮肉筋骨脉及脏腑气血改变。内服用药及外治用药是伤科临证药物治疗两大主要方面，都应在辨证施治原则指导下应用。

**4. 导引功法不能丢**

导引是中医骨伤科的重要防治手段，主要为躯体、四肢的主动活动，常配合呼吸吐纳。其通过四肢及躯体运动可斡旋气机，宣摇百关，筋展筋舒，血脉荣养或疏通凝滞从而达到内外通调，气运神和，促进病损尽快恢复。而中医传统功法很大程度上是涉及中医伤科医生自身练习的功法，通过功法锻炼可提高医者自身身体素质，增强腰膝及指腕力量以达到手法操作时施力恰当，提高手法质量。

## （七）爱好广泛，勇担使命

李国衡72岁时曾书写一副条文自勉："戒骄戒躁，修身养性，做到助人为乐、知足常乐、自得其乐"，这也是他一生秉持的人生信条。日常工作和生活中，他也是与人为善，谦和恭让，与同事朋友友好相处。李国衡业余生活爱好京剧、桥牌等，他年轻时曾专门延请京剧艺术家、教育家刘天红先生教唱京剧老生，一段时间下来，演唱已字正腔圆，有板有眼。到了老年，他有时候会应邀上京剧票房，唱上几段，过过戏瘾。业余时间他还爱打桥牌，一来是为了调节放松紧张繁忙的医务工作压力，二来也是为了动动脑子，以牌会友，两全其美。李国衡更是一位模范丈夫和称职的父亲。李国衡热爱家庭，夫妻恩爱。他有五个子女，妻子魏淑云回忆说，丈夫脾气温良，但是在家中对孩子家教很严。他非常关心孩子的成长，问学习、问思想，但从不打骂孩子，所以几个孩子都非常敬重父亲，并且很愿意与之交心。

李国衡同时又是一名社会活动家。他早年在岳父魏指薪的影响下参加了中国农工民主党，该党派中医云集。1984年4月，李国衡当选为中国农工民主党上海市第六届委员会副主任委员，期间1984年4月至1985年7月又兼任农工民主党上海市委秘书长。他曾担任上海市政协学习委员会农工民主党分会主任，积极参与党派工作，开展专题调研及医疗咨询活动。李国衡还担任上海市第八届、第九届人民代表大会代表。1988年4月被选为上海市人大常委会委员，以一位民主党派代表和中医的双重身份认真履行地方人大常委会委员的职责，参政议政，为建设上海做出了自己一份贡献。

李国衡先生积六十年从医光阴，根植魏学，探赜索隐，穷幽极微，朝乾夕惕，沉潜深研，笃行致远，深得魏氏伤科真谛。其传承、发展魏氏伤科学术致知而力行，踵事以增华，继往开来，千秋功垂，可歆可碑！

李飞跃<br/>全国名老中医药专家李国衡工作室

## 二、崇德向善，见贤思齐
——忆魏氏伤科先贤李国衡教授

李国衡教授乃我国著名中医骨伤科专家，亦为魏氏伤科之代表性传承人也。师从沪上伤科名家魏指薪先生，谨尊师以重道，常潜心而苦学。其诊疾具方疗骨伤，传薪续绪重阐扬，师宗魏学不拘泥，学贯中西助创新，继承并发展了魏氏伤科这一中医骨伤科重要流派。

李老为人性情温雅，处事崇德向善。其一生成绩之斐然，影响之深远，实难以"医术精湛、高才硕学"八字全然蔽之。诚如李飞跃所言："师以德为贵，德以善为先。李国衡教授一生真善为世，虚怀若谷之德，像涓涓流水一样，泽被后世。"

云山苍苍，江水泱泱，先生之风，山高水长。

以吾拙见，李老德行之写照体现有四：

### （一）立志以立学为先，立身以明德为本

李老勤勉好学，才德兼备。总角之年，初临上海，遂随恩师魏指薪习医。日复一日，苦学五载。晨起习武练拳，暮下研修国学，熟稔经典，探幽辟微。后学有所成，医术精湛。行医之际，病患络绎不绝，然多不取分文。

李老饮水思源，知恩图报，敬师如父，长伴左右。魏老惜之才德，传之衣钵。其忠诚爱国，忧国忧民。而立之年，随恩师响应党的号召，关闭私人诊所，投身公立医院。悬壶济世，救死扶伤。

李老临证丰富，临危不惧，发挥魏氏之骨伤技术。曾遇一髋关节前脱位患者，未经麻醉之下，李老施魏氏手法，令其一次复位。因此名声大噪，扬名沪上。数位病患慕名而来，均获疗效。随访患者一载，未曾见一例股骨头无菌性坏死之现象。该复位手法经上海第二医学院拍摄为科教电影，欲将此独特技艺长久推广保存。瑞金医院

"高手如林"，李老凭其医术，令魏氏伤科于西医院立稳脚跟。其时西学涌现，李老师夷长技以自强，研学西医，融合中医，推动骨伤科中西合璧之事业。

李老长久从事国家干部保健工作，兢兢业业，鞠躬尽瘁，以其突出贡献，获中央保健委员会嘉奖。

李老医德高尚，心系百姓。待病患始终如一，细致耐心，无问尊卑，不分贫富，视人若己，救人无数，受群众广泛信任及好评。行医五十载，"生命无贵贱，医者治病是天职"之理念全然融入其心。

遥忆当年，吾有幸亲目其临证之举。犹记初夏午后，已是一点多钟，中寿之年的李老刚结束门诊，当午饭矣，在大厅门口巧遇一名工勤人员，一瘸一拐，表情痛苦，见李老时面带怯意，欲言又止。原是想求医，又恐小题大做。李老放缓脚步，主动询问，得知始末，二话不讲，劝其坐于身旁凳子。李老单膝跪地，双手托起患者足踝细致诊疗。其时余尚在学实习，当立于此，触念尤深：备受拥戴之耄耋老人，竟能如此放下身段，尽心医治普通工人，生命至上之医德不言而喻。后我偶与李老提及此事，李老只答："我是医生，理所当然，医生见病就要治，跪下只是为了看清脚部的伤情，更好地作出判断，再正常不过了。我们一直都是这样做的。"其语平淡如水，然吾至今铭刻于心，此乃余初为医者之心也。

"永不为荣华富贵而折腰，常可以治病救人而俯首"——李老之医者风范，可代代相传矣。

## (二) 守正创新担使命，奋楫笃行续新篇

李老潜心研究，穷尽一生，致力于魏氏伤科学术思想之提高。主要内容概括有二：其一在于强调治伤应善调理气血，固摄脾胃。言"损伤之证，和气至关重要"。损伤血瘀可概括成三阶段，即"留血""瘀血""结血"。"留血"乃新鲜血肿，可行一次手法消散并辅以中药消导。"瘀血"乃陈旧性血肿，需要内外用药，手法治之。"结血"为宿伤瘀滞粘连，可多次手法，配合中药化瘀散结。固摄脾胃则表现于他治伤的全程，损伤初期活血化瘀，健脾理气；损伤中期和营生新，补益脾胃；损伤后期补益肝肾，和胃调中；其二，李老提出治伤手法辨证施"法"，强调常法与变法结合，具体手法操作"点、面、线"结合。魏氏手法，真谛为辨证施法、准确深透、轻重得宜、刚柔并济。

李老兢兢业业，疏文传世，撰写《伤科常见疾病治疗法》《魏指薪治伤手法与导引》两部著作，发表了 60 余篇学术论文。学术成果广传于世。其归纳的腰椎间盘突出症中医伤科治疗手法并附 40 例临床疗效总结发表在上海市伤科研究所编著的《伤科论

文汇编》(第二辑),为国内中医治疗该病最早的报道之一。其参与的《祖国医学治疗软组织损伤理论探索》课题获卫生部奖励,负责的《魏氏伤科手法的临床应用》获上海市卫生局中医、中西医结合科研成果二等奖。

阐幽发微,励志研新。为了科学揭示、阐明魏氏伤科手法的作用机理,李老带领其研究生开展一系列临床和实验研究。20世纪80年代,他运用放射性核素示踪技术进行手法治疗损伤后关节周围血肿的机理研究,该研究获国家中医药管理局中医药技术进步三等奖。其以整体观为主要思路,根据魏氏伤科学术经验,以早期活血化瘀、中期和血生新、后期固本培元等治疗原则,苦心研制,反复酌改,拟得内服方剂"益气通脉汤""和血壮筋汤";外用药物在原有魏氏伤科膏药、软膏、洗方、外用药水等基础上改革剂型,研制临床有效、用量较大的"蒸敷方"和"外用热敷床"等。

硕果累累,李老只谦虚表示:"我的学术经验主要是从魏氏伤科传统继承发展而来。魏氏伤科声誉甚高,是因为魏氏临证从诊断到治疗、到功能锻炼都有系统而疗效非同一般的方法。"李老的谦恭,是谦逊而慎独,自信而坦荡,厚重而朴实。

## (三) 提要钩玄佐传承,传道授业辅解惑

触类旁通,提纲挈领。李老总结几十载行医之经验,告诫骨伤后学,欲坚持中医特色,四样切不可丢。一是手法不能丢,"手法者,诚正骨之首务哉。"好手法需勤学苦练,善琢磨和领悟手法要领,临症则应辨证施用手法;二是夹缚技能不能丢,手法施行后,辅以药物和外固定,可加速损伤的修复。夹缚固定物材质上可更新,然软硬配合、动静结合的夹缚理念、技能不能丢;三是内服外治、辨证施治不能丢,临证应有所侧重,除有内伤和全身性症状者,多以外治。内外治用药均当辨证,同时还应辨病、辨证相结合;四是导引功法不能丢,患者导引通过四肢及躯体运动斡旋气机,宣摇百关,疏通凝滞而达内外通调,气运神和,促进病损尽快恢复。骨伤医生应锻炼功法,强身健体,益于自身,造福病患。

呕心沥血,言传身教。李老将其所会所想,倾囊相授。其带教之学生均已为科研或医疗骨干。李老循循善诱,传授学生魏氏伤科手法与药物专长,将自己作病人,体验学生手法操作。每每上课,必认真备课,一对一教学。

浇花浇根,育人育心。李老教生做事,教生做人。李老首位研究生符诗聪曾回忆:"老师门诊诊治病人无论身份高低,都望、闻、问、切,耐心解释,开方时鼓励病人,树立其战胜疾病之信心,对工作老师更是谨慎有加,兢兢业业。我完成硕士论文初稿时,老师字斟句酌地帮我修改。对论文的不足之处,老师总是以'如果这样,我认为会更好一些'的谦和语气提出看法,使我茅塞顿开。老师在我眼中如慈父一般。"

## （四）先人德善可鉴今，后辈精勤欲效仿

上善若水，厚德载物。李老待师长，情深义重知恩图报；待妻子，相敬如宾伉俪情深；待同行，虚怀若谷求同存异；待医术，兢兢业业一丝不苟；待学生，孜孜不倦润物无声；待病患，深仁厚泽不分贵贱。善德之光耀于星际。

先贤以行指引，吾等后辈以德立身，善待他人，奋发图强，精勤不倦，取得诸多成绩。李飞跃入选上海市名中医、获得上海中医药杰出贡献奖；奚小冰获上海市医务工匠、上海市中医药科技进步二等奖；张昊、谢贤斐、万世元、罗仕华等入选国家级人才培训计划；薛彬、颜威、蒋涛诸青年医师获得上海市扬帆计划项目等。瑞金伤科获上海市中西医结合骨关节病重点专科，并成立魏氏伤科诊疗中心，建立魏氏伤科专病联盟，入选2021年国家级非物质文化遗产项目。魏氏伤科之未来灿烂可期。

掩卷长思，仰望先生：自幼得传统文化、社会礼俗之浸润，国为重、民为本的家国情怀，修齐治平的道德修养，内生为自身的价值追求、行为准则，内化为终生不可更改的基因和灵魂。终其一生，先生存优秀传统文化之本，报国之志顺逆不更，为民之心百折不悔；尽其所能，学世界先进文化为用，重传承、重创新、筚路蓝缕、引领团队、攀登高峰，重科学、重协作、艰难创业、奋力拓展、不计名利。丰功伟绩，名垂青史；高风亮节，卓然于世，诚中医之荣光，魏氏之骄傲也。

时光荏苒，流年似水，虽先生已仙逝近一十八年，仍激励我们"立大志、明大德、成大才、担大任"，坚守中医传承之根，创新魏氏发展之本。每每忆及先生，音容笑貌浮现眼前。正如习近平总书记所说："今天的人们不能脱离昨天的历史来把握今天、开创明天。"

大德报国，大善为民。先生可谓贤也！

见贤思齐，崇德向善，大业尚需后学吾辈为之努力。愿以此告慰先贤，与众魏家弟子共勉。

奚小冰<br>上海交通大学医学院附属瑞金医院伤科

# 三、一代宗师，大家风范

李国衡教授是我国当代著名的中医骨伤科临床家，中医教育家，中医药科学研究

的探索者和先行者。

　　早在20世纪30年代，正当西学东渐，国民党当局百般打压中医，以中医药不科学之名消灭中医，时方弱冠之年的李国衡先生却心怀鸿鹄之志，立意传承岐黄之术，遂投奔沪上伤科名家魏指薪先生，立雪门下，五载春秋，晨钟暮鼓，无丝毫懈怠，侍诊问病，协诊治疗，于第一时间学会望闻问切，摸压运比，种种诀窍了然于心，日久顿悟乃成一家绝技。恩师魏指薪先生对如此勤奋聪慧后生亦更是厚爱有加，于"传道、授业、解惑"同时更是严厉要求，基于从医必懂药的切身体会，在诊余总是指导国衡先生在勤读《内经》《伤寒》《金匮》《温病条辨》同时，更要加读《神农本草经》《雷公药性赋》《本草便读》等经典名著，亲自讲解200多味常用中药的四气五味和功能与升降沉浮的特点，还亲自指导识药，制药，掌各种剂型丸散膏丹以及外敷药、膏药的制作方法。此外，国衡先生常清晨陪老师练功，夜则焚膏油以继晷，补苴罅漏，张皇幽眇，寻坠绪之茫茫，独旁搜而远绍，恒兀兀以穷年。昔《论语·雍也》曰："一箪食，一瓢饮，在陋巷。人不堪其忧，回也不改其乐。"国衡大师正是这样一位学术渊博，基础扎实，既工于医术又医理造诣深厚的长者。

　　魏氏伤科是海派中医一张亮丽的名片，国衡大师作为魏氏伤科的杰出传承人也彰显了"海纳百川，大气谦和，勇于创新，追求卓越"的精神气质。今天我们纪念先生百年生辰，屹立在我们身边的是一位为我国中医事业勇于奋斗，无私奉献的长者。早在20世纪50年代，他和魏指薪老师响应党的号召，放弃私人开业，关闭自家私人诊所，举家进入公立医院。从一个医患融洽，诊治自如，游刃有余的自由王国，进入西医的天地，无疑是进入夹缝求生存。然而，很快在西医同道面前的中医伤科绝招——无麻醉髋关节脱位徒手复位，一举成功后震动全院。与西医骨科专家逐渐地相融，先后在瑞金医院开出了魏氏伤科门诊、病房，参与了急诊，把家传内服、外用方药、敷药膏药引入医院，还开展了科学研究。不仅张扬了魏氏伤科流派的风采，也为医院的事业发展贡献了力量。魏老和李老都先后被任命为设在瑞金医院的上海市伤骨科研究所副所长，魏老被聘为中医教研室主任、教授，李国衡先生被瑞金医院聘为终身教授。诚然是"老当益壮，宁知白首之心？穷且益坚，不坠青云之志"。正是我们后继者敬效之楷模。

　　当前我国中医药事业正面临着天时地利人和的发展大好时机，我们要响应习总书记号召，将作为中华文化瑰宝的中医药"保护好、发掘好、发展好、利用好"。如何做到"传承精华，守正创新"，李国衡老师正是我们学习的榜样。他始终是社会事业的积极奉献者，他先后担任中华中医药学会骨伤科分会副会长、上海市中医药学会骨伤分会主任委员，为我国和上海的中医骨伤科事业的建设和发展做出了杰出的贡献。上海伤科八大家都是海派中医的重要组成部分，在半个多世纪的岁月里，他坚守魏氏伤科流派阵地，医教研干部保健全面发展，尤其在临床上坚持"发皇古义，融会新知"，既传承了魏氏独门绝技，又借鉴西医诊断技术，从理论到实践上中西融通，不仅提升了疗效水平、服务能力，也在学术上提升了水准。尤其在慢性筋骨病防治上充分彰显了"中医骨内科学"优势，内治一张方，外治一双手，康养一套功，国衡老师基于武术伤科的功底，先后整理出版了多部骨伤疾病康养功法，为我们留下了宝贵财富。

元代王冕《咏梅》曰："我家洗砚池头树，朵朵花开淡墨痕；不要人夸好颜色，只留清气满乾坤。"李国衡教授正是这样一位学富五车，成就卓著，一生清气的我辈宗师。我们要学习他的大师风范，以历史的责任和时代的使命，为我国中医骨伤科事业创新性发展、创造性转化作出一份应有的贡献。

"高山仰止，景行行止"，一代宗师，大家风范。李国衡教授的光辉形象我们永远铭记于心！

施杞<br>国医大师

# 四、魏氏伤科在上海的主要传承人、实践者
## ——纪念著名的中医骨伤专家李国衡先生100周年诞辰

2024年是魏氏伤科李国衡先生100周年诞辰，其子李飞跃主任医师向我提起，欣然应允写一些纪念李老的文字。然而，下笔时却又禁不住停了下来。如此反复再三了许多时日。不言而喻，李老是上海著名的中医骨伤专家，怎么样尽量写、怎么样夸耀都不为过；但客观地说，记述李老的文章、报道很多，写得很全面了，很难再写出更好的内容。犹豫中，又拿起了笔，写下下面的文字。

李国衡教授，主任医师，是魏氏伤科在上海的主要传承人、实践者，并在当代历史环境中有新的发展和创造，对腰背疼痛和四肢大关节疼痛及功能障碍为主要表现的新伤劳损都有中医西医两套充分认识，并综合应用以魏氏伤科手法为主的治疗，结合李老个人经验的传统外用药和内服中药，疗效卓著，往往伤痛立见减轻，然后渐趋康复。李老对当代常见伤痛病患的现代医学认识也非常熟练地掌握，针对病痛运用在魏指薪老先生经验基础上积累下来的治疗方案，结合当代特点，有所重点地或施以手法、

或结合药物,可取得卓著的疗效。有的颈腰四肢髋部疼痛活动不利当即表现出明显改善或完全好转的显著疗效,往往是被扶着进诊室,却能轻松自如地步出诊室而告别病痛。

李老的知识面广泛而丰富,除了临床诊治外,他善于归纳总结、提纲挈领地书写精辟扼要的专著,如《伤科常见疾病治疗法》《中国骨伤科学·整骨手法学》等,一直到目前,仍是骨伤科临床的重要指导性著作,几乎是临床医生人手一册的指导实践的重要指南。其中,中医内容为主,也包含了必要的当代医学认识。

李老的髋关节脱位手法堪称一绝,曾在当时的上海第二医学院附属仁济医院这一老牌西医院如此"轰动"。时间回到1958年,担任伤科主治医师的李老遇到一位急诊患者,其腰部被从楼上掉下的一包几百斤重的棉纱压伤,造成髋关节脱位。在患者及家属焦急中、在西医同道质问医疗配合是否需要中,李老不麻醉、不用药,只借助一块门板,用魏氏手法几分钟内就完成了一次性复位。配合沙袋固定患肢及魏氏传统外敷内服药,2周后患者就能下地行走,没有后遗症。这就是魏氏伤科髋关节脱位的无麻醉手法复位。共治8例新鲜脱位患者,复位后卧床休息,外敷活血消肿药,沙袋固定2周后能下地行走,6周后恢复工作。1年后随访,无一例发生股骨头无菌性坏死与创伤性关节炎,改变了以往西医需在麻醉下复位,石膏固定三个月的常规治疗方法。这种魏氏复位手法后被拍成科教电影推广应用,也使得魏氏伤科获得西医同行由衷的认可与尊重,为中医骨伤赢得良好声誉。从此揭开了上海市伤科研究所重点进行中西医结合骨伤科临床医学研究的新篇章。

李老平易近人、心怀仁爱,从不因为自己身为著名骨伤科专家而自居,相反,愈加显示出心系患者、重视传承的深沉情怀。李老在带教学生魏氏伤科手法时,常常把自己当做病人,仔细体验学生学的手法操作,纠正学生手法的欠缺,通过一对一地教与学,让学生有切实的提升。每每病房查房后,他身体力行,会亲自给病人做点按等魏氏伤科手法,让学生感知手法真谛。也曾记得,我在瑞金医院伤科进修时的一次劳动,李老也豁然在我们中间,与全科同事、学生,一起清扫建筑垃圾与杂物。火热的劳动场面中,愈加显示出李老的亲切与和善。他对每一个病人都持有认真的态度,病人无论身份高低,都仔细望闻问切,耐心解释,开方的时候还不时地鼓励病人,让他们树立战胜疾病的信心。作为一名医生面对每天几十号的病人,做到如此始终如一,实乃不易。曾有次学生看见他在医院门诊大厅单膝跪地为一位患者治疗脚伤,后来向他提起,他只说:"医生见病就要治,跪下只是为了看清脚部的伤情,我们一直都是这样做的。"这种"永不为荣华富贵而折腰,常可以治病救人而俯首"的大家风范可见一斑。

李老有个爱好:打桥牌,他也是上海中医老先生们中为数不多的打桥牌好手。桥牌源于英国，是用英文"Bridge"称呼的一种扑克牌的玩法，是一种文明、竞技性很强的不分年龄段的智力性游戏。当时，李老自称打桥牌可以"练脑筋"、也可以在紧张的医疗工作之余求得一分放松。打桥牌讲究整体的"布局"，讲究攻守，讲究角色的分配，比如庄家要指挥同伴明手的出牌，应对他上下家的攻……13轮出牌后，还要计分等等。所有这些都要有一个通观全局的安排，就像是传统中医的"整体观"。正是富于通观全局的思维，体现在临床上是李老认识伤科病痛有全面的诊疗观点。他善于从病人的全身和局部表现中发现急症或尚未表现典型症状的"重症"。尤其强调脏腑气血损伤可反映到体表，肢体外伤也可影响脏腑气血；内伤与外伤均须运用传统四诊结合"望、比、摸"检查；而根据部位不同，也要求摸诊时轻重恰当，先后有序，分清损伤类别及主次痛点，方可得出较全面的诊断。如诊疗骨折的老年病人时，他从肌张力过高的线索，发现有帕金森综合征的诊断，建议相关学科会诊治疗。在伤科内治和外治选择上，李老主张损伤后全身症状反映不明显者，则应着重外治；单纯内伤则应着重内治；外伤与内伤并存，局部与全身症状表现明显者，则应内外兼治。且魏氏手法亦有常法与变法的区别，特别强调辨证施"法"，针对不同疾病及疾病不同阶段表现，采用不同手法加减。体现在导引方面，尽管导引方法主要为躯体运动，但既有全身动作，又有局部动作，可用于各类损伤的全过程中，但又不干扰损伤的正常修复条件。它与手法联合，一种是被动肢体运动，一种是自动肢体运动，两者相辅相成，可提高临床疗效。

  此外，李老长期担任上海市华东医院会诊专家，为很多国内外政要、领导人、知名人士诊病保健，深受赞誉。正是基于此方面的卓著工作，1996年获中央保健委员会表彰奖状，同时，受到江泽民同志等党和国家领导亲切接见。

  谨以此，纪念李国衡先生100周年诞辰。

石印玉口述

全国名中医

张国梁整理

## 五、父爱如山，其恩似海

2024年7月26日（农历六月二十一）是父亲李国衡100周年诞辰的纪念日。

  时间过得真快，敬爱的父亲已经离开我们整整19年了。这些年来，父亲的音容笑貌时常浮现在我们的眼前，言犹在耳，感恩在心，思念之情常常萦绕心头。

回忆往事，思绪万千。借此用有限的文字合力撰文来怀念我们亲爱的父亲李国衡。

父亲出生在农村，祖父与祖母生有三个儿子二个女儿。父亲是家中最小的，深得父母及哥哥姐姐们的疼爱。虽然家境不富裕，但生活在农村，自家有房有田地，生活倒也不愁吃穿。祖父虽然是个农民，但思想开明，深知教育能改变人生的重要意义。因此在父亲很小的时候便送他去附近的私塾读书，希望他有朝一日能出人头地。在私塾读书期间，幼小的父亲已显示出了他的聪颖，好学上进，悟性极强。祖父每每听到老师对父亲的赞赏，更是坚定了他要培养父亲的决心。但是旧中国军阀割据，时局动荡，一个农民，有什么本钱送儿子到农村以外的地方去闯荡、去奋斗呢。机遇不负有心人，祖父的同乡也是父亲的干爹陈永发当时在上海名中医魏指薪家里做厨师，每次看到魏老医生收徒弟就想到自己在扬州乡下优秀的干儿子。在他的引见下，父亲在他15岁（虚岁）那年离乡背井，告别家人，来到魏家，开启了他一生为之奋斗的中医骨伤科之路。父亲初到上海魏家，只是干一些杂活，但父亲生性聪敏好学，四清六活，又善"见眼生情"。1940年9月在父亲到魏家2年后，经过我外祖父魏指薪的严格考察，他正式拜师，成为魏氏弟子。外祖父除亲授本草中药性味主治外，还安排了父亲修习古文。中医伤科需接骨续筋，多依赖手法，所以魏家学生在文课之外，又兼修武课。每天1小时习拳踢腿，加上刀剑操习，从不间断，之后还要加上魏家自家功法锻炼。日复一日，文武双修，加上父亲的勤奋耐劳，为他今后成为一代名医打下了坚实的基础。1949年与恩师魏指薪的小女儿也就是我的母亲魏淑云成婚，师徒转为翁婿。

俗话说，师父领进门，功夫在个人，有了老师给你创造的学习环境和条件，如果你不刻苦，照样会一事无成。父亲的严谨勤奋、求真务实、传承创新是他成功的基本保证，也是我们今天纪念他，让我们感受最深的体会。没有人能随随便便地成功。父亲的勤奋刻苦是我们永远学习的榜样，也是我们姐弟几位教育我们后辈不能忘记的东西。

父母是人生的第一位老师，父亲更是给了我们子女默默、内敛和深沉的父爱。

从我们记事起就知道父母亲都是医生。小时候他们工作繁忙，早出晚归，平时很少有时间照顾我们。但到了周日或节假日会带着我们姐弟五人到公园游玩，尽可能陪伴我们接触大自然，了解大自然，激发我们对美好生活的憧憬和热爱；或者领着我们去看望外公外婆，让我们懂得尊老爱幼是做人基本的品德。

在我们五姐弟成长乃至工作及各自成婚后生活的各个阶段，诸多方面都倾注着父亲的关爱、支持和帮助。记忆中父亲对儿女们均一视同仁，从没有任何偏心。老五飞跃是家中唯一的男孩，又是最小的，但父亲从不因此而过分溺爱。飞跃小时候上的是中福会幼儿园，在五原路，离家不远，每天有类似三轮车的人力车接送。但当时年纪小，他不愿意去上学，早上经常拉着家里客厅的桌角小小哭闹一番。碰到这种情况，父亲并不会惯着，还是坚持让他去。几次下来，飞跃渐渐习惯了幼儿园的生活学习。幼儿园为了锻炼小朋友的体魄，有洗冷水澡，虽然洗的时候有点冷，但坚持一段时间对提高孩子的体质应多少有益处。现在想来父亲当时坚持让他上幼儿园，是为了培养他从小适应集体生活，学会和小朋友友好相处，并提高自理能力、锻炼体质。虽然父亲工作极为忙碌，但他从不忽略检查子女的学习成绩。我们每次考试成绩单都要给他看，考得好的，他会奖励他收藏的进口铅笔一支（铅笔上有个小孩，小孩的脖子上有个铃铛，写字时候会发出声音）。

父亲谆谆教导我们要努力学习，尊敬师长，团结同学，争取成为一名优秀的学生。平时父亲从没有过多说教，给予我们的是充分的信任。至今念平还保留着小学一至六年级的学生手册，当时学校每月下发的家庭联系手册是需要家长签字的，上面家长一栏内有父母亲的签名，但更多的是父亲，可见父亲对我们学习品行的重视，这些现在已成为我们极其珍贵的永远的纪念。父亲还注重我们德智体的全面发展。念济记得自己的游泳是小时候父亲手把手教会的，后来成为她一生的爱好。

"十年浩劫"中，父母亲像大多数知识分子一样受到了不公正的待遇，不但在单位要接受批判教育，在居住地也要接受改造。我们曾经亲眼看到父亲母亲被勒令扫马路。但父亲始终保持乐观的心态，努力维持着一家人的生活和照顾我们姐弟的学习及身心成长。随着知识青年上山下乡接受贫下中农再教育的要求，念平在1970年4月未满17周岁时就听从学校安排第一批去了江西插队。20世纪70年代初通讯极为不方便，尤其她插队的地方是山区，山高竹密，唯一的一条所谓公路也通不到所在的生产队。在艰苦的环境中，让她最开心的就是收到父母亲的来信，父亲在信中总是正面教育和鼓励，帮助她度过了艰难的插队生活，在她成长的过程中起到了关键性的作用。在念平即将离开农村上调省城时，父亲又风尘仆仆，千里迢迢赶去帮她办理所有手续，让她深切感受到了深深的父爱。老四念济15岁去云南昆明参加体工队，第一次离开父母离开上海，父亲去火车站送她，除了鼓励，丝毫未曾流露出儿女情长。在我们面前，父亲永远是一个情绪稳定、善于独立思考、迎难而上的人，从不流露出任何愤怒与沮丧。念济在云南独立锻炼5年后回到上海，父亲又鼓励她重拾数理化，参加高考。后来，念济和飞跃双双考上了大学。1976年，飞跃中学毕业，应征入伍。记得当时是3月，春寒料峭，从上海出发奔波了一天后，到达部队住地的当晚睡觉时部队发了一床被子和褥子。山区的夜晚寒冷刺骨，他这个刚出校门离开父母的城市新兵躺在床上，心里不免打起退堂鼓。次日队列操练、射击训练、越野长跑等一系列紧张严格的新兵训练也令他一下子很难适应——这一切自然在他给家里的第一封信中有所流露。父亲在回信中对他说：到部队当兵是你自己的选择，既然已经入伍，就要做好吃苦的思想准备。别的上海新兵能扛得过去，相信你也会挺得过去……父亲的一番话点醒了飞跃，当兵是自己的志愿，领章帽徽在身，就要经受锻炼。很快，他就适应了军旅生涯。

父亲一直鼓励我们去追寻自己的梦想，做一个独立自主的人。老三念贞在38岁时遇到国企改革，面临新的工作压力和挑战。父亲鼓励她相信自己的能力，对待任何困难都要积极勇敢地去面对，并给了她很多建议。父亲提醒她要调整好自己的心态，放轻松，化压力为动力，愉悦地面对一切新事物的挑战。同时鼓励她学习新知识和新技能，不断完善自己。在父亲的教诲和开导下，念贞很快就适应了新的工作。父亲给予的坚强和勇气，成了念贞遇事能冷静面对和坚韧不拔的精神力量。

20世纪90年代中期，老二念平回到上海，有段时间每周都有一天固定陪父亲去中医门诊部专家门诊，由父亲口述，她书写病史抄方。由此亲眼目睹父亲对待每一位病人都是和蔼可亲，查、闻、问、切过程认真自信，不厌其烦解答，一点都没有名医的架子，用精湛的医术解除无数病人的痛苦，在病人中享有极高的声誉。令她印象深刻的是，父亲即使在家也常常坐在写字台前翻阅专业书籍，整理病例，书写文章。念平常常帮父亲将书写的草稿誊写在文稿纸上，父亲的要求是必须字迹端正，书写格式规范，这种做事认真的风格也潜移默化地影响着我们。

我们姐弟几人中，老大念群最早继承父亲的衣钵，在上海海军第四一一医院伤科任职。20世纪80年代，父亲已经在社会上享有很高的声誉，海军领导和有关部门决定在上海海军第四一一医院成立中医伤科门诊，特聘父亲亲临指导。医院每次都排出当年最好的军用吉普车来接送父亲。几年中无论严寒酷暑，父亲总是挤出时间，早早来到医院门诊，给广大指战员和附近的老百姓带来福音。父亲每次门诊均是从开诊忙到结束，他对每一位患者耐心询问病情，细致地诊疗，门诊外满是焦急而来、满意而归的病人。念群和同事们一起，有幸参与了父亲诊疗的全过程。通过和父亲一起行医，令她深切体会到了祖国中医的博大精深，也亲眼见证了广大患者对父亲高超医术和高尚医德的崇敬和热爱！在父亲的关心和指导下，念群在实践中学习，在实践中进步。她和同事与父亲一起撰写了网球肘导引治疗的医学论文，发表在《中华医学杂志》。她和同事用父亲的处方，与医院药研中心研制了"愈骨疗伤胶囊"，深受患者好评，并获得了院方的嘉奖。

1984年，老四念济随她先生远赴美国闯荡，在身无分文、没有任何英语基础情况下，一边课余时间打工，一边照顾家庭与幼小的儿子，硬是靠自己吃苦耐劳、努力奋斗，取得了美国威斯康星大学的药理学硕士学位，继而有了今天在世界领先的药物公司成为一名资深的专业人士的成绩。这都与父亲平时的教诲与影响息息相关。

1979年,飞跃从部队退伍返沪,征求父亲意见后,他以复员军人身份至上海第二医学院(2005年更名为上海交通大学医学院)附属瑞金医院内上海市伤骨科研究所资料室,担任资料员工作,同时跟随父亲门诊抄方学习。从这开始他正式接触了家传的魏氏伤科临床。1980年高考,飞跃考取了上海师范学院政教系。入学研读中国史、世界史、教育学、逻辑学等一系列文科课程,极大地开拓了他的眼界,培养了他的文科素养、语言表达能力和逻辑思维能力。转眼到了大三,次年即将毕业实习时,他却陷入纠结:继续读下去很快第四年实习结束后就要去做教师了,但内心深处做医生、传承魏氏伤科的念头时时闪现。当飞跃就这个想法和父亲沟通后,父亲大喜过望,立即让他写申请,联系高等教育局,申请转学上海中医学院(1993年更名为上海中医药大学)。1983年经高等教育局批准飞跃转学上海中医学院中医系,从新生一年级开始。现在回想起来,飞跃就读中医学院之事,应该是父亲很早以前就有的想法,希望这个家中的男孩继承家学,传承魏氏,但他又怕飞跃知道后会有压力,似乎是受家长强迫。其实父亲就是这样一个人,许多事情,他会表达一下他的想法,但在我们几个姐弟成年后,他从不强迫子女按照父母的意愿行事。注重沟通,相互尊重,父亲给我们树立了家长的典范,演绎了最有情感的父爱。

父亲脾气温和,常常笑容可掬,谆谆开导,从不训斥人。小时候他偶尔也会带着我们去他与母亲工作的单位广慈医院伤科门诊见见他的同事们。他喜欢与人交往,对病人、同事、亲朋好友乃至家人总是耐心交流,热心帮助,有求必应。父亲有着积极健康、和乐向善的生活态度。他讲究卫生,衣着整洁,物品摆放井然有序。父亲作为名医大家,工作中严谨、认真、严肃,生活中则是充满诸多爱好,富有生活情趣。父亲的业余生活,一是喜欢京剧,二是喜欢打桥牌。京剧中父亲心爱老生行当。他年轻时曾专门延请京剧艺术教育家刘天红(刘叔诒)先生教唱京剧老生。每次教唱,均配以全班京剧伴奏,京胡、月琴、板鼓齐备。专业老师亲授,父亲又学得认真,一段时间下来,父亲老生唱段已是字正腔圆,有板有眼。这段学唱京剧的经历,留给父亲一生喜爱京剧的爱好,即使到了老年,有时他也会应邀去上海国际京剧票房唱上几段,过过瘾。平时在家中,电视中的京剧演出及名家演唱,也是父亲最喜欢看的节目。除京剧外,父亲还喜欢打桥牌。桥牌是一种讲究同伴配合,锻炼提高智慧的智者的游戏。和我父亲曾经一起打桥牌的有著名篮球国手、被称为中国篮球活化石的吴成章,上海肿瘤医院乳腺外科沈镇宙教授,上海市桥牌协会副秘书长章琰先生,原上海"大公"篮球队队员叶云山先生等。我父亲曾说过他打桥牌一可自我放松,调节繁忙的医务工作带来的紧张情绪,二来则是可以动动脑子。

父亲喜欢孩子，乃至亲戚朋友家的孩子们都喜欢来我家玩。逢年过节家里常有亲朋好友们相聚，充满了欢声笑语！到了老年，父亲会和孙辈一起观看电视转播的足球比赛，教他们下象棋等等。随着时代的发展，父亲接受新生事物的能力也很强，手持一部诺基亚手机可以随时与我们子女沟通，这在当时也属于时尚了。父母曾两次去美国念济的家中小住，父亲每次都花精力帮助她教育孩子。他细心地教孩子们讲中文，教他们什么是中国人的优良传统，鼓励他们刻苦学习，尤其教育孩子们千万不要图一时的虚荣，要懂得一个人要有真才实学和长远的目光。孩子们热爱外祖父母，以他们为荣。每逢暑假孩子们回国，外祖父都会带他们外出享受中国美食，鼓励他们学习中国文化。

父亲用严谨认真细致的工作态度，一丝不苟的工作作风，执着专研的精神和坚持不懈学习的恒心为祖国医学事业后继有人，为魏氏伤科传承、发展、壮大、创新培养了无数人才，付出了毕生精力，做出了巨大贡献。成年成家之后的我们，每次回家总是看到父亲在写字台前伏案写作的背影，有时候也看到病人慕名而来求诊，父亲在做手法治疗。其实中年的父亲在医院有大量的工作，还担负着国家领导的保健工作，为魏氏伤科的传承发展还要带教研究生，每天都是格外忙碌。

老年阶段的父亲身体欠佳，但他从未放下他毕生奋斗的中医事业，仍然诊治病人，有求必应，坚持写作，培养中医事业后继之人，直至生命的最后一刻。如今我们深深地缅怀父亲，更多的是缅怀他的高尚人品。

虽然父亲已离我们而去，但可告慰父亲的是魏氏伤科疗法已列入国家及上海市非物质文化遗产。飞跃继承了父亲的事业，现在还在魏氏伤科临床第一线工作，并带教了数十位魏氏伤科传承人，同时编辑出版了多本魏氏伤科有关的书籍，魏氏伤科疗法仍持续惠泽着社会，造福着人民。

敬爱的父亲，在您100周年诞辰之际，我们更深切地怀念您！

您没有离开我们，仿佛还在我们身旁关注、关心着我们！

感恩您给我们人生道路上的指引；感恩您教会我们如何做一个有益于社会的人；感恩您给予我们生命中所有的美好！

您的勤奋、敬业、谦和、自律的精神，您的善良、正直的品格永远铭刻在我们的心中。我们会永远铭记您的教诲，热爱生活，传承家族的善良和美德，为社会、为国家做出自己的努力和贡献！

李念群、李念平、李念贞、李念济、李飞跃

李国衡的子女

# 第二章　验方整理

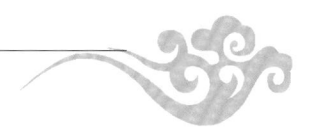

## 一、四　藤　散

引自：《李国衡谈腰椎病》
组成：络石藤9g、海风藤9g、青风藤9g、鸡血藤9g。
功效：祛风湿、舒筋通络、活血止痛。
主治：风寒湿腰痛，四肢关节酸痛麻木，风湿性或类风湿性关节炎等。
方解：络石藤，苦，平，微寒，功效通络止痛，凉血消肿。《本草正义》述该药"舒节活络，宣通痹痛甚验"。而海风藤与青风藤皆辛苦偏温，善于祛风除湿，通利经络，海风藤又能理气止痛。鸡血藤一味能活血舒筋，又能养血调经，补通兼备。四药相合，寒温并用。以治风寒湿痹，肢节疼痛，筋脉拘挛。

## 二、四　子　散

引自：《李国衡谈腰椎病》
组成：枸杞子9g、女贞子9g、楮实子9g、菟丝子9g。
功效：补肾益精、强筋壮骨。
主治：腰膝酸痛，肢体乏力，肾气亏损，头晕耳鸣等。
方解：枸杞子与女贞子皆俱滋补肝肾之功，偏于补益肾阴，而二者相比，枸杞子、甘平而润，性滋而补，又长于润肺生津、益精明目。女贞子味苦甘凉，强于补肝强筋，益肾健骨，然其补中仍兼有清，能清虚热。方中所入之菟丝子，《本草经疏》称其为"补脾、肾、肝三经要药"，功长补肾养肝，温脾助胃，"善补而不峻，益阴而固阳"，与枸杞子、女贞子合用，加强补益肝脾肾。而楮实子甘寒，归肝、肾、脾经，《日华子》一书记载该药"壮筋骨，助阳气，补虚劳，助腰膝，益颜色"。魏氏前贤常用此药于脾肾不足，筋骨乏力诸症。

## 三、安 胎 饮

引自：《李国衡谈腰椎病》

组成：炒白术 9 g、炒黄芩 9 g、炒杜仲 12 g、炒续断 12 g。

功效：健脾滋肾，安胎止痛。

主治：妇女妊娠腰部劳损或扭伤疼痛、活动不利。

方解：本方为魏氏伤科验方安胎止痛汤简约方，方中白术补脾胃安胎；杜仲、续断合用补肝肾、主腰脊痛，又可固胎元。黄芩与白术均为安胎圣药。朱丹溪曾曰"盖不知胎孕宣清热凉血，血不妄行，乃能养胎"，故黄芩虽以清热泻火燥湿为长，妇女妊娠期亦可应用，但以妊娠腰痛非虚寒体质者为宜。

## 四、扶正逐痹汤

引自：《魏氏伤科李国衡——现代骨伤流派名家丛书》

组成：党参 15 g、淮山药 9 g、紫丹参 9 g、制首乌 12 g、白扁豆 9 g、川芎 9 g、苍白术各 9 g、制狗脊 9 g、炙地鳖 9 g、云茯苓 9 g、全当归 9 g、豨莶草 15 g、秦艽 4.5 g、桂枝 3 g、制草乌 4.5 g、寻骨风 9 g、金雀根 12 g、鹿衔草 12 g、威灵仙 9 g、大枣 6 枚、炙甘草 3 g。

功效：益气活血健脾，祛风化湿止痛。

加减：寒湿较重者，桂枝改用肉桂，酌加炒薏苡仁、藿香、厚朴、蚕沙、汉防己等。风寒邪盛者,酌加海风藤、白花蛇、乌梢蛇、木瓜、千年健等。筋络牵制疼痛者,酌加伸筋草、透骨草、炒桑枝等。

主治:风寒湿邪侵袭,流注经脉,结凝骨节,关节腰脊疼痛,活动欠利等邪痹经络脊节之强直性脊柱炎、类风湿性关节炎等。

方解:本方以党参、丹参、川芎、当归益气活血,同时合以山药、白扁豆、苍白术、茯苓健脾祛湿;首乌加强健脾,同时滋肾。豨莶草、秦艽、寻骨风、威灵仙、狗脊、金雀根、草乌祛风散寒、搜络止痛;桂枝温经通络;地鳖虫加强活血逐瘀止痛之力。全方主要用于肾精不足,气血两虚,经脉失养,复为外邪侵袭,骨节督脉空虚,内外合邪而致痹痛症者。

# 五、足跟痛洗方

引自:《魏氏伤科李国衡医案集》

组成:荆三棱9g、蓬莪术9g、当归9g、红花9g、川牛膝9g、透骨草9g(或山慈姑9g)、刘寄奴12g、威灵仙9g、徐长卿9g。

功效:活血化瘀,消肿止痛。

主治:血瘀阻滞、跟骨内高压而致跟痛症,及跌打损伤而致下肢血瘀凝滞,关节肿痛等症。

用法:煎水熏洗患处,每日两次,每次应用前药水中加入米醋50g,一剂药可用2~3天。

方解:三棱、莪术、当归、红花、透骨草活血化瘀止痛,其中三棱、莪术破血行气止痛,为化瘀血之要药。透骨草则为魏氏伤科常用药物,既可祛风除湿、舒筋,又可活血散瘀、消肿止痛。方中刘寄奴,苦辛温,其性善走,专入血分,破血通经。徐长卿则行气活血止痛,又能祛风除湿消肿。配合威灵仙好疏利之性通络止痛,牛膝引药下行。全方重在破瘀行血止痛消肿。

## 六、和血壮筋汤

引自:《魏氏伤科治疗学》

组成:党参 12 g、川断肉 9 g、制首乌 12 g、楮实子 12 g、千年健 15 g、五加皮 9 g、当归 9 g、生地 12 g、白芍 9 g、川牛膝 9 g、怀牛膝 9 g。

功效:调补脾肾、和血壮筋。

主治:损伤后期关节活动不利,酸楚无力,肌肉萎缩或腰膝退变,酸痛乏力等。

方解:本方党参益气健脾,川断、首乌、楮实子、千年健、五加皮滋骨强筋,配合当归、生地、白芍活血补血;牛膝兼以活血化瘀,滋肾强筋。诸药合用,健脾滋肾为主,辅以和血壮筋为治。

## 七、祛风胜湿汤

引自:《李国衡谈腰椎病》

组成:羌独活各 6 g、炒防风 9 g、左秦艽 4.5 g、威灵仙 9 g、川桂枝 3 g、豨莶草 12 g、炒丹参 9 g、鹿衔草 12 g、炒米仁 12 g、宣木瓜 9 g、全当归 9 g、炒白芍 9 g、海风藤 9 g。

功效:祛风除湿散寒,活血通络止痛。

主治:风寒湿互阻腰痛及关节疼痛麻木、拘挛、屈伸不利等症。

方解:临床经典祛风除湿方剂有《医方集解》羌活除湿汤和《内外伤辨惑论》羌活胜湿汤及《和剂局方》五痹汤等,以祛风除湿,兼以散寒除痹,合以活血和营、理气止痛。

本方以羌独活、防风、秦艽、威灵仙、豨莶草、海风藤、鹿衔草祛风散寒除湿止痛。木瓜入肝益筋走血,舒筋活络。方中桂枝温通经脉。中医治痹素有"治风先治血,血行风自灭"之说,故本方同时合以丹参、当归、白芍活血止痛。本方薏苡仁一味应用，主要取其健脾利湿、舒筋清热除痹功效，该药常在魏氏伤科治疗风湿痹症兼夹热、筋脉拘急等症时配合应用。

## 八、益气通脉汤

引自：《魏氏伤科治疗学》

组成：生黄芪 15 g、太子参（或党参）15 g、生白芍 9 g、川芎 9 g、枸杞子 9 g、女贞子 9 g、桑葚子 9 g、穞豆衣 12 g、制首乌 12 g、甘菊 9 g、炮山甲 4.5 g、毛冬青 12 g。

加减：精神烦躁，血压偏高者，加天麻、钩藤、山羊角；睡眠不安者，加生牡蛎、生龙骨、珍珠母；舌质红绛、津液不足者，加皮尾参、石斛、天麦冬；恶心呕吐、不思饮食者，加陈皮、姜半夏、白术、白蔻仁；颈项牵制者，加葛根、桑枝。

功效：益气滋肾，平肝通脉。

主治：肾气亏损，气血不足，肝阳偏盛之头晕目眩，颈项板滞。

方解：《内经》谓"诸风掉眩，皆属于肝"；丹溪力倡"无痰不作眩"；张景岳强调因虚致眩，认为"无虚不能作眩""眩晕一证，虚者居其八九"。古人归纳本证多系本虚标实，实指风、火、痰、瘀。虚则气血阴阳之虚。眩晕在临床多见虚实夹杂，尤以气血亏损、肾精不足，夹以肝阳偏亢为多见，以参、芪益气，白芍养血，配合川芎，使补而不滞。方中巧用穞豆衣，一则仗其养血之功，二则依其益肾平肝止眩之用。枸杞子、女贞子、桑葚子、何首乌补肾固本，毛冬青与穿山甲合用活血通脉，全方补通兼备、标本同治。

## 九、宽筋散

引自：《李国衡谈腰椎病》

组成：宽筋藤 9 g（亦可用伸筋草）、汉防己 9 g、嫩桑枝 9 g、川木瓜 9 g。

功效：舒筋活血，除湿解痉。

主治：适用于跌打损伤、腰肌劳损、风湿侵袭筋肉酸痛，或腰腿肌肉僵硬疼痛、下肢拘挛等症状者。

方解：宽筋藤，微苦，凉，归肝经，功效祛风止痛，舒筋活络；桑枝善达四肢经络，通利关节，祛风除湿通络。方中木瓜配防己，前者味酸入肝经，舒筋活络、除痹止痛，后者长于祛风利湿、宣通经络。四药相合，祛风除湿，舒筋活络止痛。

# 十、健脾滋肾汤

引自：《魏氏伤科李国衡——现代骨伤流派名家丛书》

组成：黄芪9～15 g、党参12 g、白术12 g、云茯苓12 g、黄精9 g、杜仲12 g、川断9 g、楮实子12 g、枸杞子9 g、女贞子9 g、千年健15 g、生牡蛎9 g。

功效：健脾滋肾、强壮筋骨。

加减：疼痛明显者，加延胡索、鹿衔草、合欢皮；阳虚畏寒者，加仙茅、仙灵脾或鹿角片、巴戟天；阴虚内热者，加生地、知母、石斛；胁肋疼痛，肝郁明显者，加柴胡、郁金、八月扎；疼痛固定明显，舌黯，血瘀阻滞者，加当归、赤芍、丹参、桃仁、蒲黄、五灵脂。

主治：脾肾亏虚、气血不足之腰脊酸痛、乏力或关节痿软无力等症。

方解：肾为先天之本，脾为后天之本，两者转相滋养，互为所用。肾虚阳气衰弱，则脾失温煦而运化失权；脾虚生化乏源，则五脏之精少而肾失所藏。脾肾虚损，易致骨弱筋痿，筋骨失于濡养而致脊骨及关节退化疼痛，活动受限。方中黄芪、黄精、党参益气，白术、茯苓健脾利湿；女贞子与枸杞子配伍补益肝肾、健骨强筋，与杜仲、川断合用，补益肝肾之力得增。楮实子功善滋肾强筋骨、壮腰膝，千年健祛风除湿、舒筋止痛外，又具壮筋骨之功效，两药相合，加强强腰膝、壮筋骨功力。牡蛎甘平，有养血安神、软坚消肿功效，同时该药"主虚损"。牡蛎壳富含碳酸钙和微量元素，对维持骨骼健康有一定帮助，本方用之，主要据其"主虚损"及帮助补充元素钙作用。

## 十一、疏肝降气汤

引自：《魏氏伤科李国衡——现代骨伤流派名家丛书》

组成：柴胡9g、枳壳4.5g、生白术9g、广郁金9g、全当归9g、云茯苓9g、旋覆梗9g、白芍9g、八月札9g、开心果9g、延胡索9g、生甘草3g。

功效：疏肝、理气、止痛。

主治：肋胁损伤、气逆呼吸不畅，或损伤之后，肋胁作胀等。

加减：女性肋胁疼痛，可酌加香附。

方解：魏氏伤科有传统方药"理气活血止痛汤"及"行气通络止痛汤"均具行气活血和络止痛功效，本方为此二方改良方。方中枳壳、郁金理气通络。柴胡疏肝行气，其性升散。旋覆梗又名金沸草，为旋覆花的全草，降气、消痰、行水。柴胡、旋覆梗一升一降，宣通肺气使气机调达。方中八月札、开心果（娑罗子）加强疏肝理气止痛；并用当归、白芍、延胡索加强活血止痛。考虑胸胁肋受伤，易致肺气失于肃降，而致气逆胸部作胀、呼吸不畅，而脾肺又为五行学说之母子关系，方中再入白术、茯苓健脾和胃、利湿宁心安神。

## 十二、理气二地汤

引自：《魏氏伤科治疗学》

组成：青皮4.5g、枳壳4.5g、生地12g、当归9g、川芎6g、川地龙9g、地鳖虫6g、川牛膝9g、路路通9g、延胡索9g、甘草3g。

功效：理气活血、通络止痛。

主治：腰腿气滞血瘀、疼痛麻木牵制不适。

方解：青皮、枳壳行气，其中青皮长于破气；四物汤活血养血，补而不滞，调和营卫。方中地龙功善走窜，疏通经络，同时配合地鳖虫破血逐瘀止痛。本方并合以路路通活血通络，兼以利水消肿；延胡索活血利气止痛；牛膝引药下行。全方重在理气活血，通络止痛，多用于腰腿酸痛较明显者，下肢牵掣不适者。

# 十三、蒸 敷 方

引自：《魏氏伤科治疗学》

组成：全当归 30 g、川桂枝 30 g、川红花 30 g、扦扦活 30 g、五加皮 60 g、路路通 30 g、虎杖根 60 g、络石藤 60 g、川羌活 30 g。

功效：活血，祛风，通络，逐痹，止痛。

主治：跌打损伤后期，局部疼痛；风寒湿痹阻络而致骨与关节疼痛；颈腰椎退变及椎间盘病变引起的疼痛酸麻等症。

用法：上药共研为细末，装入布袋中，袋口缝合，将药袋置于锅内隔水蒸热，热敷患处。药袋温度较高时为防止烫伤皮肤，可在药袋外包裹拧干的湿毛巾 1~2 条，待药袋温度降低后，可去除毛巾，直接热敷患处皮肤。每剂药可连续用 2~3 天，每天用 1~2 次，每次用时均需要蒸热应用。局部寒邪伏滞，畏寒症状明显者，可于方中另加老姜 30 g（切碎）蒸敷。

方解：当归、红花活血化瘀，其中红花又具备祛瘀止痛之功。扦扦活、路路通、活血止痛又可祛风通络，化湿消肿，《本草拾遗》称路路通"通十二经穴"。方中络石藤功能舒筋活络，"善走经络，通达四肢"，其舒节活络，宣通痹痛甚验。虎杖根则长于破瘀通经，本方更合桂枝、羌活温通经络以通痹；配以五加皮则以其辛苦温之性，达到辛以散风，苦以燥湿，温以驱寒的作用。

# 第三章　李国衡医文医话

## 一、临床上辨证施治的经验

根据魏氏伤科学术流派的特色，结合我们临床实践，各种损伤在其一定的规律外，也有特殊情况，病情有单纯，也有复杂，必须审病求因，辨证施治。善于分析病因和症状表现，寻找最佳治疗途径。因而试述如下：

### (一) 关于硬伤的治疗

#### 1. 关节内骨折的治疗

《黄帝内经·素问刺禁论》中讲："刺关节中液出，不得屈伸"，关节中存有一种液体，既具有抗凝滑利关节的作用，但对骨折愈合也能产生不利的影响。因此，关节内的骨折一般固定时间较长，过程中注意内外用药。

腕舟状骨骨折，三个月以上未能得到骨性愈合，即属于陈旧性骨折、延迟愈合或骨不连接。魏氏伤科采用外敷药与洗方交叉使用方法治疗（即洗方用一周，外敷药用一周）循环应用。但均须在局部固定下应用。治疗的周期较长，最长者至十三个月时拍X线片复查，才达到骨性愈合。因此，魏氏伤科认为此类骨折在治疗上要有耐心，绝不要轻易放弃治疗的机会。

肘关节肱骨内髁Ⅲ°骨折，小骨片嵌入到关节内，魏氏采用"抖"法，使小骨片松开，而达到正骨复位的目的。这种"抖"法，用于许多关节内骨折的整复。后人在实践中证明"肌肉的拉力可使骨折片移位，依靠肌肉拉力也能使骨折片复位"。

关节内某些骨折，初伤时骨折线常不明显，往往经过1～2周后拍X线片复查，这时可以明显看出骨裂或骨折的存在。腕舟状骨如此，而股骨颈囊内骨折常易发生漏诊，造成患者痛苦。特别是年龄较高的患者，当较重地臀部着地损伤，伤后髋部疼痛不能履地，或能够着地但很勉强，并伴有显著的疼痛，就应该想到股骨颈骨折的可能，应作两髋关节摄 X 线片检查，健侧与患侧做反复对比，细心找出两侧有何差异。如无发现，患者仍应卧床，不能起坐，更不能下地，两周后必须拍片复查，并根据症状表现，才能排除骨折或骨裂。

股骨颈囊内骨折，如有明显移位应采取手术治疗。没有明显移位的，可作中医药治疗，除局部作固定外，内服外用中药，三个月卧床，六个月下地行走，绝不能过早下地负重。大都得到骨性愈合，并避免后期发生股骨头缺血性坏死。

踝关节距骨骨折，踝部骨折（包括单踝、双踝、三踝骨折），这在复位上要求很高。魏氏伤科一般采用在两周内一次复位或分次复位法。一次复位最为理想，如不满意可分 2～3 次复位，但必须在两周内完成，超出两周要影响到骨折的愈合。首次复位在局部麻醉下进行，以后复位可在无麻醉下进行，但手法要轻、顺，即轻轻理筋，顺骨折线正骨；要使患者能够忍受为度。在复位过程中，必须与健侧关节形状轮廓反复对比，务求达到一致与或基本一致。

骨折的固定魏氏采用软板、硬板相结合，软固定与硬固定相结合，特殊需要则特制器具作固定，中西医结合方法的固定，总的要求是随病选择，务求实效。

软板：是用三夹板放在水中浸泡，待粘胶溶解后，三层即分开，取用其一层（木厂常用单层废料可购得）。根据不同部位损伤的需要，剪成大小不同的形状，为了防止木板的裂缝损伤皮肤并加固加强牢固度，内侧面可贴上一层橡皮胶。硬板：一般采用柳木制成（其他具有软硬性的木板亦可），其厚度一般以 0.5 cm 为宜。下肢较厚，可增至 1～1.5 cm。长短、宽窄可根据需要裁定。硬板内侧面需垫以毛毡或棉花，或各种纸垫，以防止皮肤受伤，并保持断端的稳定。软、硬板可以单独应用。可软板固定内层，外层再加硬板，双层结合应用。

软固定与硬固定结合，即先用较厚的敷药或膏药敷贴患处，外用厚纸板包扎，或单纯绷带包扎，或制成背心式、裤式等弹力棉布软固定，或用长短、粗细不同的沙袋软固定。有些病例开始用木板等外固定，待伤处稳定后，改用软固定。

魏氏对严重特殊病例，如胫骨下 1/3 螺旋性骨折、粉碎性骨折、踝关节三踝骨折等，复位后的固定要求高，故在临床上做特制器具，即铅皮夹板。用铅皮剪成长方形，再弯成半圆形，下装四脚，放在床上可以防止患肢的转动，近足底的一面铅版必须高出足尖，这样盖用被服时不致牵动患肢。木器具亦可采用塑料制成。

某些部位骨折，由于杠杆作用力重强，或者近关节骨折，容易发生移位，必须在皮肤或骨骼牵引下，再作软硬等固定，才能获得较好的效果。

**2. 关于脱位的治疗**

魏氏伤科对关节脱位的整复，新鲜脱位要求一次性复位成功。复位前要做好充分准备，如脱出的时间、有否伴有骨折、体质的强弱、肌肉的肥瘦都要相度清楚，而后术者和助手在默契合作下，分步骤的顺序复位。切忌粗暴，以免造成新的损伤。新鲜脱位，一般均在无麻醉下进行，可以听到复位入穴的声音。但新鲜复位有可能出现两种情况，一是如前所述按照手法步骤顺利复位，二是不能顺利复位。这时应在正确手法、角度持续牵引下，使脱出的骨头滑向原位，切不要在一次未达到复位时，医者与助手全部放手，重新再来，这样会增加病人的疼痛，特别是在无麻醉下要加强注意。

陈旧性脱位，应先用活血化瘀洗方局部 3~7 天，并自动与被动使关节作各个方向的活动。然后在麻醉下，使用手法将关节粘连的松解，这时往往可以听到粘连撕开的声音，如有撕开粘连的声音者，大都能复位成功。松解粘连的手法，做到越充分越好。而后按照各个部位的关节顺序进行手法复位。陈旧性复位手法，有时一次不能复位，而在二次或三次才能获得成功。陈旧性复位没有入穴的声音，要依靠检查或拍 X 线片来确定是否已经复位。

## （二）关于软伤的治疗

以痛为腧，根据疼痛部位进行手法与药物治疗。《内经·灵枢·经筋篇》中有"以痛为腧"的记载。所谓腧或俞，即输送之意。软组织的损伤后，首先疼痛，同时影响肢体的活动。痛点即病变部位，手法药物消除痛点，气血得以通畅，损伤逐步修复。

但痛点有主要痛点和次要痛点，开始治疗时主要针对主要痛点，早期损伤次要痛点多为主要痛点所覆盖而遮盖，随着病情的好转，次要痛点就逐渐明显。因此，临床治疗时应及时检查痛点的变化，手法药物的重点亦随之而变化，当所有的痛点均已消失时，功能即可得到恢复。

以上引下与以下引上，以左引右和以右引左：魏氏伤科对于脊柱疾病的治疗，应用手法时，不仅用于患侧，也要用于健侧；上段疾病要注意下段，下段疾病要注意上段，以求达到左右、上下的平衡。这种整体观念，《内经·灵枢·周痹》早有叙述："其上下左右相应""以右引左，以左引右"。损伤等多种病变，右侧要殃及左侧，左侧要反映到右侧；上病应下，下病犯上。临床要全面辨证施治。

肢体的损伤要发生组织解剖结构不同程度的紊乱，魏氏伤科重视手法治疗以达到拨乱反正的目的。

## （三）关于内伤的治疗

损伤部位与脏腑等之间有密切联系，头部损伤要内及脑髓；胸部损伤肺气不利，或心烦神燥；肋胁损伤要内伤肝脾；脘腹内伤要影响六腑传化；腰部损伤要内动于肾。体表组织与脏腑组织要相互影响，应及时辩证，内外兼治。

唐代《千金方》中讲："凡被打损，血闷抢心，气绝不能言"。此种现象在临床上是能够见到的，如胸肋突然受击，气窍闭塞，局部剧痛，心虽明白，但不能言。魏氏除用急救成药外，常用理气、破血、清心开窍方剂而通通利之，屡获良好效果。

魏氏伤科除遵循古代文献上对于瘀血停积的治疗，上部犀角地黄汤，中部桃仁承气汤，下部抵挡汤加减应用外，其祖传秘方：大行气汤、大活血汤的加减，也是临床常用方剂，有较好疗效。

《内经·至真要大论》云："谨守病机，各司其属"。这是治伤准则，做到先后有序。内伤脏腑、气血、经络，除了疼痛等主症以外，常伴有兼证，如发热、烦躁、烦渴、便秘、作呕等表现，在治疗过程要分期拟定治则与药。

## （四）关于外伤的治疗

皮肉损伤，有污染者必须清洗伤口，油污用肥皂水擦净，创面用盐冷开水冲洗，或用甘葱煎外洗，而后用生肌散或生肌膏外敷，头部外伤出血，要剪去头发使伤口完全暴露，再洗净外敷。清洁伤口其周围皮肉亦须清洗后包扎，可采用生理盐水或消毒溶液。损伤部位出血严重，用生肌散掺上后局部创面加压包扎。

如属异物损伤的伤口，竹木金属等物所伤，要作详细检查，务求除尽异物，再按照上述方法处理。

感染的伤口，外用药后一般脓液反而增多。在中西医结合治疗工作中，骨科医生应用，有时将外伤药物做细菌培养，结果均为阴性，从而得到推广。魏氏认为脓液增多是毒素拔出，这不但不可怕，反而有利于肉芽增生和伤口的愈合，也就是中医常讲"煨脓长肉"。

外伤中以手部外伤最为常见，而且容易发生感染，中药的应用，往往不易发生疤痕挛缩。外伤在中医文献上亦称为破伤，若伤口受风，发生破伤风，其病危急。古代有汗下和三法，现今有预防针剂，则很少见之。

外伤中方药颇多，如玉真散、玉红膏等，此外还有单方验方，魏氏除用祖传秘方外，对古代方剂一向重视采用。

## （五）关于伤科杂症的治疗

伤科杂症是指非损伤或不以损伤为主的疾病。或属于损伤，但有其特殊的病理或疗法，应分开论述的疾病，列入杂症范围。

本选篇主要选录内因（内分泌因素），外因风寒湿邪的侵袭，所发生骨与关节肿胀疼痛，功能障碍的疾病以及部分创伤，这些病症在魏氏伤科疗法上具有较好的疗效。

# 二、如何继承老中医学术经验

在党中央的亲切关怀下，由国家人事部、卫生部、中医药管理局负责，在全国范围内对500名老中医实行带徒，给予了鼓励政策。使许多老中医的经验得以继承下来，这是历史创举，是我们中医药界一件大事，作为老中医之一，衷心感到无比激动与鼓舞！

关于"如何继承老中医学术经验"，我想从以下三个方面来谈谈个人的经历和想法，以供各位同道们参考，并希指正。

## （一）传统带徒和我的感受

**1. 中医传统带徒方式具有悠久的历史**

众所周知，古代是没有中医学校的，大都是师承，或者自学成才，或自学加老师指导，使我们中医药事业不断丰富与发展，成为今天这样的伟大宝库。

春秋战国时期的扁鹊，他对切脉由独到之处，司马迁曾说"今天下言脉者，由扁鹊也"。他曾师事长桑君，传受过长桑君的禁方。

汉代的医学家淳于意，首先创设病例记录，太史公名曰"诊籍"。他曾师事于公孙光与公乘阳庆等，同时也传授了许多学生。我们外科鼻祖华佗，早就研制成麻沸散进行外科手术。他很重视把自己的经验传授给学生，曾跟随华佗学医的吴普就是一位杰出医学家，曾著有本草六卷。

金元时代学派兴起，有金元四大家之称。

刘完素的寒凉派，张子和的攻下派，李东垣的补土派，朱丹溪的养阴派。其中养阴派就是从寒凉派演变而来；张子和也师从刘完素之学；东垣的"脾胃论"学生很多。他们的学术给后人有很大的启迪。

近代也有很多名师出高徒的例子。

**2. 传统带徒方式有其一定的优越性**

我是私塾念书的，从七岁到十五岁，当然在以后岁月里也利用业余时间攻读古文，老师规定每月一篇作文。

十五岁时从师魏指薪学习伤科。在书本上首先是中医学基础、药性赋、汤头歌诀是要背诵的,以后本草便读、医方集解、内经知要、伤寒金匮等著作。在这方面老师都做了具体指导与抽查。此外业师也经常讲授专业知识与方药,我还保留着当时记录的稿子。还要学习从生药到成药的药物炮制。在临床上就是成天站在老师的身边,遇到典型病例,老师也作一些示范,就这样由浅入深,耳闻目睹在学习中不断得到成长。同时练习少林拳术。

在五年的学习生活中,我体会到要勤于自学,业师教导,并在实践加深体会,这三方面是相互作用和促进的。也就是实践-理论-再实践-再理论,使我逐渐成为一个独立的中医并顺利地通过当时卫生局的考试。

我从老师学医过程中有以下三点感受:

(1) 首先师徒之间要建立起深厚的感情,以往人们常讲"师徒为父子",我觉得这方面学生要主动。感情上沟通了,学术上才能沟通。我在学医时既是勤奋的学习,但是更是注意业师的日常生活,甚至从业师眼神、表情、动作上而知道老师想要什么、做什么,从而迎上前去解决问题,绝不能视而不见,怕脏怕累。

感情上高度融洽,学术上就能切磋提高。任何一位高明的医生,绝不能目空一切,要经常保持谦虚谨慎,老师也是如此。在临床工作中总会遇到这样或那样的难题,有一次在临床上遇见一位肩关节脱位合并大结节骨折病人,采用"三人复位法"未能成功,这时我们师生共同商量对策,最后采用"四人复位法"获得成功。

(2) 与业师朝夕相处,接触频繁,老师的一举一动,一言一行,都能看在眼里,记在心里。尤其治伤手法,特别是一刹那的动作,很难讲得清楚,只能意会,那就要多看才能领会。举例来讲,业师治疗肋骨骨折是用手法整复的,手法后病人的疼痛,立即有不同程度的缓解。我是经过很长时间才有所掌握,并认识到手法不仅使断端得到良好复位,同时可使肋膜舒展,理气活血。

有时很难理解的问题,往往在无意中经老师一点,这时会豁然开朗。例如,肱二头肌长头滑脱症,手法做起来很快,在很长时间掌握不了要领,后来老师谈到"凡是疼痛集中和僵硬所在,就是损伤病变的所在,将其解开,其病自愈"。举一反三,我不仅用于肱二头肌,也用于其他部位(如腰肌痉挛、内收肌痉挛等),疗效很好。

有的老师不善于讲,有的老师能讲但很忙无暇来讲,但不能全靠老师讲。有的病是治好了道理讲不出。如上述肱二头肌长头滑脱症,以前就不知道,还需要多观察业师的治疗。因此,我们要多和业师在一起,耐心细微的全面观摩,即使一个很细小的环节也不能放过。要做好记录,并总结提高。

(3) 不仅学医术,也要学医德。中医界许多老前辈,不仅在学术上卓有成就,而且更有良好医德与作风，在人民群众中树立了良好形象。

我的老师是山东人，他的脾气是比较大的，对待学生要求很严，如摊敷药时不合规格，他会扔过来扔掉；骨折换药做助手，没有固定好，他会敲你几下，引起你高度注意。但是他一辈子在病人面前从未发过脾气，总是和蔼可亲，做到详细检查、处理，反复说明医嘱，最后还要问一声"听清楚了吗"才让病人离开。每一位老师都有他的医疗道德，好的优良传统需要继承。

**3. 对本专业的内容应全面继承**

从中医骨伤科来讲，在诊断治疗上除了望闻问切四诊以外，尚有"比、摸"等。

通过四诊知道寒热虚实等全身情况，再作摸比等检查，以确定损伤类别。即是在现在许多科学仪器也不能代替四诊与摸比检查。在这方面我们有很多教训：如肋骨骨折，早期的股骨颈嵌插性骨折，腕舟状骨折等都要依靠摸比等检查。

魏指薪老医师非常重视望比摸检查，他有很多经验。

在治疗上首先是手法整复，而后是夹缚固定、内外用药、导引锻炼，这四个方面许多骨伤科老先生称为"四项基本原则"。一致认为这不能丢，丢了就变了，就失去中医骨伤科特色，我们必须继承应用，发展提高。

中医各科都有他的特色，每一位老中医都有他的看家本领，我们在全面掌握的同时，也应注意突出重点。

**4. 骨伤科专业的特殊要求**

中医骨伤科医生不仅能文，还要能武。损伤疾病有不少病种必须立见颜色的。中医接骨上髎都是在无麻下完成的，如果手臂没有力气，就会发生困难。

我初到医院工作，就遇到一位髋关节前脱位病人，当着全体外科医生，一次复位成功，如无手臂力量，就会当众出丑。

不仅骨折、脱位复位须手力，软组织损伤也需要手力。病人久病成良医，经常接受手法治疗的，他会体会到你手上有多少功夫。

练功不仅增强手力，而且会增加你的感应力，也就是指下比较敏感，选择损伤部和有关穴位就比较准确。

练功是很难苦的，每天清晨四点就开始锻炼，风雨无阻，越是在三伏天或四九天越是要练，在冬天老师还要检查你有否出汗，不出汗，再重来。

## （二）学习要求

**1. 要有扎实的中医学基础**

同志们在这方面基础比我好。不过我到现在还是在看四大经典著作，特别是内经的素问灵枢，不同时期有不同的体会。如《素问·痿论》云："肾气热，则腰脊不举，骨枯而髓减，发为骨痿"。《痹论》中讲"肾痹者，善胀，尻以代踵，脊以代头"。这两句经文把脊柱骨质疏松症、园背畸形的病因与临床表现，描写得多么淋漓尽致。同志们要不断学习，并将其中与本科有关条文在临床工作结合起来，指导和发展当前医疗科研水平。

**2. 系统阅读本专业的有关文献**

中医骨伤科文献有多方面：

专业书籍比较少，我们的前辈以武术界较多，多医武结合。现在我知道的古书有：理伤续断、正体类要、跌损妙方、正骨心法要旨、伤科补要、伤科汇纂、伤科大成、江氏伤科方书等。

还有散见于各家著述之中的有：圣济总录、证治准绳、世医得效方、沈氏尊生书等。

此外还有不少手抄本，以及民间的方法，其中有不少有用的东西。

我认为上述三方面的资料，都要认真学习，结合自己的临床体会加以引用，总结发展与提高。文章看得多会有用处。现在对于骨节骨折撬拨复位，有人说中医很早就有"金针拨骨"，但还找不到可靠的资料。

新中国成立后，出了许多中医、中西医结合的书籍与论文，我们更应该全面了解，做好文摘卡。总的来讲，要求我们视野广阔，知识面要宽，才能使自己学问不断深入，在临床上得到全面发展。

**3. 重视临证实践**

古人有训："熟读王叔和，不如见证多"，我们一定跟随业师多看病人，从辨证到治疗，从开始到结束，要把全过程能够记录下来，对典型病历更要详细，积累成医案。

在临诊的过程中，我们还要注意老师是怎样对待病人的，其中也有许多学问。从前我们中医界有一句话："医无术则不行，术无学则不继"。就是说医生要设法取得病人的信任，但是信任也不行，也要有真才实学才能持久。讲话要讲究艺术是重要的，不仅治好病还能会沟通。病人来自各个阶层，性格不一样，能够懂得一点心理学，使病人得到安慰。我们有很多老中医这方面有讲究，也是值得我们继承的。

**4. 开展小讲课**

一病一讲，不一定非常系统，有的善于讲，有的不善于讲。我觉得不要求长篇大套，一点一滴，往往是精华所在。希望老师讲个人的经验体会，既要讲成功的杰作，也要谈失败的教训。

老师讲课一定要做好记录，事后还要整理，再征求老师的意见，结合病例整理成册，将来可成为"医话"、"经验谈"等很好资料。

### 5. 多看专业期刊

不仅是中医的，还要看西医的，同时还要看与本专业有关的科学知识与书籍，如CT扫描读片、核磁共振、同位素扫描等。反过来洋为中用，可以阐明我们老师的特长。

要分门别类地做好文摘卡。

### 6. 练功

中医骨伤医生、推拿科医生固然要练功。我想其他各科医生能练练功，也有好处。华佗就有"五禽戏"，现在很重视康复疗法，锻炼能解决很多问题。

只有我们自己练好了，我们的手法深透有效。我们有了练功心得体会，才能教导病人。

"贵在坚持"中医界有许多老前辈功夫很好，如吴智安、陈耀堂。

### 7. 学手法，在于"精"

中医骨伤科手法，经过一个较长时间学习，是能够学会的，但是要做到"精"，就必须狠下功夫。首先要掌握其中要点。

魏氏伤科手法一般分为：单式手法、复式手法、组式手法。每一个疾病在应用过程中，有诱导手法、关键手法与辅助手法。所有手法均有要点，关键手法更要准确、轻重得当，这方面我们的老师都是手把手教的，作为学生必须慎重对待。

### 8. 要学会做成药

中医骨伤科有许多中成药，除丸散丹以外，还有敷药、药水、药膏、膏药等。

现在医与药分家了。我觉得中医传统带徒也应该教学生做药，膏药怎样煎成的，丸药怎样制成的，生药如何炮制的，都要能够学会。

# 三、论 伤 筋

伤筋——相当于软组织损伤与劳损，在中医骨伤科临床上占有很大的比重，是常见而多发的疾病，进一步做全面整理不断提高其辨证施治的水平，是十分必要的。

"筋"的含义是什么？它包括人体哪些组织？我们从中医文献记载上以及长期临床实践中，体会到应从两方面来认识：其一，是狭义的"筋"，是肌肉延伸部分，附着于骨的肌腱、韧带与筋膜等，肉之有力者曰筋；其二，是广义的"筋"，它包括关节囊、软骨、滑膜、滑囊、椎间盘、脂肪垫、周围神经、部分静脉血管（青筋暴露）等。上述组织损伤或劳损，均属于"伤筋"的范畴，因此，其涉及面是较为广泛的。

关于"筋"的生长和衰退，中医文献上早有记载。《黄帝内经·素问》中说：男子二十四岁时筋骨达到劲强，五十六岁时肝气渐衰，筋的运动能力也开始衰退。女子二十八岁筋力最强，四十九岁时天癸竭（月经停止），筋力即呈现疲态。这在临床上具有重要意义，由于脏气与筋力的衰退，关节等组织退行性病理变即随之而产生。

筋有各种不同的类别：有大筋与小筋。大筋软短，连于骨节之内，小筋弛长，落于骨肉之外。在临床实践中，肘关节内侧副韧带是既短且粗，在外伤时容易发生断裂。而体表之筋，如肱二头肌腱、伸腕伸指肌腱等，则比较驰长。从而说明，我们的祖先对人体解剖，早已观察得比较详细。

人身之"筋"还有刚筋与柔筋之别。刚筋分布于腰背与四肢的外侧阳面，刚强有力。柔筋分布于胸腹与四肢的内侧阴面，比较柔韧。这在伤科手法的应用上具有重要的指导意义，刚筋部位手法的力量要重而深透，柔筋部位要轻而柔和。

《黄帝内经·灵枢·经筋篇》所列的十二经筋分布范围，在临床辨证施治上很重要。例如：手指疼痛麻木，不仅检查局部，根据经筋的分布走向，还要上查腕肘，以至肩、颈等部。腿、膝疼痛，则要上查髋、腰。这样才能掌握病变的所在，做到疏而不漏。经筋篇中有"维筋相交"之说，即经筋之间有相互联系，左右交维，这在手法治疗上，具有实际应用的价值。例如，右侧腰痛，在实施手法时不仅仅作用于右侧，尚须应用于左侧。上部疾病要注意下部，下部疾病要注意上部。要以右引左，以左引右，以上引下，以下引上，这样才能达到左右平衡，上下贯通。

## （一）筋与关节的关系

《内经》中说"诸筋者皆属于节"。筋生于骨，连络于骨节之间。膝为筋之府，膝关节筋特别丰富。"有伤于筋，纵，其若不容。"筋伤后则弛纵，四肢关节即不能容我使用。"刺关节中液出，不得屈伸。"关节中有滑液，如因针刺或穿刺以及其他原因，使关节滑液干涸，就要影响到关节的屈伸功能或强直不用。因此，关节的损伤必伤筋，周围筋络损伤必累及关节。元代《世医得效方》指出关节四边由筋脉锁定，一旦脱位也必挫其筋。魏指薪氏常说："正骨容易顺筋难"，是指关节已顺利复位，但关节脱位必伤其筋，关节复位后须善治筋，要悉心作手法药物等治疗，否则易留后患。

## （二）筋与骨伤的关系

筋附于骨上，筋连络于骨节之间，故多种骨折，尤其是四肢关节内、外骨折后，由于肌腱的牵拉作用，使断端发生移位。但肌筋牵拉作用，又可使骨折断端复位。因此，欲正其骨，必先理筋，这是中医骨伤科所累积的经验。

在很多关节损伤中，由于肌腱的拉力而发生撕脱性骨折，是屡见不鲜的。如肘关节的肱骨内外髁、髌骨的下极、踝关节的外踝等。此类损伤应治筋，而后治骨，常获得满意的效果。

"骨正筋柔，气血以流"，这是人体正常生理功能。如果骨正筋不柔或筋柔骨不正，就会出现病理现象，在临床上均应注意筋骨并重。

### （三）筋与肝脏的关系

筋与肝有着密切的联系，肝主筋，在《内经》中有关条文颇多。如：真脏所藏之神，在脏为肝，在体为筋。所谓"神"是指生理功能，肝气虚损则筋力减退，筋伤则内动于肝；肝之合筋也，因为肝藏血，血养筋，故又称为肝生筋。肝气热，胆泄口苦，会使筋膜失去滋养而产生筋缩无力。不少痿证，采用滋肝养血法，疗效明显。又如应用活血化瘀法时，如肝旺者，方中加用柴胡疏肝解郁更能发挥功效。肾主骨，筋附于骨，肝肾同源，两者相互滋养，筋病后根据症状，肝肾并治是临床上常用方法。脾主运化，水谷之精气输布于肝，肝再将精微之气滋养于筋，调和肝脾亦为治筋要法。

### （四）筋与气血的关系

筋的灵活有力，主要靠气血的濡养。《内经》中"足受血而能步，掌受血而能握，指受血而能摄"。气为血之帅，气血充沛，筋与关节才能发挥正常生理功能。明代虞抟《医学正传》说筋痛系无血滋筋之故。清代《石室秘录》说："欲筋与之舒，在于血和"。和者，既要益血，又要活血。小腿转筋（或称为腓肠肌痉挛），这是高年女性患者的常见病，运用《伤寒论》中芍药甘草汤加益气药，其效甚佳。又如腹股沟部内收肌缺血性挛缩，局部剧痛，髋屈不能伸，应用益气和血法内服外敷，疗效显著。气为血之帅，气行则血行，在和血的同时，必须益气或理气，从而达到筋骨劲强，关节滑利的目的。

### （五）伤筋的分类

由于伤筋有狭义与广义的不同，因此，在临床分类上存在着不同类型的筋病，也可以根据各家学术流派的特色名称和治法，殊途同归，以达到治愈的目的。

隋代《诸病源候论》对于筋断则分为半伤（部分撕裂）与断解（全部断裂）的不同，均应在气血未寒时（即早期）得到治疗。对手指伤筋有挛缩与弛纵的区别，手指筋与关节是十分灵活的，既能持握重物，更能作细微灵巧的操作，但在受伤后却很容易发生强直或挛缩的畸形，废而不用，应及早治疗，注意固定位置和动静结合。明代《正体类要》中有血虚筋挛与筋伤臃肿的专篇，指出：气血耗损不能荣筋与伤筋之后继发感染。清代《医宗金鉴》中对伤筋的分类论述颇详，除弛、纵、卷、挛、翻、转、离、合之外，还有筋强、筋柔、筋歪、筋正、筋断、筋走、筋粗、筋翻、筋寒、筋热等类。筋柔、筋正属于正常生理现象，其他八种均属病理改变。其中，筋强相当于肌腱、韧带的硬化强直；筋歪，包括筋离，相当于滑膜的嵌顿或椎间盘的膨出与脱出等；筋断，即肌腱与韧带撕裂或断裂；筋走，包括筋转、筋卷等，相当于筋出槽（肌腱滑脱）或肌筋韧带的位置改变使小关节发生交锁；筋粗，相当于腱鞘炎、肌腱炎、滑囊炎等局部增粗；筋翻，相当于韧带扭伤后失去正常解剖位置，如髌骨移位等；筋热，伤筋后湿热阻滞，瘀血化热或继发感染；弛纵，周围神经损伤运动障碍或痿证等；筋挛与筋缩相雷同，应属肌肉痉挛、外伤后肌腱挛缩屈伸不利等症；筋合，筋腱、关节囊等粘连或腱鞘炎等。以上仅是初步的体会，其中定有更确切、更深刻的含义，有待进一步探索。

## （六）伤筋的病因

根据文献和临床实践，主要有跌打损伤、扭挫伤；五伤所伤中有"久行伤筋"，久行疲极而劳损；外邪留于经络、骨节之间，则发生筋挛骨痛；脏腑虚损影响筋节的退变等，皆为伤筋的主要病因。

根据上述可以归纳如下。

**1. 外伤性**

直接外力损伤，作用于局部，如挤压伤、切割伤等，筋挫损撕裂或断裂，局部出血或严重血肿。

间接外力损伤，作用于骨节后扭转、过伸过屈，或作用于其部位而累及到本部位筋而造成的损伤。损伤的轻重不同，损伤的组织面与肿痛程度亦不同。

**2. 劳损性**

长期的劳累、强制体位下的劳动，如长期弯腰操劳负重而引起的腰背痛；手工劳动而引手部的肌腱；长期伏案工作而引起颈椎病；运动员的肘部膝部的劳损；长期站立工作而引起扁平足等；或者过度疲劳等均能发生筋络劳损，酸痛无力。

**3. 外邪侵淫**

风寒湿邪三气杂至合而为痹也，痹者闭也。外邪侵入人体后，经络壅塞，气血凝滞，即发生痹症。但在三气中往往是有一气偏胜，如风主动、寒主痛、湿主重。

除风寒湿邪之外，尚有风热，临床称为热痹。也有一种潮湿，古代称为寝卧湿地，也即是环境的因素，筋膜软骨受病硬化，发生强直等体征。

外邪的侵入有程度不同，轻则外袭肌表，中则留注经络，重则结凝骨节，由于轻重的不同、侵犯部位的不同，临床表现亦各有不同。

**4. 内因所致**

中年以后，肝肾之气渐衰，关节筋骨逐渐退化，轻微外力诱发因素，即能发生疼痛、关节活动限制、功能障碍。或筋络松弛，组织老化变性等而发生关节结构的退行性改变，为肿为痛。

或病后体衰，肢体无力则易导致扭伤或闪错。或因气血虚弱，形体消瘦或过于肥胖，筋力不支，亦容易引起急性或慢性的肌筋、韧带等疼痛。

## （七）伤筋的症状与辨证

伤筋的临床症状，主要有以下几种：

(1) 疼痛：各类组织损伤，经络气血运行受阻，不通则痛；损伤后组织失去正常体位，刺激或压迫神经，而引起疼痛；局部周围神经损伤而引起疼痛；局部损伤发生水肿而疼痛等。但诸多疼痛在处理固定后或不负重休息时即可得到减轻。

(2) 肿胀：损伤后，血脉破损局部出血而形成不同程度肿胀，严重浅层出血者可出现青紫瘀斑，深层出血则肿胀僵硬，或有波动感，局部皮温增高。轻伤或慢性劳损，局部有渗出液，一般肿胀较轻。严重渗出则肿胀明显，这种渗出容易产生局部粘连。开放性损伤出血后，当出血停止后，局部仍有残留瘀血而肿胀，此种情况应注意有无感染。

(3) 畸形：由于肌腱、韧带的断裂，或滑囊、关节囊的损伤，局部出现血肿影响关节的活动，或关节错位，或肌肉、韧带断裂后挛缩，局部呈现凹凸不平，或筋伤合并撕脱性骨折，或严重损伤关节血肿过重失去正常体位等，均能出现畸形。

(4) 功能障碍：伤筋后局部出血，筋的移位，肌腱韧带的撕裂，不同程度伤筋后局部渗出粘连，均可造成关节功能的障碍。

在辨证上，魏氏伤科重视"望比摸"和结合"四诊"的检查：

望：在伤筋方面主要是局部望诊，首先是望肿胀，如肿胀严重范围广泛，可能为筋断或伴有骨折或关节的移位；肿胀轻微，稍有青紫或无有青紫者，则属一般性伤筋。肿胀较重，皮下出血青紫为新；肿胀较浅，青紫夹黄者，为陈旧性损伤；肿胀紫黑者，应防组织坏死。其次望畸形，一般伤筋，关节外形基本正常，如有失去正常形态，应注意骨与关节的损伤或肌腱等断裂或撕裂。此外，望肤色与伤口有无感染。或望形态与动作,双侧是否对称。

比:与健侧作对比,这点非常重要,在临床上必须作患侧与健侧反复对比,才能发现异常和损伤部位的组织与程度。

摸:《医宗金鉴》中曰"筋之驰、纵、卷、挛、翻、转、离、合,虽在肉里,以手扪之,自悉其情"。魏氏伤科对"摸"诊极为重视,有"轻摸皮、重摸骨、不轻不重摸肌筋"的经验。从"摸"诊中可以测出筋伤的类别。中医的摸诊,具有一定的规范和特色,现代许多检查手段,尚不能完全代替。摸诊中主要找清压痛的部位、程度、性质以及肿胀痉挛、僵硬、条索状、瘢痕、肿块等病理改变,并在病情演变过程不断分清主要痛点和次要痛点,从摸比中可测知关节活动范围,有无异常活动,有否放射痛等。

拍X线片、使用现代影像学仪器等检查,可以排出骨折以及发现伤筋之后,有否肌腱韧带的钙化、骨质的变化、骨节的错位、关节的退变情况,更可明确诊断。

## (八) 伤筋的治疗

伤筋,因有狭义的广义的筋不同,其中包括许多疾病。魏氏伤科将其列为"软伤",即软组织损伤范畴,在治疗上大多数采用手法药物等综合治疗。

**1. 手法**

具有正骨理筋,疏通经络,调和气血,祛风散邪,消散血肿,松解粘连,解除肌肉痉挛的作用。手法的种类很多,许多伤科名家都有一整套的治筋手法,大体可分为单一动作;或几种动作相结合;或手法时依靠患者肢体动作相结合;或在助手配合下进行等等。不论急性伤筋或者是慢性损伤,手法的应用均属于首务。手法应用须因病而异,并根据性别、体质的不同,辨证施法,不能千篇一律。

**2. 药物**

1) 内服药

主要是补虚泻实,常用的治法有活血、化瘀、消肿、止痛、舒筋通络、祛风散邪、温经散寒、健脾燥湿、清热解毒等。此外尚须根据全身和局部症状作宽筋、补筋、养血荣筋、滋肝养筋以及辨证加减。

2) 外用药

作用与内服药物在某些方面相同,但对局部能直接发挥药效。常用的方法为敷贴法、熏洗法、蒸熨法、外擦法等。

3) 导引锻炼

古今伤科各家均十分重视,人体各部均可运用,其方法可分为活动肢体、动摇筋骨、自身按摩、擎手引气等不同形式。但须保证在不影响损伤修复的条件下进行。

4）其他方法

其他如针灸，中西医结合的疗法如牵引、理疗以及促进关节功能恢复的仪器等在治筋上亦有良好作用。

## （九）预测与发展

经络骨节之间，脏腑虚损而影响筋节的退变等，皆为伤筋的主要病因。外伤常合并血脉损伤内外出血，或伴有骨折、骨裂、周围神经等损伤；劳损多为强制体位操劳过度所形成慢性疼痛；外邪除风寒湿邪以外，尚有热痹红肿热痛以及寝卧湿地环境因素而使筋节硬化强直；肝肾衰退而致筋骨退变，一般为中老年，其病变为负重部位，范围较广，有时由于诱因而急性发作。

疼痛、肿胀、局部畸形与功能障碍是伤筋的主要症状。在检查诊断方面，除望闻问切四诊以外，尚有比、摸、量诊以及中西医结合等诸多方法。《医宗金鉴》说筋伤"虽在肉里，以手扪之，自悉其情"。以魏指薪为奠基人，魏氏伤科十分重视摸诊，有"轻摸皮，重摸骨，不轻不重摸肌筋"的经验，每一个部位先后、上下、左右都有一定的规律。在摸诊时反复与健侧作对比，颇具特色。此外，拍X线片、使用现代影像学仪器等检查，有否骨折、关节的错位、骨质的增生、肌腱韧带的钙化等变化，可得到明确诊断。但在中医临床治疗又不能受这些仪器检查的限制，例如：脊椎间盘突出巨大必须手术，经中医方法治疗后，症状消失，而在影像复查上并无明显改变。说明不少伤筋的疼痛存在许多复杂的因素。

伤筋的治疗，不论急性或慢性伤筋，伤科手法的应用应属首务，手法可以理筋、活血、消肿。手法可以分为：单式手法（单一动作），复式手法（几种动作结合）、组式手法（某一疾病的选法和步骤）等。近代伤科名家均有一套行之有效的手法。内服方药根据辨证，补虚泻实，一般运用活血化瘀、舒筋、宽筋、补筋、养血荣筋、滋肝养筋、祛邪等多种治法。外用药有热敷法、消肿外敷法、外擦药水与药膏、膏药等多种剂型，以达到骨正筋柔恢复功能的目的。导引锻炼可与手法相辅相成。针灸的应用对某些急慢性伤筋具有较好治疗作用。

魏氏伤科将各种损伤归纳为软伤、硬伤、内伤、外伤，四大类别。软伤即软组织损伤，硬伤与外伤中亦有软组织损伤。如前所述，伤筋有狭义和广义的筋。因此，伤筋所涉及范围很广，病种很多。在临床上占有很大的比重，当前中医骨伤科门诊中，伤筋病种最多，如何提高诊断与治疗水平，有待我们去研究发掘。

不少伤筋疾病，在临床上疗效明显，甚至有立竿见影的功效，例如：颈部旋转手法，肩部、膝部等扭伤手法等，其效甚佳。但对疾病和疗效机理解释尚不能令人满意，这就要求我们去做大量的病例观察和总结，并上升到理论高度。魏指薪教授生前有一句名言："正骨容易顺筋难"。意思是指，要提高理筋手法的质量，不要轻视伤筋的治疗。筋得到正确处理，有利于正骨、关节的功能及早康复。

当前各大医院均设立康复科门诊与病房，对于运动系统的损伤，在用现代医药疗法的同时，注意采用中医骨伤科药物、手法与导引治疗，今后关于伤筋的病理、分类以及治疗方法的改进，疗效机理的研究必将取得更大的发展。

# 四、伤科手法应用若干问题

手法归属于中医骨伤科外治法。伤科手法是指使用医者的双手在患者的体表部位做各种不同的动作来检查病情和进行治疗的一种外治方法。狭义的手法仅指治疗手法；广义手法包括检查手法及治疗手法。我国中医骨伤科流派纷呈，手法种类繁多，构成中医骨伤科独特的手法众多、风格迥异的特点。手法治疗正骨理筋。就软组织损伤手法而论，应重视有关问题。

## (一) 应重视手法前检查

手法前检查是指治疗手法前应重视检查手法的应用。清代《医宗金鉴·正骨心法要旨》中提到手法包括有"摸、接、端、提、按、摩、推、拿"。其中即将摸法列为首法，强调手法前需仔细检查方可而后施行手法治疗。目前在CT、MRI广泛普及情况下，不可单纯依赖影像学数据贸然施行手法。治疗手法前应"以手扪之，以悉其情"。手法者应以手摸清损伤疼痛、肿胀范围部位及程度、肌肉紧张程度、关节外形活动情况等。注重"轻摸皮、重摸骨、不轻不重摸筋肌"，通过摸法，并结合影像学检查资料全身情况综合辨证，而后施行合适手法治疗。

## (二) 应重视急性损伤手法治疗

伤科手法治疗骨折复位有悠久历史，对关节损伤，软组织损伤，伤科手法亦有独到的治疗作用，就急性损伤手法而言，不仅表现在手法可解除肌肉痉挛、滑膜嵌顿等，同时手法可迅速挤散部分软组织损伤后的局部或关节血肿，达到止痛，促进损伤组织修复，早期恢复功能的目的。急性损伤手法通常为一次手法即达到或基本达到治疗目的。为此手法要达到"稳、妥、准"，即需对伤情做出正确诊断，固定稳定，手法操作沉着镇静，同时手法前对损伤轻重，患者体形大小、受伤关节正常生理活动范围有足够估计；再者手法操作时迅捷、有力、准确。目前对急性损伤手法治疗已进行了关节血肿等手法治疗临床疗效及机理研究，今后值得进一步加强对其他急性损伤行之有效的手法研究，以更好发挥中医治疗优势。

### (三) 应重视手法治疗辨证施"法"

中医药治疗原则辨证施治，手法也同样体现这一特点。辨证施"法"一要求了解患者全身整体状况及损伤局部组织病变程度，参考损伤局部病变部位结构生理解剖特点及所拍的 X 线片、CT、MRI 检查情况综合判断，选择和制定合适的治疗手法。切忌不加选择应用固定的程式化手法。二是在同一患者同一疾病不同的治疗阶段，手法应根据病情的变化而改变。这其中主要应根据症情主症与兼症；痛点变化；体征改变而手法有所增减，要加强手法针对性，这样才可提高手法疗效。

### (四) 应重视手法与药物、导引结合综合治疗

手法仅为中医骨伤科治疗手段之一。临症很少单独应用手法治疗。故应重视发挥药物、手法、导引综合治疗优势。特别是针对既有局部损伤症状明显又伴有全身症状患者，往往内外用药，结合手法可达到"上下调节，左右平衡，骨正筋柔，气血以流"的良好治疗效果。导引锻炼亦为中医骨伤科治疗方法。手法结合导引可促进损伤部位机体功能恢复，通常在手法治疗后期同时配合导引锻炼。

# 五、头颈旋转法的应用和临床指征

### (一) 概述

头颈旋转手法也称旋转法，或称为旋颈法，是魏氏伤科学术流派奠基人魏指薪先生特色手法之一。远在 1960 年经他审定，由作者编著的《伤科常见疾病治疗法》一书中，首先介绍本法运用的步骤和指征。在临床中曾得到骨科前辈叶衍庆教授等赞赏。以后曾在北京、广州等地学术会议上作了学术经验交流，受到了相关同道们重视和采

用，取得了良好的疗效。

但是近几年来，我们看到或听到经某某医师用旋颈手法以后，发生疼痛加重、活动不利或头晕，或者脊髓损伤等严重后果。为此，有必要对"头颈旋转法"作进一步专题研讨，以做到正确应用。

## (二) 头颈旋转法操作规范和要求

**1. 手法步骤**

(1) 患者取坐位（最好跨坐在靠背椅上，面对靠背，这样有利于固定病人体位），两目向前平视，肩颈部尽量放松。医者先用拿法，重点拿肩背部斜方肌上部、颈夹肌、头夹肌等处，以使僵硬或紧张痉挛的肌群得到松弛。

让后用按摩搓揉法，先用食中指端搓揉，后用两手大小鱼际肌搓揉，两者相互交替使用。主要搓揉按摩颈根两侧项韧带与胸锁乳突肌（相当于"扶突""天鼎"等穴位），疏通经络，放松肌肉韧带。

(2) 牵拉肩颈部，一手托住患者一侧下颌面颊部，食中二指前后夹住患者的耳朵。一手握住患者的腕部，手掌向内。操作时，如病在左侧者，先将头颈旋向右侧，再将左手臂前屈上举，当举到最高限度时，头颈保持右旋极限位置，举高手臂旋后、外展，缓缓地向外后方放下。

过程中两手须密切配合，头颈向右旋，手臂向左后，使一侧的颈肩部产生较强的牵引力。当手臂放下后，头颈仍保持向右旋转位，再用手指、大鱼际肌搓揉颈部疼痛点，由轻而重约5~10次。患侧完成后再作健侧，方法步骤前。如颈部两侧同病，先作重的一侧，后作轻的一侧，目的是使两侧颈肩周围的肌肉韧带广泛得到放松疏通。

(3) 通过以上疏导手法后，此时再作关键性的头颈旋转法。一手如前托住下颌，另一手按住患者右后头部，头颈前屈（即双目能看到前方地面），嘱咐患者颈肩放松，医者两手协同操作，先是将头颈轻轻上提，同时向右旋转，转到极限时再使颈部轻轻转动几下，最后用适当力量加大幅度突然旋转一下，这时可以听到颈部发出"的搭"声音，手法成功。最后加用按摩法使肩颈部经络气血调和，患者症状即已得到缓解或消失。

**2. 临床指征**

本法用于颈部急性与慢性疾病，疼痛、功能活动限制，或引起头昏头胀、精神烦躁。

急性颈痛：落枕（亦称为"失枕"或"失颈"）。以往无疼痛史，睡眠醒来突感颈痛，颈项肩部牵掣强硬，活动限制，颈椎下部的一侧或两侧有压痛点，或有肌肉痉挛；

颈部扭伤：有扭伤史以致颈痛，颈部有疼痛和压痛点，无明显神经根症状，颈部活动时内有轧住感；原有颈椎病：复因劳累等诱发因素致急性疼痛，一般也有固定疼痛点，无明显神经血管症状，无脊髓受压病理改变，此种可能为颈椎小关节发生交锁。上述疾病手法后，骨位矫正，筋络理顺，其症状可立即缓解。

但在手法前应注意两点：扭伤较重者或颈椎病症状明显者，应先拍 X 线正侧位及左右斜位片，排除骨与关节无显著病变后进行，颈部必须有一定的活动幅度方可施法。如果颈部严重强直，应先作局部热敷，待其局部放松有活动幅度出现时，再施手法，切不可强行。

慢性颈痛：颈椎病，颈椎部分节段增生或韧带钙化，颈部活动范围部分限制，当劳累或受风寒湿邪后，颈部活动与限制和疼痛突然加重者，可考虑用旋颈手法，但必须在充分做好疏导手法的基础上，缓缓进行，切忌粗暴。

**3. 头颈旋转手法的禁忌证**

颈椎病，病史较长，年龄较高，所拍 X 线片显示颈椎序列不齐，呈轻度阶梯状改变，或颈椎生理弧度变直，或椎间孔显著变窄者；CT、核磁共振显示颈椎多节段退变，椎间盘后突者；脊髓型颈椎病，椎体束征阳性，步态不稳，反射亢进，行走时有踏在海绵上感觉者；外伤后所拍的 X 线片的张口位显示寰枢关节齿状突两侧不对称者；儿童咽喉炎症或脓肿引起颈痛者；头晕恶心，视力模糊者均不能使用本法。

总的来讲，本法对特定病例可立即缓解或解除症状者提供使用，否则应用其他较为安全手法，同样可以治愈颈痛诸病，而且安全有效。

**4. 经验体会**

魏氏伤科应用头颈旋转手法是十分慎重的。最近遇到一位女性病人，本身患有神经根型颈椎病，在一次场合中，碰到一位医生，经他作头颈旋转法后，症状反而加重，几天来疼痛不止，据病人讲，在场的人不分何种颈痛，都是旋转一下。我认为这样是有危险的。另外，在多次医院颈椎病会诊中，有的骨科医生提出"千万不可手法推拿"，这也存在着片面观点。确实我也听到广东有位病人经旋转后发生瘫痪，也亲自看到一位女病人作腰部旋转后发生小便失禁，这都要引起教训。而魏氏使用本法，他是先用轻手法，使斜方肌、颈夹肌、胸锁乳突肌、肩胛提肌、颈长肌、斜角肌、项韧带充分放松后进行的，颈部周围组织疏通，经络气血运行，椎管内压力减轻，这就有利于手法成功和防止不良反应的发生。

叶衍庆教授远在 1960 年在临床上研究了魏氏旋颈手法后，发表了他的意见："先查明何侧肌组受伤，然后在疼痛区域内作轻微的按摩，使痉挛减轻，然后拖起颅底，使头旋向健侧，使劳损的肌组得到牵拉"。这里指出"托起颅底"更突出了魏氏手法

"轻轻上提"要点，也就是使颈部在牵引下旋转是比较安全的。

叶衍庆教授还指出："此法施行时，必须使颈微曲，否则椎动脉在寰椎上面有被枕骨压伤而引起脑底血循环障碍的可能性，尤其是在动脉硬化的病人有此危险"，所以中老年病人有心血管疾病者，慎用或不用。

## 六、魏氏伤科对损伤疾病的分类

魏氏伤科关于损伤疾病的分类，既有继承历代文献上所记载的方法，又有魏氏祖传的实践总结，更有后世传人等不断对疾病深入认识与体会。同时在中西医结合临床工作中，由于现代科学仪器的发展，从而进行损伤疾病的分类。总的归纳为：硬伤、软伤、内伤、外伤、杂症等五个方面。

硬伤：是指骨折、骨碎、骨裂；关节脱位、半脱位、骨缝参差（也称为骨错缝）等创伤。是骨科学科中主要疾病和主攻方向，如何做到：正确复位、迅速改善消退症状、恢复其正常功能，这是本科不断研究的重要课题。

骨折有单纯骨折，有多发性骨折，近关节的骨折常常同时发生关节脱位，同时软组织有不同程度的损伤，或周围神经等损伤；骨碎即粉碎性骨折，近关节的常波及关节面，如处理不当则要影响后期的关节功能；骨裂一般无移位，其预后较好。关节脱位，亦称脱臼，指关节完全失去正常位置，多发生于四肢大关节；半脱位指的是关节错开，但并未完全失去正常解剖位置，如小儿肘关节、骶髂关节等；骨错参差，又称为骨错缝、骨缝开错等，常发生在跖跗关节、腰椎小关节、肋脊关节等部位。脱位损伤最重，半脱位次之，骨缝参差则有轻有重，轻者往往一次治疗即获愈。

硬伤是较为严重的创伤，除了骨折、脱位以外，其他组织同时要受到不同程度的损伤，局部出血较重，当复位前后应作详细检查和全面治疗。

软伤：即软组织损伤。就是属于伤筋的范畴。伤筋，在中医骨伤科临床上占有很大的比重。属常见病、多发病。中医"筋"的含义，它包括人体那些组织？从文献上和临床实践中，我们体会到应从两方面来认识：其一，是狭义的"筋"，为肌肉延伸部分，附着于骨的肌腱、韧带与筋膜等。即肉之有力者曰筋；其二，是广义的"筋"，它包括关节囊、软骨、滑膜、滑囊、椎间盘、脂肪垫、周围神经、部分静脉（青筋暴露）等。以上组织损伤，均属于"软伤"。

软伤中有筋断，即肌腱撕裂或部分撕裂；筋强，相当于肌腱与韧带钙硬化；筋歪、筋离，相当于滑膜嵌顿或椎间盘突出等症；筋走，相当于筋出槽（肌腱滑膜），或软骨韧带等损伤使关节发生交锁等；筋粗，相当于腱鞘炎、滑囊炎等局部增粗；筋翻，相当于韧带扭伤后失去正常解剖体位；筋热，伤筋后湿热阻滞，血瘀化热或继发感染；驰纵，周围神经损伤运动障碍或痿证等；筋挛与筋缩，应是肌肉痉挛与挛缩，伸屈不利；筋合，肌腱或关节囊等损伤后粘连，或腱鞘炎等症。这仅是初步的体会，尚有待于进一步探索。总之，软伤所涉及的范围很广，病种很多，需要去研究发掘。

内伤：是气血、脏腑和经络的损伤。

伤气在伤科临床上可分为气滞、气闭、气虚、气脱等不同。气滞，损伤后气机不利，呼吸不畅，疼痛或跳痛；气闭，骤然损伤以致气机闭塞，气逆昏厥，呼吸气粗；气虚，损伤严重或损伤后期，气的功能衰退，体软言语无力，还多有呼吸气短；气脱，开放性损伤或严重的内脏损伤，出血多，气随血脱，人事不清，口唇发绀，面色㿠白，汗出肢冷，呼吸微弱无力。

伤血：在损伤病理改变上可分为：瘀血、血热、血虚、亡血等四个方面。瘀血，损伤后血离经脉，不得宣通，而为肿为痛，初伤多属于瘀血停积，宿伤则属瘀滞粘连。血热，损伤后积血较多或瘀积不散，以致血瘀化热，身热口干，心烦不寐，或损伤后外邪侵袭而致血热肿痛。血虚，损伤后失血较多，或体质素弱亏损，面色不华，头晕目眩，精神萎靡。亡血，严重创伤，血脉破裂或内脏损伤出血，除局部剧烈疼痛外，或晕厥，甚至危及生命。

伤科对血症极为重视，魏氏伤科总的分为蓄血症与失血症两大方面，蓄血症应消散引血归经，失血症应和血生新，补而行之。

气血两伤：气为血之帅，血为气之守。气和血在人体经脉一起流行，相互依存，有着不可分割的关系，气滞后则血凝，血凝后则气滞，气虚则血脱，血虚则气衰。《素问·阴阳应象大论》讲："气伤痛，形伤肿。故先痛而后肿者，气伤形也；先肿而后痛者，形伤气也"。根据临床表现以确定伤气为主或伤血为主，或气血两伤为主。

伤脏腑：指心肝脾肺肾五脏，胆胃大肠小肠膀胱三焦六腑，以及脑髓等部分奇恒之腑。是临床上常见的内伤。

内伤可分为直接内伤与间接内伤两类。直接内伤是由于举重、负重或其他动作用力过度而进伤，气滞血瘀而疼痛，或内络损伤而咯血等；其次是由于堕坠、跌仆、碰撞或机械等损伤，外伤导致内伤，此属由外及内的间接内伤。

由于损伤部位不同，内伤中可分头部内伤、胸胁内伤、脘腹内伤。腰部内伤，特别要指出的头部内伤，大都为外伤所引起，要伤及脑髓，在临床上必须详细辨证和治疗。

伤经络：经络有十二经脉、奇经八脉、十五别络等，是人体气血循行的道路，内连于脏腑，外络于肢节。当肢体损伤，内动经络，气血之道不得宣通，肌僵筋强，为肿为痛。如积劳损伤，在损伤部位呈现出不少主要痛点和次要痛点，说明经络气血不通则痛；又如，脊髓损伤伴督脉损伤，会出现肢体麻木不仁，运动功能障碍等现象。

外伤：亦为伤科临床上所常见的疾病，可分为以下四个方面。

皮肉损伤，由于外伤后皮开肉绽，局部出血，初伤时出血为原发性出血；伤后日久，损伤处突又出血者，为继发性出血，多为伤口不清继发感染。

破皮骨折，又称为穿皮骨折或开放性骨折，除作清创缝合外，如因处理不当，发生局部感染。手部外伤感染溃烂，在临床上更属多见。

异物损伤，如竹木等刺伤等应清楚异物后内外用。

汤烫火伤，皮肉溃烂。魏氏伤科有较好经验。其他由于夹板固定不当，引起压迫性溃疡，也属伤科外伤的范畴。

伤科杂症：除上述分类，魏氏将下列各类疾病列为伤科杂症，如类风湿性脊柱炎、强直性脊柱炎、胸肋骨骨软骨炎、痉挛性平足等，魏氏方法均有较好的疗效。

魏氏伤科有硬伤、软伤、内伤、外伤、伤科杂症的分类，但人体是一个整体，其间存在着相互联系，相互渗透的联系。硬伤中伴有软伤，软伤中可能有硬伤；内伤要反映于外，外伤要由外及内。因此，临床上必须全面进行辨证施治。

# 七、用药特色，验方举要

## （一）特色用药举例

### 1. 落得打

又名积雪草。为魏氏伤科治伤常用药味。跌打损伤发生骨折、关节脱位、软组织损伤等，血瘀停积，肿胀疼痛。或内伤瘀凝气滞，呼吸、咳呛、转侧疼痛。落得打既有活血消肿止痛。又有清热解毒利水的功效。

（1）四肢损伤早期，严重者血肿范围大，局部青紫，疼痛剧烈。血瘀化热，身热口干烦躁者，用落得打配生地、赤芍、丹皮、丹参、桃仁、地鳖虫、虎杖根、延胡索、干芦根、生甘草等偏凉性活血化瘀药，可收到消肿止痛，清热除烦的效果。

（2）瘀结肿胀，局部僵硬疼痛，肢体活动不利者。落得打配当归、红花、川芎、莪术、乳香、没药、茯苓等偏温性活血化瘀药，可活血祛瘀，行血软坚，消肿，关节得以灵活运用。落得打在温性活血化瘀药中，可减轻温燥的作用。

(3) 手足部位损伤后，肿胀不退，可能发生继发感染者，局部皮温增高，或焮肿灼热、身热、口干、脉数、舌质红，用落得打配赤芍、生地、丹皮、元参、银花、连翘、蒲公英、甘草等凉血清热解毒。

落得打除消血肿之外，还能消退水肿。下肢关节，如髋关节扭伤、膝关节骨关节病，在积血肿痛的同时，尚伴有积液，落得打可配合丹参、白芍、地鳖虫、川牛膝、防己、茯苓、平地木、车前草等活血利水消肿。骨折患者在中期愈合期，多以落得打为君，配合和血长骨药味，临床取得较佳疗效。所以为伤科治伤要药。

**2. 丹参**

古人有训"一味丹参，功同四物"。人体各种损伤的治疗，治血是首要。离经之血，瘀积于肌肉腠理、脉络、骨节之间，不能从新进入经脉循行，必用活血化瘀，使之消散吸收。《血症论》云"瘀血不去，新血则无生机"。丹参则有活血祛瘀生新之功。然而丹参又可凉血、养血安神等双向多方面的作用，对于损伤失血症亦可应用。故跌打损伤瘀阻肿痛，而又全身气血偏虚，睡眠不实者，则常用丹参。

(1)《时方歌括》丹参饮中丹参、檀香、砂仁。加佛手片、八月扎、制香附、枳壳、延胡索、甘草，活血理气止痛，治疗脘腹内伤，气滞血瘀，胀满疼痛。

(2) 丹参配川芎、炒当归、炒白芍、红花、乳香、没药、炙甘草等治瘀滞肿痛，形寒肢冷，大便溏薄。

(3) 丹参配桃仁泥、赤芍、丹皮、虎杖根、大黄，治瘀血肿痛，身热，大便秘结。

丹参活血化瘀作用是确切的，不仅在损伤中疗效明显，在心血管疾病治疗上发挥很高疗效。动物实验表明，丹参活血作用，使大量钙通过血液由机体钙库带至破坏部位，以利于骨折修复。在临床中也观察到滴注丹参可促使骨痂生长。因此，丹参在骨折全过程治疗中均有良好作用。

**3. 党参**

亦属魏氏伤科常用药物。闭合性损伤或开放性损伤均因血离经脉，而致血气受损。体质素虚，再致严重创伤，或伤后日久等，均须补益气血。故党参的应用范围极广且多。一般多用损伤中后期，或失血症，须补而行之者早期即须应用。

(1) 开放性骨折，局部肿痛，面色青白，懒言少力，脉细弱，舌淡。党参配当归、川芎、生地、丹参、茯苓、延胡索、甘草、大枣等益气和血安神。

(2) 党参配白术、淮山药、陈皮、川断、杜仲、巴戟天、肉苁蓉，健脾益肾。这是魏氏伤科常用治法，主治腰椎退变，骨质增生、疏松，脊柱滑脱等老年性腰痛。

(3) 加味八珍汤（魏氏验方），党参、白术、抱茯神、甘草、生地、白芍、当归、川芎、穞豆衣、柏子仁、夜交藤、炒枣仁。补益气血，养心安神，治各种损伤后期，局部酸痛无力，头昏心悸，睡眠不安等症。

党参具有益气健脾作用，配黄芪、淮山药、甘草等益气；配熟地、当归、首乌等补血。本药产量多、价廉，故为补气药常用之品。如重症虚脱，须用人参。

**4. 伸筋草**

又名石松。有舒筋活血，解痉消肿的功用，内服与外用均为常用药物。中医学中的"筋"有狭义与广义的不同：狭义的"筋"是指肌肉延伸部分，附着于骨的肌腱、韧带与筋膜等，既肉之有力者曰筋；广义的"筋"，它包括关节囊、软骨、滑膜、滑囊、椎间盘、脂肪垫、周围神经、部分静脉血管（青筋暴露）等。上述组织损伤或劳损，均属于"伤筋"的范畴，所以涉及面比较广泛。伸筋草对于损伤或劳损所引起的关节酸痛，局部肿胀，运动拘挛，麻木不仁，痿弱无力等均有一定的疗效。

(1) 软组织创伤肿痛，伸筋草配当归、白芍、牛膝、乳香、没药、地鳖虫、虎杖、秦艽等舒筋活血消肿；

(2) 肢体牵制无力，伸筋草配牛膝、木瓜、千年健、五加皮、楮实子、鹿筋等舒筋活络强筋；

(3) 伤后伴有风寒湿邪，腰膝冷痛者，伸筋草配秦艽、独活、鹿含草、桂枝、防风、威灵仙、徐长卿、当归、络石藤等祛风活血，温经通络。

魏氏伤科治伤，外洗方应用很广泛，多以伸筋草为主配合其他活血、止痛、舒筋、祛风湿、强筋骨等药，取得较高的疗效。

## （二）验方举要例

**1. 壮骨活血汤**

组成：落得打9g、骨碎补9g、川端肉9g、煅自然铜9g、全当归9g、杭白芍9g、鲜生地12g、乳没药各9g、（制）地鳖虫6g。

主治：骨折，骨碎，骨裂，骨膜损伤。

按：清代陈士铎的《辨证录》接骨门说，骨折的治疗"内治之法必须活血祛瘀为先，血不活则瘀不去，瘀不去则骨不接"。本方循此治理而化瘀续骨。方中骨碎补、自然铜、地鳖虫在伤科中俗称"接骨三宝"为接骨要药。《本草纲目》"自然铜接骨之功与铜屑同，不可诬也，但接骨之后不可常服，即便理气活血可尔"。落得打、当归、生地、白芍为化瘀消肿，活血止痛之品，使骨折断端瘀阻疏化，为续骨创造条件，否则瘀不去则骨难续也。

**2. 行气通滞汤**

组成：枳实炭 9 g、川厚朴 9 g、熟川军 9 g、桃仁泥 9 g、乳没炭各 6 g、青陈皮各 6 g、乌药 9 g、车前子 9 g、赤白芍各 6 g、生甘草 6 g。

主治：脘腹内伤，气滞血阻，腹胀满通，二便不利。或脊柱压缩性骨折，瘀血留内，小腹胀痛，大便秘结。

按：本方中朴、枳、黄为小承气汤，取其疏通之功，配合桃仁、乳香、没药的化瘀通滞，青陈皮、乌药行气畅通中，赤白芍、甘草解痉镇痛。六腑以通为和，脘腹内伤、胃气上逆、脊柱胸腰段骨折、瘀血内流生热、燥屎不行，此方甚为适用。

**3. 和血壮筋汤**

组成：生地 12 g、党参 12 g、楮实子 9 g、白芍 15 g、制首乌 12 g、五加皮 9 g、当归 9 g、川牛膝 9 g、千年健 15 g、川续断 9 g。

主治：各种损伤后期，下肢肌肉萎缩，关节不利，酸楚无力，步履困难等症。

按：本方根据常用理血方剂：四物汤：加减而成，既有补血又有活血的作用，由于用以治疗下肢故去川芎。又从脾主肉，脾主四肢的理论指导，方中用党参益气健脾，并加强和血。首乌滋补肝肾，可治腰膝萎软。川断、楮实子、五加皮、千年健有坚强筋骨的作用。牛膝引药下行，亦可强筋壮骨。故此方对以腰膝酸痛，下肢萎弱有较佳功效。

**4. 伸筋活血汤**

组成：伸筋草 9 g、川牛膝 9 g、制狗脊 9 g、左秦艽 4.5 g、当归 9 g、桑寄生 9 g、川木瓜 9 g、杭白芍 9 g、川断肉 9 g、乳没药各 6 g、杜仲 9 g、甘草 6 g。

主治：一切跌打损伤、劳损，寒湿入络，腰膝顽痛麻木，行动不利。

按：伸筋草对人体多种软组织损伤，以及外邪侵淫，具有舒筋活血，祛风散寒止痛的作用。配合川断、杜仲、桑寄生、枸杞补肝肾、强筋骨、祛风湿，又可通络血脉。川牛膝、木瓜活血通经消肿，乳没药、当归活血祛瘀止痛，秦艽祛风化湿。白芍、甘草解痉。凡是腰膝急性损伤或慢性损伤急性发作，既有积瘀，又有水肿，疼痛较重者，此方疗效较佳。

**5. 疲劳身痛汤**

组成：羌活 9 g、防风 9 g、苍术 9 g、仙鹤草 12 g、大枣 9 只、鹿含草 12 g、炙乳没各 6 g、川木瓜 9 g、合欢皮 12 g。

主治：外受风寒湿邪，复因积劳过度伤筋，遍体关节酸痛无力。

按：仙鹤草在民间作为"脱力草"配合红枣调补气血，以治脱力劳伤。近时将其醇溶性浸出物，经动物实验证明有升高血压、强心和消除疲劳的作用。本方仙鹤草合红枣源出于此。配合羌活、防风、苍术疏风化湿。鹿含草、合欢皮、木瓜舒筋息痛安神。

# 第四章 传承人研习李国衡学术经验心得

## 一、李国衡治疗椎动脉型颈椎病经验

**1. 辨证分型依据和要点**

椎动脉型颈椎病除一般颈椎病症状外，常伴有眩晕、恶心、头痛等表现。临床检查除拍X线片外，目前还进行多普勒脑血流图检查（TCD），常见椎-基底动脉血流流速及阻力改变。

对此李老根据患者的症状、体征和实验室检查结果，结合全身表现，一般分为以下四型。

(1) 肾虚肝旺型：口干，心烦少寐，多梦，急躁易怒等。舌质红，苔薄白或黄腻，脉弦数或弦细。

(2) 气血两虚型：面色少华，心悸少寐，神疲体倦，舌偏淡，苔薄白，脉细弱或软而无力。

(3) 气虚瘀滞型：肢体沉重无力，肩背肌肉拘紧酸胀。舌淡，苔薄白，脉缓少力或涩。

(4) 痰湿阻滞型：肢体沉重，懒言，舌嫩，苔白厚腻，脉濡滑。

**2. 辨证用药特点**

(1) 肾虚肝旺型：治以益气养血，益肾平肝通脉。药用益气通脉汤（见第二章）。

(2) 气血两虚型：治以培补气血，养心安神。药用加味八珍汤。党参12 g、当归9 g、生白术9 g、生地12 g、川芎9 g、茯神12 g、白芍9 g、夜交藤12 g、穞豆衣12 g、柏子仁4.5 g、枣仁9 g、生甘草3 g。

(3) 气虚瘀滞型：治以补气活血，通络止眩。药用补阳还五汤。生黄芪15～20 g、赤芍9 g、桃仁9 g、当归6 g、地龙9 g、川芎6 g、红花3 g。

(4) 痰湿阻滞型：选用温胆汤加减。每日 1 剂，水煎 2 次，早晚分服。剩下药渣捣碎，盛入布袋内隔水蒸热后敷于颈肩部，早晚 2 次。或将药渣煎水，用毛巾 2 条蘸药水轮流热敷患处。

**3. 手法治疗经验**

第 1 步：患者取坐位，术者立于患者身后，用双食指侧面搓颈椎两侧约 2 分钟，然后用双侧拇指及其余四指拿肩井及肩中俞约 10 次左右，使项肌、胸锁乳突肌、斜方肌放松，经脉疏通。

第 2 步：患者坐位不变，术者站立在患者侧方，术者先用拇、食指指端交替点压脑空穴，然后用掌根豌豆骨部位按揉，再用拇、食指点揉风池、风府穴，必要时加点揉合谷穴。最后术者站立患者身后，用食、中指由前往后抹推两侧太阳穴。上述手法，一般反复操作 10 次左右，使颈肩部上下气血贯通。

第 3 步：患者上述体位不变，术者一手将患臂外展，另一手拇指点揉肩髃穴及其周围疼痛点，而后再用掌根按揉，以活利关节，减轻疼痛。

第 4 步：患者改俯卧位，术者用双手拇指点揉患者天宗穴、膏肓穴，而后用掌根按揉，使肌肉放松，经络畅达。

以上 4 步手法反复操作约 51 分钟左右，每周 2～3 次，4～6 周为 1 疗程。

**4. 病案举例**

【病例 1】武某，女，94 岁。右侧偏头痛，眩晕，恶心，伴右侧颈背部牵掣疼痛半年。曾有两次因头部快速转动突然碎倒。外院 CT 检查提示。$C_4$～$C_5$ 间盘膨出。经内服中、西药物及颈椎牵引等多种方法治疗效果不佳，症状无好转，于 1993 年 5 月 30 日就诊。查体见精神萎靡不振，颈椎前屈活动可，后伸及旋转活动受限。$C_5$～$C_6$ 右侧压痛。头枕部风池、风府、脑空、太阳、悬颅穴等处压痛右背部天宗及膏肓穴压痛，双侧霍夫曼氏征阴性。纳呆、夜寐不安。舌质偏红，舌苔薄腻，脉细弦。李老诊断为椎动脉型颈椎病，气虚肝旺。内服益气通脉汤加天麻 9 g、钩藤 21 g、白蔻仁 1.8 g、陈皮 6 g、白术 9 g 同时配合手法治疗每周 1 次。经治疗 3 个半月后症状消失，恢复工作。1994 年因疲劳后偶有发作性头痛，经手法治疗 2～3 次，随症加减服药 10 余剂，症状缓解。

【病例 2】龚某，女，42 岁。颈部板滞伴眩晕 1 年余。严重时伴恶心。曾经牵引、推拿等治疗未见好转。有高血脂史。X 线颈椎片示颈椎生理弧度变直，$C_5$～$C_6$ 间隙狭窄。于 1995 年 2 月 15 日就诊。查体见颈椎后伸及侧向活动限制，$C_5$～$C_6$ 左侧压痛，霍夫曼氏征左侧阳性，右侧阴性。舌质偏红、干燥，舌苔薄白。脉沉细。李老诊断为椎动脉型颈椎病，颈髓压迫。内服补阳还五汤加葛根 9 g、玉竹 9 g、石斛 9 g、野菊花

6 g。每日 1 剂，水煎分 2 次内服，药渣煎水颈部热敷。1 周后复诊，颈椎核磁共振示椎体后缘增生，$C_5 \sim C_6$ 椎体后缘增生，硬膜囊有压迹，$C_3 \sim C_6$ 节段椎管狭窄伴后纵韧带增厚；TCD 示椎基动脉流阻增高。服用前药后眩晕有好转，但有恶心、胃纳不佳，于原方加毛冬青 9 g、白蔻仁 1.8 g。连服 14 剂后，眩晕症状改善。前方加生山楂 9 g，再服用 14 剂，同时配合颈背部手法治疗，至 4 月 12 日复查时，症状已基本消失，恢复工作。

**5. 总结**

一般认为，随着颈椎间盘的退变和椎动脉弹性回缩力下降，造成椎动脉相对和绝对变长而出现屈曲，同时颈椎骨赘可直接压迫椎动脉。当颈部旋转时，椎动脉同时受牵拉和扭曲，这些因素都可导致椎动脉血供的改变，引起脑供血不足，从而出现以眩晕为主的一系列临床症状。近来有研究表明全血黏度增高是造成椎动脉型颈椎病的重要原因。从中医理论分析，李老认为本病的病因包括标本两个方面，标是指劳损瘀滞或外邪；本是指气血不足，肝肾亏损。故治疗上应标本同治。以益气通脉汤为例，全方补通兼备，以参、芪益气，白芍养血，配合川芎使补而不滞。方中巧用穞豆衣，一则仗其养血之功，二则依其益肾平肝止眩之用。枸杞、女贞子、桑葚子、首乌可补肾固本。毛冬青功效活血通脉，经药理研究证实其主要成分为毛冬青黄酮贰，对外周血管有一定的扩张作用，通过直接作用于血管壁平滑肌而扩张血管。本方与穿山甲合用，以冀扩张椎-基底动脉，改善血供。

手法对本病的治疗有重要作用，可使上下气血贯通，改善局部循环、缓解症状。李老强调本病手法治疗要集中主要痛点部位及有关穴位。要摸清痛点，以利手法进行。本病痛点部位多在相应颈椎病变节段的两侧及上背部。颈部常见为两侧。颈枕痛者痛点多为脑空穴（枕外隆突下方）、风池穴、风府穴；颈肩痛者痛点多为肩井穴、肩中俞穴（斜方肌上部）、肩髃穴（肱二头肌）、天宗穴（肩胛下肌）、膏肓穴（菱形肌）等部位。有学者从肩胛下肌局部感觉神经支配及中医经络学说理论出发，指出天宗穴压痛反映颈神经根受压情况，因此在颈背部相应痛点穴位施手法治疗对缓解或消除颈椎病疼痛症状有一定的作用，所施手法以搓拿法、点揉法、按揉法、抹推法为主，交替操作，用力适度，切忌强暴手法，以防引起颈髓损伤。

李老认为，本病治疗除上述药物、手法外，尚可配合导引锻炼或颈椎牵引等综合治疗，常可获得较满意的效果。

李飞跃、李中伟

## 二、李国衡治疗风湿病经验

**1. 治疗特点**

(1) 逐痹为先,复方治疗:李老认为风湿病的病机是"风寒湿三气杂至,合而为病"。针对病机,需祛风散寒,逐痹为先,同时活血止痛,壮筋骨并重,选用方药味多、剂量重、疗时长、大复方。李老治疗风湿病组方用药多在20味以上,关键用药多加大剂量(其有别于李老平时用药轻巧的特点),同时李老针对此病迁延难愈的特点,治疗时间相对放长,一般在数月以上。症情消失或稳定后亦要坚持用药调理一段时间。

(2) 善用草药,精用虫蛇:与众医家不同,李老治疗风湿病擅用大队草药,豨莶草、秦艽、金雀根、徐长卿、海风藤、络石藤、青风藤、寻骨风、鹿含草等均为其治风湿病的常用药。其中以金雀根一药为例,就可观其用药十分精妙,金雀根,性味甘平,既能通络止痛,又兼有健脾和胃、益气生津之功,能祛风湿又不伤胃阴,故李老喜重用之。同时李老随症精用虫类和蛇类药物,以达搜风通络之功。虫类药用于轻症,善用地鳖虫;蛇类药用于重症,善用乌梢蛇、白花蛇。

(3) 活血养血,辨证施治:李老根据"治风先治血,血行风自灭"的理论,在治则中突出活血养血,用药多为首乌、当归、丹参等。同时患者多久病伤正,病久肝肾亏虚,气血凝滞,筋骨失养。故早期以活血养血,祛风逐痹为主;后期应注意扶正,调补肝肾兼顾。整个疗程中辨证施治,注重脾胃调养。

(4) 手法导引,综合治疗:李老认为本病治疗同样突出药物及手法导引并重。部分疾病,如强直性脊柱炎,症状稳定期可配合脊柱手法,以减轻局部症状;疾病早期,在药物控制情况下,应进行预防畸形的导引锻炼。李老对患者的生活起居及日常生活保养亦相当重视,如风湿病活动期忌食海鲜等发物,日常生活起居应有节,注意关节局部保暖,居室环境干燥等,均为其对病家宣教的内容。

**2. 典型病例**

洪某,男,29岁。1993年9月30日初诊。主诉:1年前出现腰背疼痛,以后又感到颈部疼痛,转动不利,晨起症状明显,曾在某地治疗,症情未见好转,并有加重趋势。检查:腰痛部、颈部活动有强直感,腰部前屈30°,后伸约20°,左右侧屈0°,左右旋转45°，颈椎至胸、腰椎两侧与正中部广泛压痛，腰骶部有叩击痛，骶髂关节活动轻度限制。咳嗽痰多，胃纳较差。脉洪数，舌质偏红、苔薄腻。诊断：强直性脊柱炎（待排）。治疗先予活血祛风，通络止痛，兼祛痰和胃。处方：大生地12g，川牛膝9g，金雀根12g，紫丹参9g，豨莶草15g，京元参9g，生白芍9g，左秦艽4.5g，云茯苓9g，威灵仙9g，海风藤9g，生白术9g，玉桔梗6g，清炙草4.5g，淮山药9g，川贝母9g，延胡索9g，谷麦芽（各）9g。7剂。另作X线片与血液检查。

二诊（1993年10月7日）：X线片示：两骶髂关节有模糊改变，腰椎、胸椎及颈椎韧带有骨化表现，椎体边缘骨质增生。血沉97毫米/小时，HLA-B27阳性。类风湿因子、粘蛋白正常，确诊为强直性脊柱炎。患者主诉：腰背、颈部疼痛，伴体倦，咳痰已稀，胃纳不香。脉数，舌苔如前。治拟益气健脾，活血祛风通络。处方：太子参15g，全当归9g，紫丹参9g，生白术9g，杭白芍9g，左秦艽4.5g，云茯苓9g，南川芎9g，鹿衔草12g，淮山药9g，地鳖虫4.5g，寻骨风9g，建神曲9g，川桂枝3g，海风藤9g，白扁豆9g，金雀根12g，仙灵脾9g，威灵仙9g，豨莶草15g，广陈皮6g，生甘草3g，谷麦芽（各）9g，大枣7枚。

四诊（1994年10月26日）：患者商务繁忙，但能坚持工作，经服药1年，自觉腰背、颈部疼痛减轻。时有耳鸣现象，手法继续作脊柱正中及两侧理筋，使软组织进一步柔和，内服方药在原方基础上，佐以祛风养阴之品。处方：孩儿参15g，海风藤9g，川木瓜9g，大生地12g，左秦艽4.5g，嫩桑枝9g，杭白芍9g，络石藤9g，豨莶草15g，川牛膝9g，金雀根12g，鹿蹄草12g，制玉竹12g，云茯苓9g，紫丹参9g，生甘草3g。

五诊（1995年6月5日）：2年后，患者自觉腰背、颈部疼痛已不明显，脊柱后伸与侧屈活动仍受限。复查血沉24毫米/小时。气候变化时无不适反应，工作后仍有夜劳感。再拟益气活血，祛风化湿。处方：生黄芪20g，南川芎9g，寻骨风9g，吉林参6g，全当归9g，豨莶草15g，生白术9g，杭白芍9g，川牛膝9g，淮山药9g，大生地12g，海风藤9g，云茯苓9g，威灵仙9g，金雀根12g，广陈皮6g，左秦艽4.5g，川桂枝3g，芡实米9g，制玉竹12g，生米仁12g，鹿衔草12g，大枣5枚。

六诊（1995年12月15日）：血沉已下降至27毫米/小时。腰背、颈部无疼痛，活动较前更感轻松，但睡眠较差，苔根部薄腻，脉偏细。治以益气活血，祛风化湿，养心安神。处方：生黄芪20g，杭白芍9g，仙灵脾9g，吉林参6g，南川芎9g，青防风9g，云茯苓9g，豨莶草12g，川牛膝9g，生白术9g，左秦艽4.5g，千年健12g，生熟地（各）12g，金雀根12g，柏子仁4.5g，当归身9g，远志肉6g，青龙齿（先煎）12g，合欢皮12g，炒枣仁12g，芡实米9g，制黄精12g，生甘草3g，广陈皮

6 g。服药 4 个月，症状基本消失而停药。1 年后跟踪随访，病情稳定，未见反复。

### 3. 总结

很早魏氏伤科就对风湿病的诊治已积累相当的经验。在祖传秘方验方中针对风寒湿痹的专门方就有三个：疲劳身痛汤，黑虎丹，异功酒。魏老曾有专著报道黑虎丹治疗风湿关节病的经验，在文中除详述黑虎丹的药味剂量、炼制过程之外，还总结了其对风湿病的认识。李老在此基础上又结合现代医学检查技术及数十年的临床实践，加以总结和提高，创出"逐痹为先，复方治疗；善用草药，精用虫蛇；活血养血，辨证施治；配合手法导引，综合治疗"的四大特点，并研制出蒸敷方等用于临床。同时李国衡教授在治疗风湿病的临床实践中同样体现了其总的治伤经验与特点：在诊断上既秉承魏氏伤科传统检查方法，突出"望、比、摸"三法，又善于结合现代医学检查手段，使其对风湿病的早期诊断率及准确率均保持较高水平。在治疗上突出内服药与外用药相结合，手法与导引相结合，使治疗更为全面、有效。在用药中考虑周全，尤重调理脾胃。

奚小冰、刘涛、李飞跃

# 三、李国衡治疗退行性膝骨关节炎的用药特色

### 1. 内治重在益气活血利湿

退行性膝关节炎属于中医"痿证"、"痹证"范畴。李老认为本病病机以肝肾渐衰、气血不足而致风寒湿邪侵淫留滞、瘀血阻滞最为常见。临床多见虚实夹杂之证，故其内治用药重在益气活血、化瘀利湿，同时结合临床辨证灵活选择方药。

(1) 常用方的药物组成：常用方主要由生黄芪、生白术、白芍、川芎、当归、川牛膝、王不留行、炙地鳖虫、徐长卿、延胡索、平地木、茯苓、生甘草等组成。全方有益气活血、化瘀止痛之功，主要用于膝关节退变病程较长，劳累或外伤后致肿痛加重、行走不利，临床辨证为气虚瘀血阻滞、兼有湿邪者。若膝关节变形肿胀，伸屈困难，小腿浮肿，苔腻，临床辨证为瘀血凝滞、湿浊蕴阻者，则应加强活血化瘀、通络消肿之功，在上方基础上加用积雪草、木瓜、虎杖根、汉防己、苏木等。

(2) 加减用药：李老对膝关节骨关节病的内治疗法虽重在益气活血利湿，但临证又多依据辨证加减用药。如气虚、肾阳不足者，加用黄芪、党参、肉苁蓉、鹿角片、巴

戟天等，以益气温肾、坚强筋骨；血虚、肝肾阴虚者，需养血育阴，酌选生地、熟地、枸杞子、山萸肉、阿胶珠、女贞子、首乌等；风寒侵淫者，加用独活、桂枝、防风、鹿衔草、寻骨风、络石藤等，以祛风散寒、温经通络；若膝关节肿胀灼热，苔黄腻者，则重用清热利水消肿之药，加用黄柏、薏苡仁、苍术、土茯苓、赤芍、银翘、牡丹皮等。

**2. 外治善用洗剂温通化瘀**

李老临证尤善应用中药煎汤局部熏洗给药。魏氏伤科最常用于治疗膝关节退行性骨关节病的洗方类验方为四肢洗方及下肢洗方。四肢洗方由桑枝、桂枝、当归、红花、积雪草、川牛膝、木瓜、萆薢、补骨脂、独活、羌活组成，具有滑利关节、温经通络、活血祛风之功，主治膝关节筋络损伤、活动不利、肿胀疼痛。若关节活动受限明显，步履无力，则需疏通经络、滑润筋膜、祛风散寒、活血通络止痛，李老临证常选用下肢洗方，全方由川牛膝、伸筋草、五加皮、老鹳草、海桐皮、桑寄生、木瓜、羌活、当归、生川乌、生草乌、泽兰叶组成。上述药物水煎煮沸，1剂分4次熏洗膝部，每日2次。

**3. 病案举例**

冯某，女性，57岁，退休职工。1994年3月24日初诊。患者主诉膝关节肿胀疼痛加重1周。患者原有双膝关节疼痛史2年，劳累后症状加重，自感肢乏体倦，纳稍差，二便畅。曾在外院摄X线片示"双膝退变"，近1周右膝疼痛加重。检查：双膝关节活动无限制，右膝髌骨关节压痛不明显，内侧胫骨髁压痛，浮髌试验阴性。脉细，舌略暗，苔薄，辨证为气虚、脾肾两亏、血脉瘀阻，治拟益气健脾、活血止痛。用药：生黄芪15g、党参12g、白术9g、茯苓9g、川芎9g、炒白芍12g、当归9g、川牛膝9g、延胡索9g、仙鹤草12g、虎杖根9g、炙地鳖虫4.5g、大枣9g、甘草3g，14剂。

4月9日二诊。患者膝痛减轻，但右膝行走乏力，脉细，苔薄白，前方有效，续进为治，酌加强筋之品。原方去白术、茯苓，加楮实子12g、千年健12g、络石藤9g、鸡血藤9g，14剂。嘱患者每剂水煎2次内服，药渣煎水熏洗，每日2次。

4月23日三诊。患者右膝疼痛明显好转，但劳累及多行后右膝酸痛，膝较前有力，脉偏弦，舌偏红，苔薄腻，拟活血消肿。用药：生地12g、赤芍9g、牡丹皮6g、川牛膝9g、川芎6g、延胡索9g、白术9g、茯苓12g、虎杖根9g、炙地鳖虫4.5g、生薏苡仁12g、生甘草3g，7剂。

4月30日四诊。患者舌红好转，诸症悉减，改用下肢洗方加减应用1个月遂停。

**4. 总结**

内服、外用中药是治疗膝退行性骨关节炎的主要手段，治则以益气活血、利湿消肿、温通化瘀等居多。李老针对临床多见虚实夹杂之证，善用益气活血利湿中药，并随症加减，常取得较好的疗效。何永清等研究表明，骨内高压与膝骨关节病的发生和发展关系密切，静脉瘀滞、骨内高压，在膝退行性骨关节病和关节疼痛的机制中起重要作用。我们曾通过观察骨内压的变化以探讨益气活血化瘀中药对实验性膝骨关节病的治疗作用，结果表明，益气、活血、化湿中药与开窗手术一样均能降低骨内高压，改善骨内静脉的瘀滞，达到止痛消肿、改善关节活动的作用。李老治疗本病突出内治，同时结合外治。四肢洗方为魏氏伤科常用洗剂。方中桑枝、桂枝、牛膝、木瓜、补骨脂温通四肢关节；配合红花、当归、积雪草活血舒筋；羌活、独活、萆薢化湿通络。下肢洗方主要用于膝关节疼痛严重，肢体痿软无力者。下肢洗方活血祛风强筋作用强，方中伸筋草一味为魏氏伤科常用药物，其性味苦、辛、温，善于舒筋活血、祛风止痛，加用五加皮坚强筋骨，川草乌逐邪镇痛，合以老鹳草疏通经络。中药熏洗的热效应和药物作用可以温通瘀滞的静脉，降低骨内压。

李飞跃、奚小冰、罗仕华、刘涛

# 四、李国衡对股骨头无菌性坏死的辨治

### 1. 发病机理

股骨头血供主要来自旋股内、外动脉，经关节囊形成囊内动脉环维持股骨头的血液循环，由于外伤等因素引起股骨头血供障碍，发生缺血性改变导致无菌性坏死；如股骨颈骨折或髋关节脱位发生缺血性无菌性坏死。或因应用过量激素导致血凝，脂肪代谢紊乱造成微血管栓塞而致坏死。祖国医学认为本病外因为跌扑挫伤，气滞血瘀，内因为肝肾亏损。肾主骨生髓，肝主筋藏血，肝肾亏虚，筋脉失养，故见骨质坏死；筋骨枯萎，屈伸不利，络脉阻塞，不通则痛。

### 2. 诊断要点

① 髋内或膝部疼痛；② 跛行；③ 患腿轻度内收畸形；④ 分髋试验阳性；⑤ 髋部腹股沟内压痛。X线片早期：髋关节间隙变窄，股骨头外上方骨密度增高；中期：股骨头呈囊性缺损区，发生塌陷，股骨头变扁；后期：股骨头密度均匀，有清晰的骨小梁形成，股骨头扁而大呈现蕈状。

### 3. 辨证施治原则

(1) 早期髋部疼痛，局部微肿活动受限，舌苔粘腻，脉滑数者，为瘀湿交错，郁而化热。治宜化瘀浊兼湿清湿热，方以三妙汤加味：黄柏9g、苍术9g、川牛膝9g、丹皮9g、生甘草6g，水煎服。

(2) 坏死期骨节变形，筋萎髓枯，瘀血阻滞，脉络不通者，治宜活血化瘀为主，瘀去骨生。气为血帅，化瘀必须理气，故理气化瘀汤主之：当归、郁金、泽兰、苏木、大黄各6g，赤芍、制香附各9g、红花、青陈皮各3g、甘草4g，水煎服。

(3) 瘀化之后局部疼减，久病正气不足者，当以和营扶正，大补骨髓，活血补髓汤主之：当归9g、生熟地各9g、赤芍9g、川芎4.5g、红花6g、山药9g、丹皮6g、肉桂4.5g、补骨脂9g、续断9g、仙灵脾9g、甘草3g、生姜3片、大枣3枚，水煎服。外以艾条灸或接骨丹外敷。后期坏死骨区渐有新生，据肾主骨生髓之理，宜补肾壮骨，可服六味地黄丸、健步虎潜丸各9g，分2次吞服。

中药治疗本症通常以理气化瘀治其标，继之活血补髓、滋养肝肾治其本。肝肾之气充沛，筋骨得以濡养，筋萎枯骨有望可愈。内外兼施，辨证论治，医患合作，坚持用药是治疗取得满意效果的关键。

**4. 典型病例**

【病例1】赵某，女，51岁。就诊日期1999年8月21日。患者右髋疼月余，加重1周，无外伤史，但有激素治疗史，X线片示右股骨头呈现斑状点稀疏透光区，为股骨头坏死。患者要求中药治疗，首取理气化瘀汤调治，继之活血补髓汤连服。外用接骨丹治疗。6月后X线片复查股骨头斑点阴影消失，病人自觉症状消除。

【病例2】钱某，男，59岁。就诊日期2000年3月。患者右股骨颈骨折1年余。伤后三翼钉内固定，6个月后拍X线片示骨折有愈合趋向，1年后X线片示股骨头无菌性坏死呈不全性，防其增变，内固定不能拔除。2000年初X线片示整个股骨头密度不均，有少许囊性改变，头上有塌陷，予以中药理气化瘀汤治疗2周后，改服活血补髓汤3个月，同时配合六味地黄丸等成药内服，2001年2月X线片复查，股骨头坏死区骨质囊性改变明显好转，患者经治疗1年，6个月拆除内固定，症状完全消失。

卢树昌

## 五、李国衡治伤应用"落得打"

落得打，又名积雪草，气味苦寒，无毒，生长在江浙一带，取材方便。李国衡教授在治疗骨折、椎间盘突出症、骨关节炎急性期疾病中，运用中医辨证施治结合病理、药理研究，应用补益肝肾和（或）活血化瘀药物配合利水渗湿药落得打，取得了非常好的疗效。

**1. 骨折**

骨折是人体局部组织的损伤，受伤后能导致全身变化，产生一系列的全身症状。因此在治疗上除了注意局部处理之外，还需要对全身的症状进行辨证，才能更好地促进骨折愈合。魏氏伤科对骨折强调三期分治与全身辨证结合，二者相互渗透及相互为用。三期分治即初期的活血化瘀，中期的和血生新，后期的调补气血。血肿是骨折早期的一个必然结果，李国衡教授在治疗骨折早期，在活血化瘀中加上落得打，加快血肿吸收。

【病例1】周某，女，76岁，入院日期：2002年11月6日。患者于昨日因雨路滑，天桥阶梯滑倒，当即左腿疼痛，无法站立，急送外院急诊，所拍X线片示：左股骨髁骨折，建议手术治疗。患者因有糖尿病，不愿手术治疗，要求保守治疗。故入院要求保守治疗。检查：左膝上肿胀，广泛压痛，无畸形，左膝活动受限，左跟骨纵向叩击痛不明显。阅X线片示：左股骨髁骨折，对位线稍可。处理：① 左股骨下端予外用消肿散，小夹板固定。② 请内分泌科会诊。③ 患者舌质淡，苔薄腻，脉细数。拟活血止痛。四物汤加味。处方：当归12 g，生地12 g，白芍9 g，川芎9 g，乳香、没药各6 g，茯苓9 g，延胡索9 g，落得打9 g，地鳖虫6 g，川牛膝9 g，生甘草3 g，大枣9 g。水煎服，日服1剂。2002年11月13日，左膝上肿痛明显减轻，改用断骨膏外贴，小夹板固定。内服：活血长骨止痛。处方：大生地12 g，自然铜6 g，紫丹参6 g，全当归9 g，骨碎补9 g，生甘草3 g，乳香、没药各6 g，川牛膝9 g，延胡索9 g。水煎服，日服1剂。2002年11月20日，患者左膝软组织肿胀已退，骨折处仍有压痛。所拍X线片示：左股骨髁骨折线对位良好。予高分子石膏固定出院，嘱其加强足背伸屈与静止性绷松股四头肌导引锻炼。同时再和血生新，健脾和胃。处方：全当归9 g，紫丹参9 g，生白术9 g，杭白芍9 g，落得打9 g，川芎9 g，骨碎补9 g，焦山楂、焦神曲各9 g，云茯苓9 g，谷芽、麦芽各9 g，合欢皮9 g，川牛膝9 g。20剂，带药出院，水煎服，每日1剂。2002年12月11日门诊复诊。所拍X线片：左股骨髁骨折线模糊。拆除石膏，压痛基本无，予支架固定，予四肢外洗方洗左膝，内服接骨片。

**2. 椎间盘突出症**

椎间盘突出症最常见的症状是椎间盘突出症给患者造成痛苦不适的要害并不是突出的椎间盘组织本身，而是突出的椎间盘组织压迫了毗邻的脊髓神经根或其分支，产生的神经根性疼痛、麻木等运动和感觉功能障碍。机理主要有机械受压，化学性神经根炎，自身免疫三种学说。椎间盘突出物的压迫是引发症状体征麻木的根源，当神经根受到的压迫和刺激超过具能承受的退让空间后，便出现炎性反应，产生症状体征。中医研究院骨伤科的动物造模实验表明，活血化瘀药物与减轻物理、化学性神经根炎的炎性反应程度，缩短炎症期和减轻结缔组织形成作用，利水渗湿药可通过抑制肾小管对 $Na^+$ 的再吸收而具有一定的利水脱水作用。李国衡教授对椎间盘突出症急性期常用活血止痛药加味落得打，能很快减轻疼痛。

【病例2】李某，男，52岁，2002年4月24日初诊：双腿麻痛伴间歇性跛行2年余。检查：腰脊柱未见明显侧弯，腰活动受限，前屈60°，后伸10°，左侧弯20°，右侧弯20°，腰部压痛不明显，双侧环跳、绝骨穴压痛。直腿抬举左右60°，双膝反射迟钝，双踝反射引出，双下肢肌力、皮肤感觉对称。X线片示：$L_3$ 滑脱1°，椎弓裂。腰椎MR 示：$L_3 \sim L_4$ 椎间盘突出。诊断：① $L_3$ 滑脱；② $L_3 \sim L_4$ 椎间盘突出。处理：① 腰围保护。② 蒸敷方7包，外敷腰部。③ 舌质偏红，苔腻，脉细，拟活血化瘀，通络止痛。方药：生地15 g，赤芍9 g，丹参9 g，生薏苡仁15 g，生白术9 g，茯苓12 g，玄胡索9 g，川牛膝9 g，落得打9 g，左秦艽6 g，合欢皮12 g，地龙6 g，地鳖虫9 g，甘草3 g。14剂，水煎服，每日1剂。④ 导引锻炼：屈髋抱膝。2002年5月8日复诊，诉用药后双腿麻痛明显改善，原步行10分钟左右需休息，现可步行半小时以上才有双腿麻痛。舌质红，苔薄，脉细，诉夜间寐差，守原方加夜交藤15 g，酸枣仁9 g，21剂，蒸敷方10包，外敷腰部。2002年5月29日复诊，双腿麻痛消失，间歇性跛行基本无，予扶气丹4瓶口服调理，加强屈髋抱膝导引锻炼。

### 3. 骨关节炎

骨性关节炎是一种退行性疾病，以关节疼痛、活动障碍为其特点，其病因、性质及发病机制尚未充分了解。自1938年Larsen首先提出骨内压概念以来，许多研究表明骨内压在骨性关节炎发病中起了重要作用。骨内外静脉瘀滞是引起骨内高压的主要因素。它主要受骨内组织压和血流动力压两个因素影响。骨内外静脉瘀滞，使骨髓腔内血流动力压增高，瘀血缺氧，产生炎性反应、渗出等，致组织水肿，组织压增高，骨髓腔内组织压升高，于是形成恶性循环，导致骨内压持续升高。中医认为本病为"骨痿、筋痿"，它的发生与肝肾亏虚，感受风寒湿邪和劳损有关。李国衡教授从脾肝肾着手，常用补益活血药加用落得打治疗本病。现代药理研究表明：补益药物能改善人体内分泌系统和免疫系统，调理内环境的物质与能量代谢，改善软骨及软骨下骨营养，延缓退变。活血化瘀药对血液流变学、血流动力学以及微循环均有一定调理作用。

【病例3】某女，51岁，2002年8月21日。初诊：双膝疼痛多年，加重2周。检查：左膝内外侧间隙压痛，双下肢水肿，膝活动受限。所拍X线片示：双膝关节间隙变窄，胫骨髁骨质增生。诊断：双膝退行性骨关节病。处理：① 骨密度测定。② 舌质偏红，脉细数，拟益气活血，消肿止痛。方药：生黄芪30 g，孩儿参15 g，全当归9 g，杭白芍12 g，川牛膝9 g，延胡索9 g，炒丹参9 g，炒防风9 g，制玉竹9 g，金雀根12 g，炒桑枝9 g，葛根9 g，落得打9 g，地鳖虫3 g，14剂，每日1剂，煎水内服。③ 当归9 g，防风9 g，紫草9 g，苏木9 g，桑枝9 g，泽兰9 g，威灵仙12 g，抒抒活15 g，莪术9 g，五加皮12 g。7剂，煎水熏洗双膝。2002年9月11日复诊，诉用药后双膝疼痛明显改善，下肢水肿已消。查：左膝内外间隙仍有轻微压痛，双膝活动可，骨密度测定骨量减少。继守原服方，14剂，外洗方7剂。

谭树生、李飞跃

# 六、李国衡治伤经验撷萃

## （一）损伤性血瘀症

机体受伤，轻则损伤经络，重则伤及脏腑。《灵枢》云："若有堕坠，恶血在内而不去……则气血凝结"；古代医家又有"损伤一证，当从血论"之说，然损伤血瘀有"亡血""蓄血"之不同。损伤性血瘀症是一种"蓄血"证，或称为闭合性血肿，为临床损伤所多见。李国衡教授综合了前贤对损伤性血瘀症的论述并结合自己长期的魏氏伤科临床实践，认为本病病因主要为跌仆坠堕，血离经脉，离经之血停积而为瘀血，发为肿痛，同时将留于经络、腠理、肌肤间的损伤性瘀血按病理发展进程分为4个阶段：新鲜血肿，指伤后1～3天，瘀血尚稀释；陈旧血肿，多为伤后3天以上，瘀血黏稠；瘀结成块，则为伤后2周以后，瘀血凝固；瘀滞粘连，多为伤后1月以上，瘀血与周围组织粘连或已成纤维化。临证以内外用药及手法综合治疗。

内服以魏氏复方四物汤、大活血汤等为基础方；外用则以消肿散及四肢洗方为主治疗。复方四物汤以地芍归芎四物为基础和营活血；丹参活血养血安神，以助四物活血化瘀；乌药、延胡索温散行气止痛；川牛膝通中寓补，活血祛瘀又能补肝肾强筋骨，全方活血行气消肿止痛。大活血汤为魏氏验方，用鲜生地黄、赤芍药、川芎、当归尾、合以紫草茸，重在凉血活血化瘀；泽兰叶清香辛散，其性微温，不损脾胃，能舒肝气而和营血，活血祛瘀、通经散结而不伤正，故为通利血脉瘀滞之良药，其与苏木合用，活血祛瘀消肿之力更甚；路路通行气活血通利，故大活血汤活血止痛通络作用更为明显。根据瘀血停留的新久，所在脏腑、部位的不同，以及伤者体质的强弱、虚实和兼邪的不同，采取不同措施。

李老认为治疗损伤性血瘀首先要辨虚实，患者体质有虚实，损伤后症状表现亦有虚实不同，虚者活血化瘀宜和血、活血；实者常用活血、破血。和血多用当归、丹参之类；破血则加用大黄、三棱、莪术、水蛭等品。其次要辨寒热，患者伤后可有血瘀发热、或者有阴虚热象，此时应用凉血活血，如用赤芍，䗪虫，牡丹皮之类。其三辨气运，气血相依，气为血帅，血随气行，气机畅达则血脉流通，气机阻塞则血行凝滞，同样血瘀则气运失常，故活血化瘀要注重理气。虚证明显者，加用陈皮、绿萼梅、佛手、八月札、香附之类。实证为主，则行破气，选用青皮、枳实等。其四要辨湿阻，《金匮要略》云："血不利则为水"，血瘀不畅，络道阻塞，水运不畅，聚而成湿，同时水湿内蕴，阻滞经脉，也易血脉涩滞，而为血瘀，故活血化瘀同时应注重健脾化湿。李老依苔脉、胸腹胀闷、大便溏稀与否，加用白术、茯苓、白扁豆、薏苡仁、焦楂曲、鸡内金、谷麦芽等。在运用活血化瘀治疗损伤性血瘀症时，还须注意依据损伤后血瘀留滞脏腑损伤之不同，灵活调治。如跌扑受伤，瘀血停滞，胁下作痛，多加用柴胡入肝疏泄；伤后脑髓震伤，脑神失守，多加用琥珀、灵磁石、青龙齿、茯神、远志、石菖蒲等重镇醒脑；胸胁挫伤，痰瘀交阻，则加用橘络、瓜蒌、旋覆花（梗）等顺气化痰；伤后腰部受损，瘀血不散，腹肚胀痛，腑气不通则加用川大黄、芒硝、枳实等通腑导下。人身之血，随气周流，如素体虚弱，则"元气虚弱，不能运散瘀血"。故伤后瘀阻作痛或损伤后期瘀化未尽，元气不足、伤处肿暗不消、神疲乏力者，则以益气化瘀，常在活血化瘀类药物基础上，加用黄芪、党参、孩儿参、白术、升麻等。

李老在内治同时，亦十分重视内外合治。对本病外用药治疗有独到之处，具有局部用药、对全身不良反应小、对损伤部位作用起效快等优点。依损伤时间及部位不同，常外用敷贴、熏洗法治疗。损伤初期，局部血瘀阻滞，积血留滞局部肿痛、发热，李老主张以清热消肿止痛为主，常用方魏氏验方消肿散，全方由芙蓉叶、赤小豆、麦硝粉按比例混合共研细末，以冷开水加饴糖（或蜂蜜）调拌成药膏摊在纸上或纱布上，敷贴患处，每日或隔日更换1次。芙蓉叶性味苦微辛，功专凉血消肿止痛，合以赤小豆散血消肿，两药相伴"痛止肿消"，其效甚著。四肢损伤性血瘀中后期，肿痛得减，但活动欠利，四肢骨节筋络僵硬，瘀滞疼痛，李老此时主张以中药洗方水煎煮熏洗。常用方魏氏验方四肢洗方，以桑枝、桂枝、牛膝、木瓜、补骨脂温通关节，红花、当归、落得打活血舒筋，羌独活、萆薢化湿通络。诸药配伍，使关节滑利，邪去瘀化，疼痛自除。

对于四肢损伤性血瘀证，李老秉承魏氏治伤疗法，尤其擅长手法治疗。其手法独特之处在于早期损伤即施手法。常用手法包括 4 种：① 一次手法，主要用于新鲜和比较集中的血肿或陈旧但仍然保持稀释并有张力的血肿。其要点为一次手法，挤消血肿，使之内引流而达到治疗目的，临床越是集中张力明显的血肿，此手法疗效越明显。② 数次手法，此手法运用于弥漫广泛的血肿，局部张力较低者。通过多次手法使积血由远端向近端推散。③ 挤压研磨手法，此法运用于关节或组织间的血块形成，应用手法挤压研磨使血块松解，并使瘀血消散和吸收。④ 旋转屈伸手法，此手法用于瘀滞粘连或瘢痕形成。手法促使瘀滞或挛缩放松，祛瘀生新，活动关节。后两种手法主要用于陈旧性损伤，血瘀结滞成块或瘀滞粘连，手法须在较长时间内反复多次进行。对手法操作的要领，李老指出治疗四肢损伤性血瘀手法要求"稳""妥""准"。"稳"就是要操作仔细，手法前详细检查，掌握手法应用指征，同时不因手法而引起其他损伤。"妥"则要求施手法者应充分考虑该操作部位关节的正常活动范围。达到充分的关节活动范围，有利于血肿消散吸收，即手法到位而不越位。"准"则要求手法操作时用力得当，恰到好处。需经勤学苦练，得以手法真谛，用时方可心中有数，临证达到最好的手法治疗效果。

## (二)"骨错缝""筋出槽"疾病

"骨错缝""筋出槽"为中医骨伤科传统所特有的诊断病名，是临床上常见的损伤。李老认为，骨错缝其一是指骨节之间，由于不同的损伤，使正常的解剖结构发生微小错缝。这种改变比半脱位还要轻，所以在 X 线片上还不能得到反映，但解剖结构改变以后，影响到生理功能，故即出现肿胀疼痛。其二是比较严重者，骨缝发生参差不齐或半脱位，在 X 线片上可以显示，肿胀疼痛也比较显著。至于"筋出槽"是指损伤致肌腱等发生滑脱或解剖位置有所变化，并影响活动功能。

"骨缝"这一名称，远在唐代《仙授理伤续断秘方》一书中就有记载："凡左右损处，只相度骨缝，仔细撚捺、忖度便见大概。"清代《医宗金鉴·正骨心法要旨》曰："或因跌扑闪失，以致骨缝开错，气血郁滞，为肿为痛，宜用按摩法，按其经络，以通郁闭之气；摩其壅聚，以散瘀结之肿，其患可愈。""又或有骨节间微有错落不合缝者。"这里明确指出"骨错缝"是由外伤引起的。在程度上既有开错，又有轻微错落的轻重之分。损伤发生后，气血循行受到瘀滞，局部呈现肿胀疼痛等病理变化，应采用按摩等手法治疗，以通气散瘀，使骨节得到合缝而痊愈。《伤科汇纂》在整背腰骨歌诀中云："大抵背筋离出位，至于骨缝裂开绷，将筋按捺归原处，筋若宽舒病体轻"。这里是说筋的移位往往会导致骨缝裂开，当理筋之后，筋络得到宽舒，骨缝也得到恢复，肢体即感到轻松。临床常见的"骨错缝"病症有背部肋椎关节错缝、腰椎小关节错缝、骶髂关节错缝。

传统伤科专著中有类似筋出槽的描述。《医宗金鉴·正骨心法要旨》中谓："筋之弛、纵、卷、挛、翻、转、离、合。"其中翻、转、离均指筋伤之后失去原来的位置。书中还有"筋歪""筋走"病名的记载。《伤科汇纂》中有"脊筋离出位"的描述。李老根据魏氏伤科对"筋"的认识，认为筋的位置存在有槽和无槽的不同。有槽的称为"筋出槽"，无槽的称为筋扭、筋翻，或泛指"伤筋"。临床肩关节肱二头肌腱长头位于肱骨结节间沟，外伤后产生滑脱，魏氏伤科即称此为"筋出槽"。

"骨错缝""筋出槽"治疗以手法整复合骨舒筋，同时针对"骨错缝""筋出槽"病理改变后的局部肿痛应用活血止痛中药。后期关节酸痛，则配合外用中药舒筋通络。内服中药选用自拟加减桃红四物汤，方中桃仁祛瘀，合以四物活血止痛；方中加用理气之青皮、枳壳加强止痛功效。如肌腱滑脱属"筋出槽"，多局部肿痛，严重或伴身热烦躁，则治以活血止痛、退热安神，方取自拟加味四物汤。四物汤和营活血，丝瓜络、桑叶退热，青龙齿、硃茯神、硃灯芯安神除烦。后期外用多选用腰脊胸腔洗方（魏氏验方）：乳香没药、落得打、地鳖虫、当归活血化瘀，秦艽、防风、羌活祛风除湿，毛姜、川断、鸡血藤壮筋养血、通络止痛。上方外用煎水，热敷患处，每日 2 次。

**1. 背部肋椎关节错缝的治疗**

肋椎关节包括肋骨与椎体、椎间盘联结的肋头关节及肋骨与胸椎横突联结的肋横突关节。这些关节常因撞击伤或用力不当，超出关节允许活动范围的动作，或者站立及睡眠姿势不当（内挫）而造成关节错位，产生急性胸背痛等症状。一般脊柱外科专著无此专门论述，李老则依据魏氏伤科对本病的诊治经验，认为上述症状属肋椎关节错缝。临床上多由于损伤或内部闪挫等诱因而引发急性背部疼痛，以第 2 肋至第 7 肋椎关节部位多见，疼痛可沿相应的肋骨向胸前部放射。并可伴有转侧困难、咯痰不爽、呼吸不畅、坐卧困难，精神烦躁或郁闷。临床检查可见脊柱旁 2.5 cm 处有明显压痛点，有时局部肿胀，压迫相应肋骨可诱发疼痛。脊柱屈伸活动限制不明显，旋转活动受限制。重复损伤动作时，可加重症状。X 线片检查无异常。李老主要采用手法治疗：患者取俯卧位，术者用手掌在疼痛部位按压及移动回旋摩动，一般 10～20 次左右，先使局部气血流通；术者一手掌根置于疼痛部位向下按压，一手握住患者痛侧肩部向上扳拉，两手密切配合，上下同时操作，使疼痛部位产生前后活动，这时可能听到局部有"格答"响声；最后推揉，主要是用推法，在痛点上停留加用揉法，一般推揉 10 次左右。以上三步作为一次手法，在一次手法后，如疼痛仍不减轻，可重复一次，或者于第 2 天及第 3 天继续使用一次手法。手法后配合魏氏腰脊胸腔洗方外敷。

**2. 腰椎小关节错缝的治疗**

本病多为突发腰痛，患者常常腰椎前屈强迫体位，活动受限，棘突旁约 1.5～2 cm 处相应小关节区域压痛，同时病变部位骶棘肌紧张。此主要为腰椎小关节囊、韧带损伤引起肌肉痉挛，而致小关节固定在半脱位交锁状态而发生腰部疼痛。李老对本病治疗擅长"背法"，即先使患者站立，如患者不能单独站立时，应由助手协助。助手相对于患者前，叉托患者两侧腋部尽力上提，将患者腰部提直。医者用两肘由下向上挽住患者两肘将其背起，医者双膝屈曲，运用自己尾骶部力量抵住患者腰部，左右摆动患者的腰部及下肢，而后迅速使自己两膝猛然挺直，使患者腰部产生颠簸震动。这时可能患者的腰部有组织滑动感，其骨节错位即可得到合缝。如无组织滑动感，可再重复颠簸震动 1～2 次。

**3. 骶髂关节错缝的治疗**

本病临床并不多见。多在外伤，如扭挫跌伤后腰骶疼痛，临床检查骶髂后韧带髂骨附着处压痛，腰椎活动部分受限。李老认为本病主要为损伤暴力作用，使骶髂关节交锁在一不正常位置而引起疼痛。临床多见如腹直肌强烈收缩，髂骨的关节面可在骶骨上向前扭转；股后肌群收缩，使髂骨的关节面向后扭转；或下肢着地时用力受伤，力量可由腿传至髂骨，使髂骨的关节面上移；或暴力施于骶骨下部，使骶骨的关节面向前旋转；暴力若旋于骶骨上部，可使骶骨关节面向后旋转。李老手法治疗时让患者侧卧，医者一手抵住骶椎，一手握住患侧踝部，先使膝关节屈曲 90°，而后一手向前推，一手用力使患侧下肢向后过伸，先轻轻晃动几下，再重力向后一拉，使髂骨向后旋转。然后，仰卧位使患侧髋关节尽量屈曲，贴近腹壁。当髋关节过度屈伸后，随即迅速将腿向下放平，在放平的动作中，稍带拉抖动作，以使关节恢复原位。

**4. 肱二头肌长头腱"筋出槽"的治疗**

此病为急性损伤，肩部出现剧烈疼痛，不能活动，动则疼痛加重，并向下臂放射。严重的病例，体温增高，精神烦躁不安。患者每用健侧之手紧握患臂以减少疼痛。患处除疼痛外有轻度肿胀。上肢外旋位上举及后伸力量减弱，可以摸到肱二头肌间沟，局部压痛明显，肱二头肌力减退，肌腹较健侧低。李老认为本病属肱二头肌长头腱"筋出槽"，治疗以手法使筋复原位。

患者取坐位，助手一人抱住患者健侧并固定其上身，医者一手置于脱出肌腱内侧部位，一手握住患肢腕部，先将患肢尽量前屈上举，举到最高限度时，肩部的手指将肱二头肌腱由肩前内侧拨向外上方，使之复位。在拨动肌腱的同时，迅速使上举手臂放下，肘关节屈曲位将肩关节后伸和前屈，前后活动 3～5 次，以活动关节。

李飞跃、奚小冰

## 七、李国衡对魏氏伤科治伤手法学术贡献初探

**1. 归纳整理魏氏治伤手法**

手法,或称手治法,归属于中医骨伤科外治法,伤科手法是指用医者的双手在患者的体表部位做各种不同的动作来检查病情和进行治疗的一种外治方法。魏氏伤科治伤注重手法,手法是魏氏伤科治伤一大特色。魏氏手法广义上包括诊断和治疗手法两种,魏氏治疗手法可分为两大类:一类是应用于软组织的手法;另一类是复位手法(骨折整复、关节脱位复位手法等)和内伤手法。李国衡教授将魏氏伤科手法进行了详细系统的归纳整理,提出魏氏伤科手法有"摸、提、拨、拉、晃、推、拿、接、端、按、摩、揉"等12种常用手法,这些手法涵盖魏氏伤科临床检查及治疗常用手法。在临床检查手法操作时,李国衡教授总结提出检查手法操作原则为"轻摸皮,重摸骨,不轻不重摸筋肌",将手法的作用总结为"能触摸其外,测知其内;能拨乱反正,正骨入穴;能使经筋归复常度;能开气窍引血归经";在施行整复手法操作时,李国衡教授则提出手法操作需纯熟轻快,注重气与劲合、劲与力合、力与气合,认为只有气、劲、力三者有机结合才能在手法操作的过程中得心应手,并将手法的具体治疗作用概括为"正骨理筋,拨乱反正;疏通经络,调和气血;祛风散痛,温经通络"。

针对软组织损伤手法,李国衡教授则在上述手法基础上加以演变衍生变化,总结提出单式手法16种,复式手法18种,且对每种手法都有详细具体的操作要求。比如推法,李国衡教授将从轻重的角度将其详细分为平推、侧推,一般平推较轻,侧推较重;从中医补泻的角度将其分为顺推、倒推,认为顺推为补,逆推为泻。根据不同的肌肉解剖学结构,李国衡教授提出在实施手法时因不同的肌肉解剖学结构而采用不同的操作手法:短阔肌如腰方肌、横突间肌、髂肋肌等应用点、拿、揉法等;长形肌:如骶棘肌、背部筋膜、髂胫束等则要采用推法、抖法。扇形肌,如臀大肌、臀小肌、髂腰筋膜等,多应用按摩搓揉等手法。

**2. 提出手法治疗应辨证施"法"**

辨证施治是中医诊断疾病的基本原则。有学者认为,辨证施治是审证求因,针对病因施治的一种辨证方法。病邪的性质不同,在体内引起的病变也不同,所以治疗的

方法也就不同。李国衡教授根据中医辨证施治的基本原则提出在手法治疗时讲求辨证施法，针对不同的病人采取不同的治疗手法操作步骤。为此，他首次对魏氏伤科治伤手法按人体部位为主进行了成套手法规范编定，如腰部的四步手法、督脉经手法等。同时根据不同疾病，结合复式手法，形成具体治疗手法，具体手法多体现注重局部与整体，兼顾上下左右，颇具特色。在临床实践中，提出手法应用也应辨证施"法"，即常法与变法结合，突出因证施法、因人施法的灵活有度的治疗，其手法真正达到"准确深透，轻重恰当，刚柔并济，辨证施法"的高深境界。李国衡运用的手法既能起到软组织损伤的理筋、骨折以及关节脱位的整复效果，又能促进内伤的理气活血和伤科杂症的康复。比如李国衡教授治疗腰部劳损的手法，以四步手法为基础，针对腰肌劳损最后使用屈髋压膝手法，以使腰肌牵拉放松；腰背部筋膜劳损则应用"对拉法"解除粘连，恢复腰背上下左右平衡；腰臀部筋膜劳损则着重臀腿部位的痛点按揉，以解除粘连痉挛；棘上棘间韧带劳损则加强痛点点揉时前屈后伸并屈髋压膝，使棘上、棘间韧带充分伸展；髂腰韧带劳损则在站立位用旋转扭动的同时作按揉和推擦。总之，李国衡教授认为在具体手法应用时应知常达变，因人、因病而异，选择合适的治疗手法。

**3. 提出手法操作"点、面、线"结合**

李国衡教授在《魏指薪治伤手法与导引》一书中明确提出治伤手法操作要诀应"点、面、线"结合。这是对魏氏伤科手法操作要求形象概括。其既重点突出，又兼顾整体，突出了魏氏伤科软伤治疗手法的特点。

"点"主要指穴位、压痛点，没有常规的固定位置，随病处和压痛点而取得阿是穴。临诊李国衡教授强调检查主要压痛点的手法处理，如神经根型颈椎病，患者常述颈项强痛重、臂痛、乏力或手部麻木，酸胀或眩晕等症状。医者根据其患者所述，检查时重点在颈项及肩背部仔细寻找压痛点（如前斜角、胸锁乳突肌起、止点、冈上、下肌及肩胛提肌、棘上或棘突旁），治疗上主要通过点、按等强刺激手法消除压痛点。因此，"点"上的治疗重在"消"。

"线"主要指经络或肌纤维走向，是指这一点到哪一点之间的连线，具有连贯相通的意思。在临床上李国衡教授提出手法操作注意"线"的操作，是魏氏手法循经治疗特色的发展。其突出之处是重在疏通经络、平衡阴阳。临床多以推、抖手法操作：既要求手法流畅实施、衔接顺畅，更强调手法有轻有重，有缓有急，层次分明，重点突出。因此，"线"上手法的治疗重在"通"。

"面"是指某一病变部位区域。李国衡教授认为在对伤病治疗过程中仅对某点某线的治疗仍然不够，应对病变或痛点所处区域较大面积的皮肤、肌肉、筋膜、肌肉间隙交接处的结缔组织的等进行放松类手法治疗。在临床上如有明显的压痛点，必然在压痛点周围的筋肉也相应受累。就其解剖结构上讲，一块肌肉或一束肌纤维，或肌肉的起、止点在某一点受损，可以反射性地引起同一组织的其他部位痉挛和疼痛。如果这些部位的肌肉、筋膜得不到松弛，经络阻塞，则势必影响缓解压痛点的疼痛。因此，"面"上手法的治疗重在"松"。

**4. 提出平衡施法**

《内经》强调整体的"阴阳匀平"，这样才是健康的"平人""阴平阳秘"，才能"精神乃治"。如果整体阴阳失调，机体便为病理状态，或阴盛阳衰，或阳盛阴衰；倘若进而阴阳离决，平衡完全打破，机体就会死亡，"阴阳离决，精神乃绝"。因此，人体维持正常的生理机能必须要保持阴阳平衡，气血调和。就伤科症情而言，无论骨折、内伤、脱位、伤筋，其病机总不离"气血失和，阴阳失衡"。

李国衡教授在全面继承魏氏伤科治伤手法的基础上，认为治伤之法本于平衡而守于平衡，平衡是人体生理功能正常的标志。他提出在魏氏手法操作过程中要着眼于平衡，求于平衡，恢复平衡是魏氏伤科手法治疗的目标，即衡则康，不衡则疾。故李国衡教授治伤手法突出强调平衡施法，注重病损局部与整体手法操作的配合应用，如治疗腰椎病除腰部手法应用外，同时配合背部、尾骶及臀腿部手法操作，治疗颈椎病则注重配合手臂、上背部手法操作，进而通过手法达到机体上下左右平衡。同时，依病情不同，尚有病在上取之下、病在下取之上，病在左取之右，病在右取之左的手法应用变化，以达到手法后机体上下、左右平衡。石氏伤科作为上海地区另一家著名的中医骨伤科流派，治伤手法亦讲求平衡施法的重要性。近来，他们在继承石筱山、王子平伤科学术思想的基础上形成了"脊柱平衡"疗法的规范化技术方案，防治特发性脊柱侧凸症的脊柱平衡手法和导引术，防治颈腰椎疾病的整颈、腰三步九法及施氏十二字养生功，这些技术目前正作为中医药适宜技术在全国推广。

**5. 总结**

目前，有学者认为，中医骨伤科治伤手法应更多专注于中医、自然医学等非手术疗法研究运用，融合经典中医和现代医理，以中医手法为基础，整合现代解剖学、生理学、病理学、生物力学，针对不同证候人群进行系统个性化调整，以达到标本兼治，起效迅速效果。手法作为魏氏伤科特色治疗方法，奠基于魏氏伤科创始人魏指薪，系统形成于魏氏伤科代表性传人李国衡时期。为更好的继承和发扬魏氏伤科手法治疗特色，魏氏伤科后继第二十三代、二十四代传人积极秉承传承、发展、创新的理念，依托上海市海派中医——魏氏伤科传承研究工作，已开展了魏氏伤科传手法的传承和临床研究，先后发表多篇学术论文，初步阐释了魏氏伤科特色手法治疗作用机理及机制，丰富了魏氏伤科传统治伤特色手段的理论和实践研究。

薛彬、李飞跃

# 八、李国衡腰部治伤用药之聚类分析研究

## (一) 研究资料与方法

### 1. 一般资料

病案来源于 2000 年 7 月至 2005 年 9 月李国衡教授门诊，共收集病案 104 例。其中男性 48 例，女性 56 例，年龄 26～93 岁；病案中第一诊断主要为腰椎间盘突出、腰椎退变（退行性骨关节炎）、腰椎椎管狭窄、骨质疏松症、腰椎滑脱、腰椎骨折、腰肌劳损等。

### 2. 纳入标准

① 病案中主诉以腰部类疾病为第一主诉；② 多次复诊，取其首次处方纳入；③ 病案资料完整，具体方药明确。

### 3. 排除标准

① 病案首诊中无腰部类疾病主诉而复诊中腰部类疾病为第一主诉；② 无内服中药治疗者。

### 4. 数据处理

1) 数据规范化

由于病案均为李国衡教授门诊口述，学生记录在电脑 word 软件中，保存下来的文字资料，存在错别字，同种药物有不同表述等问题，因此首先对信息进行预处理。消除中药药名描述的多样性的影响，首先在输入系统时需要对中药药名进行规范，参照《中药学》。如参三七统一为三七，当归身统一为当归，熟川军统一为大黄，枣仁统一为酸枣仁等。

2) 数据的量化

将数据库中的中药字段采用二值量化处理，将每一味药物作为一个统计变量，药物按有=1，无=0 赋值。

3) 数据的录入

采用 Excel 2010 进行数据整理录入，最后经审核校对与原始病例一致。

**5. 统计学方法**

采用 SPSS 19.0 进行数据统计分析与处理。首先对纳入病案的中药进行频数分析，从而选出高频药物，继而将高频药物进行分层聚类分析。

## (二) 研究分析与结果

**1. 常用中药的频数分析**

本次研究选用处方数 104 张，应用中药 117 味。其中中药使用频次小于等于 3 次为 58 味，使用频次小于 10 次为 77 味，使用频次大于 15 次为 32 味，此 32 味中药使用频次及频率结果列于表 4-1。

表 4-1 中药使用频次表（处方数 104，中药 32 味）

| 中 药 | 频 次 | 频率（%） | 中 药 | 频 次 | 频率（%） |
| --- | --- | --- | --- | --- | --- |
| 生甘草 | 101 | 97.11 | 川断肉 | 35 | 33.65 |
| 当 归 | 84 | 80.77 | 桑寄生 | 33 | 31.73 |
| 白 芍 | 78 | 75.00 | 山萸肉 | 29 | 27.88 |
| 川牛膝 | 76 | 73.08 | 生 地 | 27 | 25.96 |
| 丹 参 | 70 | 67.31 | 炒楂曲 | 26 | 25.00 |
| 合欢皮 | 64 | 61.54 | 鹿含草 | 26 | 25.00 |
| 延胡索 | 60 | 57.69 | 女贞子 | 24 | 23.08 |
| 山 药 | 58 | 55.77 | 土鳖虫 | 23 | 22.12 |
| 茯 苓 | 57 | 54.81 | 谷麦芽 | 22 | 21.15 |
| 杜 仲 | 53 | 50.96 | 生米仁 | 20 | 19.23 |
| 白 术 | 51 | 49.04 | 杭甘菊 | 19 | 18.27 |
| 孩儿参 | 50 | 48.08 | 制首乌 | 17 | 16.35 |
| 大 枣 | 47 | 45.19 | 炒酸枣仁 | 16 | 15.38 |
| 陈 皮 | 47 | 45.19 | 夜交藤 | 15 | 14.42 |
| 枸 杞 | 43 | 41.35 | 丹 皮 | 15 | 14.42 |
| 川 芎 | 41 | 39.42 | 楮实子 | 15 | 14.42 |

**2. 常用中药的聚类分析**

根据上述频数分析结果，选取使用频数在 15 次以上的中药共 32 味，进行聚类分析，聚类树形图见图 4-1，聚类结果表见表 4-2。

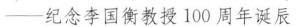

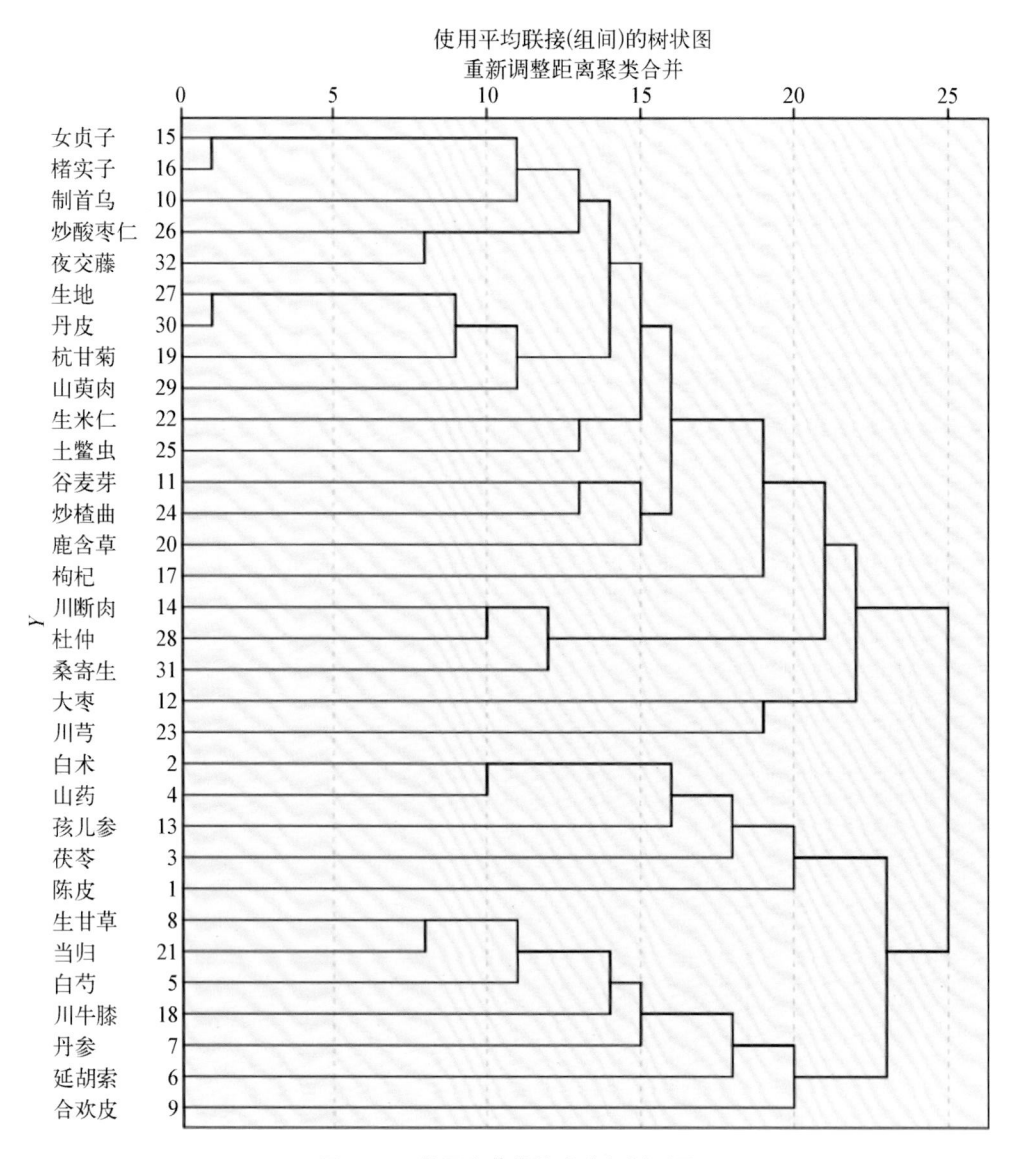

图 4-1 常用中药的聚类分析树形图

表 4-2 聚类分析分层结果

| 分类 | 中药味数 | 中药 |
| --- | --- | --- |
| Ⅰ类 | 7 | 合欢皮、延胡索、丹参、川牛膝、白芍、当归、生甘草 |
| Ⅱ类 | 5 | 陈皮、茯苓、孩儿参、山药、白术 |
| Ⅲ类 | 20 | 楮实子、丹皮、夜交藤、炒酸枣仁、制首乌、杭甘菊、生米仁、谷麦芽、土鳖虫、女贞子、鹿含草、炒楂曲、生地、山萸肉、桑寄生、川断肉、川芎、枸杞、大枣、杜仲 |

结合图4-1和表4-2可知，通过对32味常用中药进行聚类分析，主要得出三类结果，第一类以活血药为主；第二类以健脾药为主；第三类以补肝肾药为主。

## (三) 研究总结

腰者，要也。《中国医学大辞典》云："身体两侧空处，有肋骨髀骨之间者，统称为腰，以其屈伸之关要，故名。"历代医家对于腰部的脏腑认识，主要集中于肾肝脾三脏。首先，腰者肾之府，主骨生髓，为先天之本；肾之精气充足与否直接影响腰部。《丹溪心法》：腰者，肾之外候，一身所恃以转移阖辟者也。盖诸经皆贯于肾，而络于腰脊。因此腰部与肾脏关系最为密切。其次，肝主筋藏血，《素问·经脉长刺节论》言："病在筋，筋挛节痛，不可以行。"肝血充盈，能够濡养筋脉，反之则出现筋脉疼痛、挛缩麻木等症，且肝肾同源。最后，脾为后天之本，主四肢，李杲云："形体劳役则脾病，脾病则怠惰嗜卧，四肢不收，大便泄泻。"但不同的医家对于腰部治伤的辨证选药有着不同的侧重点。

富阳张氏骨伤用药治疗多"病从肝治、病从血治"，偏用牛膝、当归、穿山甲等活血肝经药为主。浙江顾氏伤科腰部治伤重调气机，讲究"以气帅血"，方中多用陈皮和当归，且善用腰部引经药杜仲。邓晋丰教授对于腰椎间盘突出症主张"从肾论治""肾虚为本"，其用药以熟地黄、巴戟天、骨碎补、杜仲为多。施杞教授传承"以气为主，以血为先"的石氏伤科学术精髓，主张益气化瘀补肾法治疗，以圣愈汤、身痛逐瘀汤为基本方药，辨证加减。劳氏伤科认为湿邪阻络是本地区民众罹患腰椎间盘突出症的主要病机，故治疗以抗风湿药、补益药及活血化瘀药为主，善用威灵仙、狗脊、补骨脂等药物。陆氏伤科从祛风湿、通经络、活血止痛治疗入手，自拟羌活蠲痹汤为主随症加减。

从聚类分析表4-1可得，李老使用中药频次大于15次的32味中药中，其药物归经主要为肝经、脾经和肾经；其中药按功效主要分为活血类（合欢皮、延胡索、丹参、川牛膝、白芍、当归、丹皮、川芎），健脾类（陈皮、茯苓、孩儿参、山药、白术、生米仁、谷麦芽、炒楂曲、大枣、生甘草），补肝肾类（楮实子、制首乌、土鳖虫、女贞子、鹿含草、生地、山萸肉、桑寄生、川断肉、枸杞、杜仲）三大类，并有少量安神类（夜交藤、炒酸枣仁、合欢皮）及其他（杭甘菊）。

根据聚类分析表4-2结果，第一类有合欢皮、延胡索、丹参、川牛膝、白芍、当归、生甘草共计7味中药；这一类组合去除生甘草及合欢皮，为魏氏复方四物汤的组成（熟地、白芍、当归、川芎、丹参、乌药、延胡索、川牛膝）。明代医家刘忠厚曾指出"损伤一证，专从血论""宜先逐瘀血，通经络，和血止痛，然后调养气血，补益胃气,无不效也";清代钱秀昌《伤科补要》中云"夫跌打损伤,坠堕磕碰之证,专从血论"。由此可见,李老对于腰部治伤选药,擅先从血治,并以魏氏复方四物汤为基础进行加减,从而达到调理气血作用。第二类有陈皮、茯苓、孩儿参、山药、白术5味中药;这一类组合主要为异功散组成(人参、白术、茯苓、陈皮、甘草)。"治伤勿忘健脾"是魏氏伤科的名言,这一名言贯穿于他的伤科治疗。李教授也提出了伤科损伤的早中晚期治疗时需注意调摄脾胃的观点。损伤初期活血化瘀,调治脾胃重在健脾理气;损伤中期和营生新,调治脾胃重在补脾益胃;损伤后期补益肝肾,调治脾胃重在和胃调中。第三类20味中药,大多为补肝肾药物,结合聚类分析树形图,可知生地、丹皮、山萸肉属于六味地黄丸组成部分;楮实子、桑寄生、川断肉、枸杞、杜仲则属于健脾滋肾汤(黄芪、党参、白术、茯苓、黄精、杜仲、川断、楮实子、枸杞子、女贞子、千年健、生牡蛎)组成部分,李老认为该方可用于治疗"骨痿、骨痹",即现代医学骨质疏松症。

通过对李国衡教授腰部治伤用药聚类分析研究,发现李老对于腰部治伤用药多归经于肝脾肾三经。并着重从活血化瘀、补气健脾、补肝肾三方面配伍组方;魏氏复方四物汤、异功散、六味地黄丸、魏氏健脾滋肾汤是李老腰部治伤用药的基本方;这一学术思想同魏氏伤科"气血为要,筋骨并重;肝肾为重,调摄脾胃"的基本治伤学术思想是一脉相承的。并且合欢皮、炒酸枣仁和夜交藤的应用,体现出李老在治伤方面重视情志的调节,即形神同治。

通过本次回顾性研究,为李国衡教授临床用药经验和学术思想的总结提供了依据。本研究不足之处在于样本量偏少,从而不能进行腰部疾病再分类研究。在今后的研究中,可进一步探究李老在伤科不同病位或者特定疾病的治伤用药经验,更加深入全面的挖掘和继承李国衡教授治伤学术思想。

*张进霖、胡劲松、王强、奚小冰、李飞跃*

# 第五章 魏氏伤科诊疗技术提升临床研究

## 一、腰椎间盘突出症中医综合外治临床研究

魏氏伤科手法及蒸敷方外治治疗腰突症经临床证实有良好疗效,而目前腰突症中医外治疗法众多,如中药塌渍、泥疗、低频治疗及牵引等。为观察多手段外治疗法配合是否可起到协同增效作用,本研究围绕魏氏伤科手法、蒸敷方传统特色疗法开展综合外治临床研究,以丰富魏氏伤科腰突症外治疗法体系。

本研究结合塌渍、泥疗、低频治疗及牵引等多种外治治疗手段开展相关临床研究。所选用的塌渍方,为针对腰突症临床常见不同中医证型而设置的塌渍专用外用方剂,分为1~5号。1号方适合中医辨证气滞血瘀型,具体方药:当归15 g,桂枝15 g,红花15 g,接骨木15 g,香加皮30 g,路路通15 g,虎杖30 g,络石藤30 g,羌活15 g,透骨草12 g。2号方适合中医辨证风寒湿痹型,具体方药:当归15 g,桂枝15 g,红花15 g,接骨木15 g,香加皮30 g,路路通15 g,虎杖30 g,络石藤30 g,羌活15 g,独活15 g,海风藤15 g。3号方适合中医辨证寒湿阻络型,具体方药:当归15 g,桂枝15 g,红花15 g,接骨木15 g,香加皮30 g,路路通15 g,虎杖30 g,络石藤30 g,羌活15 g,干姜15 g,艾草15 g。4号方适合中医辨证湿热阻络型:具体方药:当归15 g,红花15 g,接骨木15 g,香加皮30 g,路路通15 g,虎杖30 g,络石藤30 g,积雪草15 g,忍冬藤18 g,浙桐皮12 g。5号方适合中医辨证肝肾亏虚型:具体方药:当归15 g,桂枝15 g,红花15 g,接骨木15 g,香加皮30 g,路路通15 g,虎杖30 g,络石藤30 g,羌活15 g,淫羊藿15 g。

### (一)研究对象与方法

**1. 研究对象**

本研究中选取2019年2月至2021年7月在瑞金医院伤科病房治疗的腰椎间盘突出

症（LDH）患者，共 180 例。

**2. 诊断标准**

采用胡有谷《腰椎间盘突出症》，腰椎间盘突出症的临床诊断标准。依据综合临床病史、体征和影像学检查做出腰椎间盘突出症的诊断。① 腰痛、下肢痛呈典型的腰骶神经根分布区域的疼痛，常表现下肢痛重于腰痛；② 存在按神经分布区域表现的肌肉萎缩、肌力减弱、感觉异常和反射改变中的两种征象；③ 神经根张力试验无论直腿抬高试验或股神经牵拉试验为阳性；④ 影像学检查包括 X 线片、椎管造影、CT、MRI 或特殊造影等异常征象与临床表现一致。

**3. 纳入标准**

① 满足诊断的标准并已知情同意者；② 可保守治疗者；③ 自身无其他严重疾病者；④ 治疗期间不使用有关本病的其他治疗手段者。

**4. 排除标准**

① 妊娠或哺乳期妇女；② 合并心血管、肝、肾和造血系统疾病，精神病；③ 合并严重骨质疏松患者，影像学资料显示多节段突出及合并严重椎管狭窄者。符合该标准任何一条，则不纳入研究。

**5. 随机分组**

入选的 LDH 患者 180 例，按照 1∶1∶1∶1∶1 原则，采用随机数字表法分为 5 组，每组各 36 例：A 组（魏氏手法＋外用蒸敷方治疗组）；B 组（魏氏手法＋外用蒸敷方＋塌渍治疗组）；C 组（魏氏手法＋外用蒸敷方＋泥疗治疗组）；D 组（魏氏手法＋外用蒸敷方＋低频治疗组）；E 组（魏氏手法＋外用蒸敷方＋牵引治疗组）。

**6. 干预方法**

1）**手法治疗**

魏氏手法的具体操作参照《魏氏伤科治疗学》一书上督脉经手法的操作过程进行。

（1）俯卧位手法

点揉背部：用布单一条兜住患者背部和腋部，助手两人，一人从患者胸前拉住布单，一人拉住双足，两人作对抗牵引，持续用力，使患者腰椎间隙能够增宽。在牵引下，医者从脊柱自上而下点揉棘突两侧。当点揉到患病部位和疼痛点时，点揉的力量要加重，并向左右摆动患者躯体，以使肌肉骨节松弛。

提拉腰部：在提拉时助手两人仍须将患者一侧保持对抗牵引的直线体位，并嘱患者肌肉放松，医者尽量用力将患肢上提到极度过伸位置，然后用力一松一紧地进行提拉活动 10 次左右。提拉时不一定要求在腰部拉出响声。

点、按、揉居髎穴：须由助手一人，将患侧下肢持续牵引，勿使下肢屈缩。医者双手拇指并齐点揉居髎穴疼痛点，由轻而重。当患者感到酸痛不能忍受时，就不能再加重力量，这时向前后点揉拨动痛点约 10 次左右，此时除局部有酸痛外，并有向下放射痛。臀部的肌肉会颤动。点揉之后，再改用掌根按揉。

点揉腰部椎间盘突出处疼痛点：可用尺骨鹰嘴对准痛点进行点揉。如患者下肢在伸直位置上，点揉酸痛不明显，可由助手一人，将患者膝部弯曲，并握住其踝部尽力上提，使患侧腰髋部过伸，在过伸的位置上点揉。这样，两种力量配合，患者酸痛就加重。点揉的力量与过伸的高度，以患者能忍受为原则。这步手法称为"提腿点揉"或"提腿按揉"。

按抖腰部：由助手两人，一人握住患者腕部，一人握住患者踝部，两人作对抗牵引，医者两手重叠在一起，对准患者腰痛处进行按压抖动，一般要求抖动 30 次左右。

叩推腰背：用"叩击法"叩击督脉经，而后在用"推法"沿足太阳膀胱经循行路线自上而下推 3~4 次，两侧均须推动。

(2) 仰卧位手法

在仰卧位置上，主要是作"悬足压膝"手法。患者仰卧，医者一手用手掌托住患者足跟，同时用前臂顶住患者足尖（早期疼痛严重者，可放弃顶足尖，单纯托住足跟），另一手握住患者膝部，先使患者屈膝，而后将膝部向前按压伸直。连续屈 10 次左右。每一次均要将患肢不断地抬高，使屈伸的幅度不断增大。如果患者直腿抬高有严重限制，或者身体肥胖，肢体沉重可采用双手握膝，用一侧肩部扛其下肢同样作屈伸活动。在后期恢复阶段直腿已能抬高可不用屈膝动作，而单纯将患肢持续伸直逐步抬高，这样牵拉臀部和下肢后侧作用较强，而后再作屈膝屈髋动作。上述手法完毕后作为一次手法。

2) 外用蒸敷方治疗

蒸敷方由当归、红花、羌活、桂枝、扦扦活、路路通、五加皮、虎杖根等组成。将组成各药研为细末装入布袋，置于锅内隔水蒸热，热敷患处，每日 2 次，每次 20~30 min。

3) 塌渍治疗

塌渍方分为 5 号，1 号为气滞血瘀型、2 号为风寒湿痹型、3 号为寒湿阻络型、4 号为湿热阻络型、5 号为肝肾亏虚型。各方煎煮制成药液（一剂药制成两袋，每袋约 200 mL），每日 2 次，每次一袋，经加热后浇淋在毛巾上，湿敷患处。每次 20~30 min。

4) 泥疗治疗

采用全自动智能泥疗制备仪，制备成药物泥饼，敷贴患处（腰部或腿部）。每次 30 min，每天 1 次。

5) 低频治疗

采用吸附式电刺激低频治疗仪。选取双侧环跳、委中、承山、阳陵泉和昆仑穴，局部皮肤常规消毒，用电极吸附进行穴位刺激。每次 30 min，每日 1 次。

6）腰椎牵引治疗

同时采用 TL-30D 微型电脑牵引床对患者进行腰椎牵引治疗。患者取仰卧位，牵引重量约为体重的 1/3，根据患者年龄、体重及承受度适当加减牵引重量，每次牵引 30 min，每天 1 次。

### 7. 观察指标

对治疗前后 LDH 患者的症状、体征进行全面评价，并采用疼痛的 VAS 评分系统、改良的日本骨科学会下腰痛评分法（JOA）、SF-36 量表对患者治疗前后的疼痛程度、腰椎功能状况及生活质量进行评定。同时，参照国家中医药管理局年颁布的《中医病症诊断疗效标准》，评定其总体治疗效果。

### 8. 统计学方法

采用统计学软件 SPSS 19.0 对实验数据进行分析，计量资料以"$\bar{x}\pm s$"表示，采用 t 检验，计数资料采用卡方检验，以 $P<0.05$ 为差异有统计学意义，等级资料采用秩和检验，以 $P<0.05$ 为差异有统计学意义。

## （二）治疗结果

### 1. 治疗效果比较

研究对比治疗效果发现魏氏手法＋外用蒸敷方＋塌渍治疗组、魏氏手法＋外用蒸敷方＋泥疗治疗组、魏氏手法＋外用蒸敷方＋低频治疗治疗组要优于魏氏手法＋外用蒸敷方＋牵引治疗组和魏氏手法＋外用蒸敷方治疗组（$P<0.05$），魏氏手法＋外用蒸敷方＋塌渍治疗组、魏氏手法＋外用蒸敷方＋泥疗治疗组、魏氏手法＋外用蒸敷方＋低频治疗组三组没有明显差异（$P>0.05$）。说明塌渍、泥疗、低频治疗方法联合魏氏伤科手法、蒸敷方具有良好的治疗效果，见表 5-1。

表 5-1　不同组治疗效果对比

| 分组 | 优 例 | 优 比率% | 良 例 | 良 比率% | 可 例 | 可 比率% | 差 例 | 差 比率% | 有效率 比率% |
|---|---|---|---|---|---|---|---|---|---|
| A 组 | 3 | 8.33 | 15 | 41.67 | 12 | 33.33 | 6 | 16.67 | 83.33 |
| B 组 | 8 | 22.2 | 20 | 55.56 | 6 | 16.67 | 2 | 5.56 | 94.44 |
| C 组 | 7 | 19.44 | 19 | 52.78 | 7 | 19.45 | 3 | 8.33 | 91.67 |
| D 组 | 8 | 22.22 | 18 | 50.0 | 7 | 19.45 | 3 | 8.33 | 91.67 |
| E 组 | 5 | 13.89 | 17 | 47.22 | 10 | 27.78 | 4 | 11.11 | 88.89 |

【备注：A 组（魏氏手法＋外用蒸敷方治疗组）；B 组（魏氏手法＋外用蒸敷方＋塌渍治疗组）；C 组（魏氏手法＋外用蒸敷方＋泥疗治疗组）；D 组（魏氏手法＋外用蒸敷方＋低频治疗治疗组）；E 组（魏氏手法＋外用蒸敷方＋牵引治疗组）】

## 2. JOA 评分、VAS 评分、SF36 量表评分比较

对比发现魏氏手法＋外用蒸敷方＋塌渍治疗组、魏氏手法＋外用蒸敷方＋泥疗治疗组、魏氏手法＋外用蒸敷方＋低频治疗治疗组 JOA 评分明显高于魏氏手法＋外用蒸敷方＋牵引治疗组和魏氏手法＋外用蒸敷方治疗组（$t=2.28$，$P=0.026$），同时 SF36 量表评分也高于魏氏手法＋外用蒸敷方＋牵引治疗组和魏氏手法＋外用蒸敷方治疗组（$t=3.75$，$P=0.044$）；魏氏手法＋外用蒸敷方＋塌渍治疗组、魏氏手法＋外用蒸敷方＋泥疗治疗组、魏氏手法＋外用蒸敷方＋低频治疗治疗组 VAS 评分明显低于魏氏手法＋外用蒸敷方＋牵引治疗组和魏氏手法＋外用蒸敷方治疗组（$t=-2.5$，$P=0.015$），见表 5-2。

表 5-2 治疗前后 JOA 评分、VAS 评分、SF36 量表评分比较

| 组别 | JOA 治疗前 | JOA 治疗后 | VAS 治疗前 | VAS 治疗后 | SF36 治疗前 | SF36 治疗后 |
|---|---|---|---|---|---|---|
| A 组 | 7.79±2.82 | 17.60±5.26 | 6.77±1.67 | 2.48±1.57 | 52.45±4.34 | 61.23±3.12 |
| B 组 | 7.18±1.94 | 24.11±5.11 | 7.02±1.74 | 1.22±1.29 | 52.17±5.05 | 70.66±3.90 |
| C 组 | 7.52±1.89 | 23.89±4.67 | 6.90±1.22 | 1.35±0.79 | 54.22±3.98 | 71.43±3.83 |
| D 组 | 7.33±1.67 | 23.09±5.01 | 6.99±1.79 | 1.16±0.83 | 51.93±4.08 | 70.91±4.40 |
| E 组 | 7.49±1.76 | 20.33±4.61 | 7.05±1.24 | 2.01±1.43 | 54.76±4.40 | 65.11±2.98 |

## （三）研究讨论

腰椎间盘突出症的治疗目前还是以综合治疗为主，目前中医药治疗方式多样。中药塌渍是常用的中医外治法，操作简单、安全、有效，多选用有祛风除湿、活血通络功效的中药，缓解关节疼痛，同时可通过热效应使局部血管扩张，促进局部血液循环，而药力可借助扩张的毛细血管直接作用于病灶，充分发挥药效，减轻患者腰背部疼痛程度，利于其腰椎功能的恢复。而魏氏伤科多年来在治疗腰椎间盘突出症上有自己独到的特色疗法。具体来说，魏氏伤科经验秘方蒸敷方外用湿热敷是治疗腰椎间盘突出症的基本特色疗法之一。在中医辨证论治体系中，外治法是与内治法相对而言的治疗法则，是中医辨证施治的另一种体现。吴师机在《理瀹骈文·略言》中首次提出"外治之理，即内治之理"的观点。外治与内治一样均是以中医基本理论为指导，在临床运用上，医理与药性并没有很大的区别，只是在应用方法上的不同，避免了所有患者都采用一种治疗方式，这样也可以达到外治的"辨证论治"。

中药外敷是中医外治法中较有特色的治疗方法之一，现代中药湿热在临床普遍应用，不仅用于治疗局部骨关节疾病，还用于治疗多种筋伤、内伤疾患。因此，在辨证施治原则指导下合理进行外用中药治疗，是中医骨伤科重要的治疗手段。中医经络学认为人体四肢部位分布五脏六腑之经穴，中药外用局部湿热敷不仅能使药物作用于疼痛局部而治其标，而且药物作用于外洗部位可刺激脏腑在体表相关腧穴、调节脏腑功能治其本，从而达到标本兼治的目的。中药外治法作为治疗骨伤科疾病的常用治疗方法，可使玄府洞开，药力经毛窍而入，趁热在患处皮肤熏洗，由于温热的物理性刺激及药物作用，引起皮肤和血管扩张，促进局部的血液循环，改善局部软组织营养和全身功能，减轻局部组织的非特异性炎症反应，促进炎性产物的吸收。中药有效成分的透皮作用，同时可刺激皮肤的末梢神经感受器，通过神经系统，形成新的反射，从而缓解疼痛。

泥疗法在我国的应用历史悠久，长沙马王堆西汉古墓出土的《五十二病方》中就有关于灶黄土、土、井中泥、久溺中泥、冻土等泥疗的记载，属于中医外治法，具有多种作用，而其中一种加热后在热力的作用下，促使局部皮肤毛细血管扩张，加快局部血液循环，提升组织的再生功能和增强白细胞吞噬活力，促进炎性细胞吸收和清除。未来中药泥也是发展方向之一，除了热力之外，加上药力作用可更好地发挥作用。低频治疗以中医针灸疗法和西医低频电刺激疗法为依据，采用超小型吸附式锥状电极，将拟针刺低频高压超低脉宽电流以多处方多模式输入人体，刺激治疗部位神经肌肉及经络，达到预期治疗目的。是一种无创的针灸电刺激，既有针灸刺激，又有电刺激，对于各种急慢性肌肉疼痛具有良好的治疗作用。此外，对于惧怕针灸的患者也是一种不错的选择。目前这几种方法结合手法都可产生较好的临床疗效。通过本研究提示了腰突症中医外治，在传统魏氏伤科手法、蒸敷方应用基础上配合塌渍、泥疗、低频治疗具有更好的治疗效果，一定程度上具有协同增效作用，可供临床选择应用。

但本研究未能提示具体不同组合的联合应用临床疗效，有待今后进一步研究。

张昊、刘涛

## 参考文献

[1] 王强，奚小冰，孔博等. 魏氏伤科手法联合蒸敷方治疗腰椎间盘突出症的回顾性研究[J]. 中国中医骨伤科杂志，2018，26（10）：45-48.

[2] 胡劲松，奚小冰，万世元等. 魏氏传统手法及蒸敷方治疗腰椎间盘突出症的临床观察[J]. 中国中医骨伤科杂志，2015，23（09）：8-11.

[3] 宋延龙. 中药塌渍配合艾灸治疗颈肩腰腿痛的临床研究[J]. 数理医药学杂志，2021，34（11）：

1664-1667.

［4］王萍，周峻.中药塌渍联合电脑中频治疗仪治疗单节段腰椎间盘突出症的疗效观察［J］.中医外治杂志，2022，31（06）：36-38.

［5］李艳，王小玉，李东兴.按摩、泥疗加音频电治疗腰椎间盘突出症［J］.中国康复，2008（03）：184.

［6］黄顺毅.中药泥灸联合西医常规治疗对早中期膝骨关节炎疼痛及关节功能的影响［D］.福建中医药大学，2022.

［7］杜胜利，安玳宁，吴少帅.中低频电刺激治疗仪设计分析［J］.中国设备工程，2023（14）：87-89.

［8］吴春欢.低频电针治疗腰椎间盘突出症疗效观察［J］.上海针灸杂志，2008（07）：24-25.

# 二、消肿散（复方芙蓉叶巴布膏）治疗膝关节滑膜炎临床研究

**1. 研究背景**

膝关节滑膜炎是临床常见的骨伤科疾病之一，是指由于劳损或外伤引起膝关节滑膜产生非感染性炎症反应，常伴有膝关节腔内积血或积液，是一种多发性疾病，常常继发于膝骨关节炎。目前膝关节滑膜炎的治疗上主要以口服消炎镇痛药，关节腔内注射及手术治疗等，虽然有一定疗效，但不良反应明显，从而大大限制了临床应用的范围。所以，在"寻找有效的治疗途径，提高治疗的安全性，降低不良反应"方面亟须临床上更多的关注。

中药敷药是临床上治疗膝关节滑膜炎一种常用方式。敷药是将多种药物制成粉末，按照处方规定剂量调拌和匀，加入饴糖及适量冷开水调拌而成，摊敷于牛皮纸或棉纸上敷于患处使用的外用药物。"消肿散"为魏氏伤科特色敷药，全方药物组合少而精，疗效显著，在瑞金医院有近50年临床应用历史。消肿散临床上主要用于关节肿胀疼痛的治疗，如膝关节、踝关节、腕关节等，具有良好的消肿、止痛的效果。但临床使用过程中也会出现容易渗漏、皮肤过敏、不易携带及较难长久保存等诸多问题，制约了"消肿散"进一步的推广与发展。在Ⅰ、Ⅱ期建设总结材料中，对该方进行剂型改革，制成方便携带、储存以及临床使用的复方芙蓉叶凝胶膏剂（图5-1），并进行了工艺研究及药膏稳定性试验。

正面　　　　　　　反面

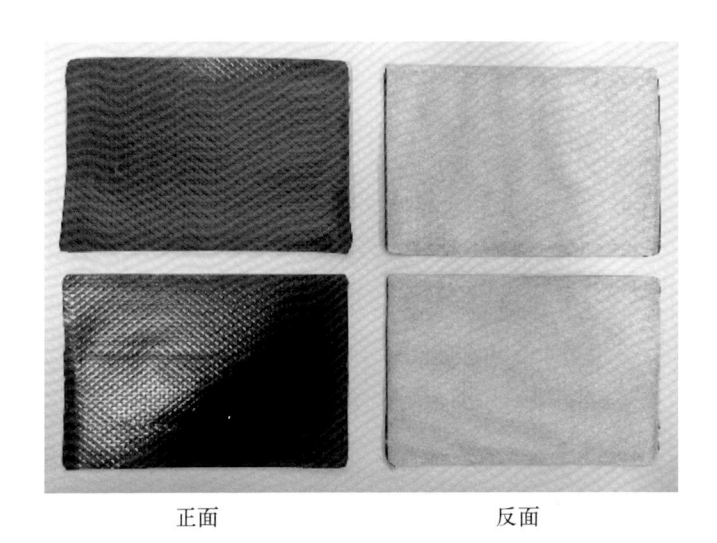

**图 5-1　工艺优化后：复方芙蓉叶凝胶膏剂**

传统药膏，历史悠久源远流长，早在汉墓出土的东汉简牍中，就有关于药膏治疗疾病以及药膏治法的记载，开创了药膏治病的先河。剂型优化也是传统药膏焕发活力的重要源泉，药膏剂型的优化可以从以下几个方面考虑：首先是药物选择，要选用适合药膏贴敷的药物；其次是材料选择，要选用透气性好、黏性稳定、不易脱落的材料，如聚乙烯醇、聚丙烯酸等；而后是剂量设计，根据药物的特性和疾病的需要，合理确定剂量；最后是制备工艺，优化制备工艺，确保药膏剂型的质量和稳定性。基于此魏氏伤科也做了大量药膏剂型的创新改良工作，经过了大量的实验与研究，综合考虑成本和效率，粘着剂和姿态材料采用聚丙烯酸与聚丙烯酸钠共聚物Np700型，基质药物比为2.4∶1，以0.2%甘羟铝为交联剂，控制成品含水量为24%，制得的产品赋形性、黏附力等指标超过国家药典标准，产品质量稳定可靠（表5-3）。

**表 5-3　复方芙蓉叶凝胶膏剂基质配比**

| 粘着剂和姿态材料 | 基质药物质量比 | 交联剂 | 控制成品含水量 |
| --- | --- | --- | --- |
| 聚丙烯酸与聚丙烯酸钠共聚物 | 2.4∶1 | 0.2%甘羟铝 | 24% |

为了进一步评估剂型改良后临床疗效以及为进一步推广奠定基础。我们通过将复方芙蓉叶凝胶膏剂与双氯芬酸二乙胺乳胶剂（扶他林）对膝关节滑膜炎治疗作用的临床对比研究，评价复方芙蓉叶凝胶膏剂对膝关节滑膜炎的治疗作用。

**2. 对象与方法**

1) 设计

随机对照试验。

2) 时间及地点

两组病例于 2019 年 12 月至 2021 年 5 月在上海交通大学医院附属瑞金医院伤科门诊及住院治疗完成。

3) 对象

2019 年 12 月至 2021 年 5 月在上海交通大学医学院附属瑞金医院伤科门诊及住院治疗的 72 例膝关节滑膜炎病例，都有不同程度的膝关节痛与活动受限。运用随机数字表的方法将 72 个随机数字制作成 72 个随机卡片，装入到对应的贴有编码的信封里，根据试验设计，按要求拆开后，再根据卡片上的随机数字对应的"0"或"1"入组。

复方芙蓉叶凝胶膏剂试验组和双氯芬酸二乙胺乳胶剂（扶他林）对照组，每组各 36 例。本研究方案经上海交通大学医学院附属瑞金医院伦理委员会批准。

诊断标准：① 中老年，膝关节骨关节炎病史；② 膝关节肿胀；③ 膝关节胀闷不适或胀痛；④ 膝关节伸直或完全屈曲时感觉胀闷不适或胀痛明显加重；⑤ 触诊皮温可增高，按之波动；压痛点不定，可在原发损伤处压痛；⑥ 浮髌试验阳性或 B 超、MRI 检查发现膝关节有过量积液；⑦ 伴有股四头肌萎缩；⑧ 关节穿刺液为黄色或淡黄色液体，表面无脂肪滴。

符合①②③三项，同时再具备其他任何两项者，即可诊断为膝关节滑膜炎。

纳入标准：① 符合上述诊断标准；② 年龄 18～70 岁；③ 近 2 周内未进行相关治疗；④ 签署知情同意书。

排除标准：① 急性创伤者；② 关节严重畸形者；③ 合并心、脑、肝、肾及内分泌系统等严重原发性疾病者；④ 合并活动性消化道溃疡；⑤ 哺乳期、妊娠期妇女及精神病患者；⑥ 对 2 类以上药物过敏或对本实验所用到的药物过敏者。

脱落及剔除标准：① 不能坚持治疗者；② 症状加重，需采取其他紧急措施（如手术等）治疗者；③ 出现严重不良反应及其他严重并发疾病者；④ 合并使用了本方案以外的药物者；⑤ 药物依从性差者；⑥ 患者主动提出退出临床试验者。

4) 材料

复方芙蓉叶凝胶膏剂和双氯芬酸二乙胺乳胶剂（扶他林）的来源和主要成分见表 5-4。

表 5-4　复方芙蓉叶凝胶膏剂和双氯芬酸二乙胺乳胶剂（扶他林）的来源和主要成分

| 材料名称 | 复方芙蓉叶凝胶膏剂 | 双氯芬酸二乙胺乳胶剂（扶他林） |
| --- | --- | --- |
| 来源 | 自制 | 北京诺华制药有限公司 |
| 药物许可证号 | 无 | 国药准字 H19990291 |
| 组成成分 | 芙蓉叶、赤小豆等 | 双氯芬酸二乙胺，辅料：异丙醇、丙二醇等 |
| 性状 | 膏剂 | 乳胶剂 |
| 功能 | 消肿止痛 | 缓解肌肉、软组织和关节的轻至中度疼痛 |
| 适应证 | 外伤、劳损引起的关节肿胀、疼痛 | 缓解肌肉、软组织的扭伤、拉伤、挫伤、劳损、腰背部损伤引起的疼痛以及关节疼痛等 |
| 不良反应 | 局部皮肤过敏反应 | 皮肤过敏反应以及非常罕见的光敏反应 |

5）*方法*

(1) 治疗方法

试验组：复方芙蓉叶凝胶膏剂贴于患膝处，一天一次，一次 12 h，28 天为一疗程。

对照组：双氯芬酸二乙胺乳胶剂（扶他林）涂于患膝处，一天两次，均匀涂开为宜，28 天为一疗程。

(2) 观察项目与方法

VAS 评分：在患者治疗前、治疗 7 天、14 天及治疗 28 天后分别用 VAS 评分进行疼痛评估，标准分计从 0 到 10 分，分值越高伴有疼痛程度越严重。

WOMAC 骨关节炎指数评分：在患者治疗前、治疗 7 天、14 天及治疗 28 天后分别用 WOMAC 骨关节炎指数进行评价，指导患者回答 48 h 内关节的情况。WOMAC 骨关节炎指数评分共有 24 个条目，每个条目评分分成没有、轻微、中等、严重、非常严重 5 个等级，分别赋予 1~5 分。

膝关节滑膜炎患者生活质量状况评定：在患者治疗前及治疗 28 天后分别用 SF-36 量表（即健康调查简表）进行问卷测定，该量表是一个被普遍认可的生活质量测评工具，且已被用于对骨关节炎患者的生存质量评价。SF-36 量表每个条目根据严重程度分 5 个等级，分别赋予 1~5 分。

综合疗效评定：在治疗前、治疗后分别进行综合疗效评定，参照《中药新药治疗骨关节炎的临床研究指导原则》制定计分标准，判定临床疗效，疗效分为临床治愈、显效、有效、无效四级（表 5-5）。

膝关节肌骨超声检查：患者治疗前及治疗 28 天后分别行膝关节肌骨超声检查，观察膝关节滑膜厚度。

表5-5 四级疗效的判断标准

| 临床疗效 | 判 断 标 准 |
| --- | --- |
| 治愈 | 膝关节疼痛、肿胀完全消失，关节活动基本正常，浮髌试验阴性，无复发 |
| 显效 | 疼痛、肿胀现象基本上消失，关节活动功能基本恢复正常状态 |
| 有效 | 肿胀减轻，疼痛减轻，关节活动功能发生改善 |
| 无效 | 肿胀、疼痛现象在较短时间内出现反复发作，关节活动明显受限 |

6）主要观察指标

VAS评分、WOMAC骨关节炎指数评分、膝关节滑膜炎患者生活质量状况评定、综合疗效评定、膝关节肌骨超声检查。

7）统计学方法

获得数据采SPSS 25.0统计学软件进行处理与分析。计量资料用 x±s 表示，符合独立性、正态性、方差齐性者采用独立样本 $t$ 检验，否则采用非参数检验。计数资料的比较采用 $\chi^2$ 检验，等级资料的比较采用秩和检验。以 $P<0.05$ 为差异有统计学意义。

**3. 结果**

1）参与者数量分析

按符合方案集分析，纳入膝关节滑膜炎病72例，随机分为2组，试验组、对照组均无脱落、剔除病例。试验流程图（图5-2）。

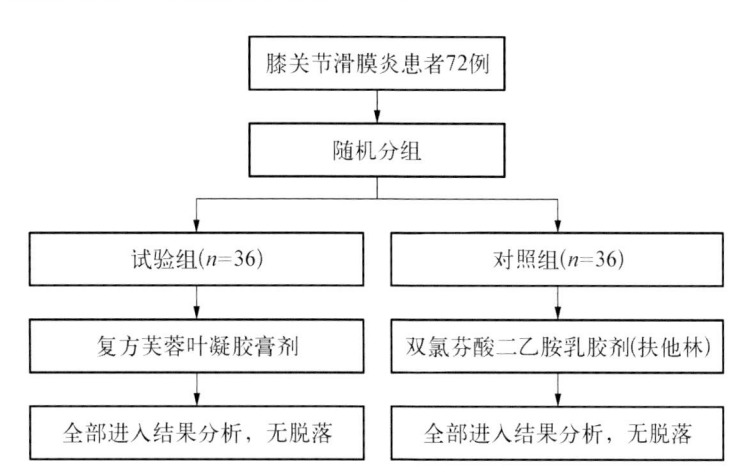

图5-2 两组膝关节滑膜炎患者得分组流程图

2）两组一般资料比较

试验过程中，两组性别、年龄、病程比较、致病部位，差异无统计学意义（$P>0.05$），具有可比性，见表5-6。

表 5-6 两组一般资料比较

| 组 别 | 性别/例 男 | 性别/例 女 | 年龄/岁 | 病程/周 | 致病部位 左膝 | 致病部位 右膝 |
|---|---|---|---|---|---|---|
| 试验组 | 18 | 18 | 62.52±5.26 | 1.61±0.73 | 16 | 20 |
| 对照组 | 17 | 19 | 61.18±5.01 | 1.59±0.61 | 19 | 17 |

3) 疼痛评分比较

治疗前两组 VAS 评分比较，差异均无统计学意义（$P>0.05$），基线一致，具有可比性。两组治疗 1 周后，两组治疗前后的 VAS 评分均减少，差异均有统计学意义（$P<0.05$）；治疗 1 周后的，试验组 VAS 评分要低于对照组，差异均有统计学意义（$P<0.05$）。两组治疗 2 周后，两组治疗前后的 VAS 评分均减少，差异均有统计学意义（$P<0.05$）；治疗 2 周后的，试验组 VAS 评分要低于对照组，差异均有统计学意义（$P<0.05$）。两组治疗 4 周后，两组治疗前后的 VAS 评分均减少，差异均有统计学意义（$P<0.05$）；治疗 4 周后的，试验组 VAS 评分要低于对照组，差异均有统计学意义（$P<0.05$），见表 5-7。

表 5-7 治疗 1 周、2 周、4 周后两组疼痛评分比较

| 分 组 | 例数 | 治疗前 | 治疗 1 周后 | 治疗 2 周后 | 治疗 4 周后 |
|---|---|---|---|---|---|
| 试验组 | 36 | 6.01±2.41 | 3.98±1.23*# | 3.22±0.97*# | 2.88±1.81*# |
| 对照组 | 36 | 6.12±2.33 | 4.45±1.31* | 4.03±0.84* | 3.38±1.91* |

注：与同组治疗前比较，* 表示 $P<0.05$；与对照组比较，# 表示 $P<0.05$。

4) 膝关节功能评分比较

治疗前两组 WOMAC 总分比较，差异均无统计学意义（$P>0.05$），基线一致，具有可比性。治疗 1 周后，两组治疗前后的 WOMAC 总分均减少，差异均有统计学意义（$P<0.05$），治疗 1 周后，试验组 WOMAC 总分要低于对照组，差异有统计学意义（$P<0.05$）。治疗 2 周后，两组治疗前后的 WOMAC 总分均减少，差异均有统计学意义（$P<0.05$），治疗 2 周后，试验组 WOMAC 总分要低于对照组，差异有统计学意义（$P<0.05$）。治疗 4 周后，两组治疗前后的 WOMAC 总分均减少，差异均有统计学意义（$P<0.05$），治疗 4 周后，试验组 WOMAC 总分要低于对照组，差异有统计学意义（$P<0.05$），见表 5-8。

表 5-8 治疗 1 周、2 周、4 周两组 WOMAC 评分比较

| 分组 | 例数 | 治疗前 | 治疗 1 周后 | 治疗 2 周后 | 治疗 4 周后 |
| --- | --- | --- | --- | --- | --- |
| 试验组 | 36 | 92.11±20.12 | 70.22±13.16#* | 55.12±10.33#* | 47.78±11.17#* |
| 对照组 | 36 | 91.81±18.87 | 80.34±15.43# | 70.34±11.18# | 62.19±12.01# |

注：与同组治疗前比较，#表示 $P<0.05$；与对照组比较，*表示 $P<0.05$。

5) 膝关节滑膜炎 SF-36 评分比较

治疗前两组 SF-36 表中 9 个项目评分比较，差异均无统计学意义（$P>0.05$），基线一致，具有可比性。两组治疗 4 周后与治疗前比较，差异均有统计学意义（$P<0.05$），两组治疗 4 周后比较，试验组 SF-36 评分要高于对照组，差异均有统计学意义（$P<0.05$），见表 5-9。

表 5-9 两组生活质量对比（x±s，分）

| 组别 | 时间 | 生理机能 | 生理职能 | 躯体疼痛 | 一般健康状况 | 精力 | 社会功能 | 情感职能 | 精神健康 | 健康变化 |
| --- | --- | --- | --- | --- | --- | --- | --- | --- | --- | --- |
| 试验组 (n=36) | 治疗前 | 66.1±3.3 | 64.1±2.8 | 63.3±3.1 | 71.4±2.1 | 64.1±3.1 | 65.2±2.8 | 60.1±3.3 | 61.3±2.9 | 62.1±2.9 |
| | 治疗后* | 83.1±3.2 | 78.3±3.9 | 86.1±2.1 | 83.2±3.3 | 81.2±3.3 | 82.1±3.9 | 79.1±3.6 | 80.1±2.6 | 80.1±3.1 |
| 对照组 (n=36) | 治疗前 | 65.1±4.5 | 62.4±3.7 | 67.7±5.1 | 70.1±2.9 | 63.9±4.1 | 66.3±4.0 | 60.9±3.9 | 62.7±3.3 | 61.3±3.1 |
| | 治疗后*# | 77.1±3.8 | 71.5±4.8 | 80.2±2.9 | 78.3±3.3 | 70.2±3.2 | 77.2±3.1 | 71.4±4.5 | 72.5±3.6 | 74.7±2.9 |

注：与同组治疗前比较，#表示 $P<0.05$；与对照组比较，*表示 $P<0.05$。

6) 两组疗效比较

治疗 4 周后，经秩和检验，试验组有效率要高于对照组（有效率＝[痊愈＋显效＋有效人数]/总人数），差异均有统计学意义（$P<0.05$），见表 5-10。

表 5-10 两组疗效比较

| 分组 | 例数 | 痊愈 | 显效 | 有效 | 无效 | 总有效率 |
| --- | --- | --- | --- | --- | --- | --- |
| 试验组 | 36 | 11 | 11 | 10 | 4 | 88.89% |
| 对照组 | 36 | 8 | 11 | 11 | 6 | 83.33% |

注：与对照组比较，*表示 $P<0.05$。

7) 肌骨超声评价

治疗前试验组、对照组患侧膝关节滑膜厚度未见明显差异（$P>0.05$），说明比较基线一致，治疗后，试验组患侧膝关节滑膜厚度要明显小于对照组，差异有统计学意义（$P<0.05$），见表 5-11。试验组、对照组治疗前后膝关节滑膜厚度比较（图 5-3、图 5-4）。

表 5-11 治疗前后两组滑膜厚度比较（$\bar{x}\pm s$，mm）

| 分 组 | 例 数 | 治疗前滑膜厚度 | 治疗后滑膜厚度 |
| --- | --- | --- | --- |
| 试验组 | 36 | 5.28±0.97 | 2.88±0.97 |
| 对照组 | 36 | 5.22±1.03 | 4.90±1.03 |
| $t$ 值 |  | −1.07 | 3.12 |
| $P$ 值 |  | >0.05 | <0.05 |

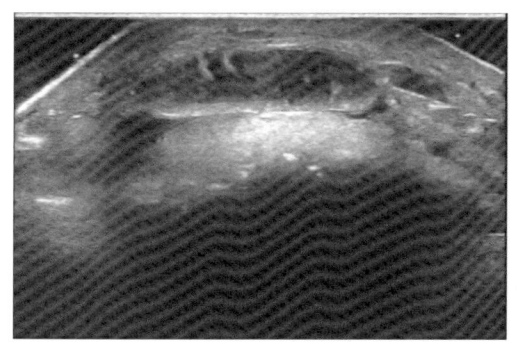

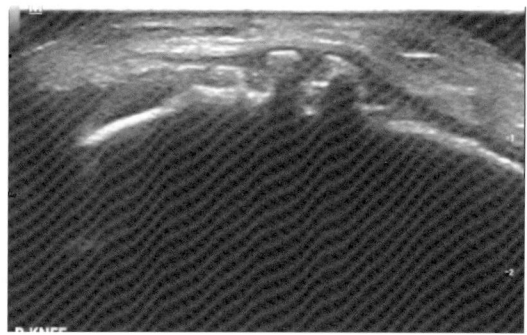

图 5-3 试验组治疗前后肌骨超声检查

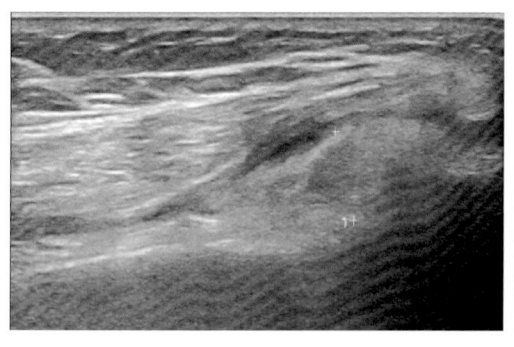

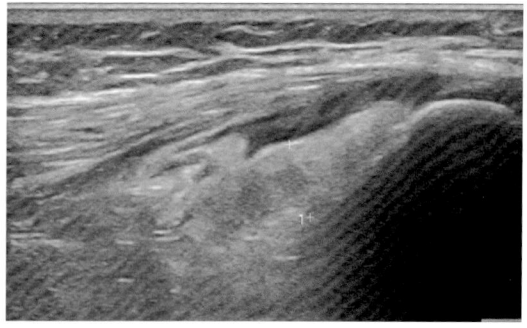

图 5-4 对照组治疗前后肌骨超声检查

8) 不良事件

此次临床试验无严重不良事件发生，仅有 2 例轻微皮肤过敏，试验组 1 例，对照组 1 例，未做特殊处理，均自行痊愈。

**3. 研究讨论**

膝关节滑膜炎属中医学"鹤膝风""痹证"等范畴，因劳损或年高，膝失精血充养，经气不利所致，急性损伤或慢性劳损最为常见。中医认为膝关节滑膜炎多由风寒、湿邪、气滞、血瘀等因素引起，致使局部气血运行受阻，导致滑膜营养不良，关节软骨受损，从而引发炎症反应。并认为膝关节滑膜炎的发生与体质、饮食、情志等多方面因素有关，因此中医治疗的重点是调整体内阴阳平衡，改善血液循环，促进细胞再生，以加速康复。中医药在治疗膝关节滑膜炎方面极具特色，特别是中药外治法，因疗效确切，操作简单，不良反应较少等显著优势被广大患者所接受。中医学认为，"外治之理即内治之理，外治之药即内治之药，所异者法也"。不论是内治还是外治，所用皆以中医理论为指导。外治法是指直接作用于皮肤或者病变部位的一种治疗方法，通过局部外用直接作用病变部位，同时可避免口服给药、静脉给药对机体带来的刺激和不良反应。

复方芙蓉叶凝胶膏剂由芙蓉叶、赤小豆等组成。功效清热消肿、行血止痛。主治肢体关节气血凝滞、僵硬疼痛或跌仆受损、软组织损伤肿胀疼痛或红肿灼痛等。膝关节滑膜炎病人发作期以关节疼痛、红肿、活动不利为著，故中医治疗当以消肿止痛为要。本方中芙蓉叶，为锦葵科木槿属植物木芙蓉的叶，别名有"三变花""九头花""拒霜花"，在《湖南药物志》中称为"铁箍散"。木芙蓉叶，其气味辛，性平，归肺、肝经，具有清肺凉血、散热解毒、消肿排脓、凉血止血之功效。常用于肺热咳嗽，外用治腮腺炎，乳腺炎，淋巴结炎，烧烫伤，痈肿疮疖，毒蛇咬伤，跌打损伤等。木芙蓉叶现代药理学研究提示具有良好的抗炎、抗氧化、镇痛、抗菌等作用，且具有安全、有效且无毒副作用的优点。赤小豆甘酸偏凉，性善下行具有利湿、行血、消肿之功，《食疗本草》称本药"散气，去关节烦热"。全方具有消肿、行血、止痛之效。现代药理学研究赤小豆具有利尿、抗氧化、降血脂、降血糖、改善肝功能等诸多作用。将上药制成有别于传统的硬膏类贴膏、橡皮膏的凝胶膏剂。凝胶膏剂是近几年来随着材料科学的发展而产生的新型贴膏，具有过敏少，无刺激，载药量大，透气性好，质地柔软，黏性温和，能反复粘贴的特点。同时本剂型又用水作溶剂，生产安全可靠，环境友好，是中药贴膏的合适剂型。且从临床应用角度观察，病人对简单有效、易于携带、不易过敏的外用贴膏极为欢迎，临床需求很大。

本研究结果显示，试验组有效率要优于对照组（$P<0.05$），同时经过治疗，试验组在 VAS 疼痛评分、膝关节功能 WOMAC 评分以及生活质量 SF-36 评分方面均要优于对照组（$P<0.05$）。说明与指南推荐的非甾体抗炎药外用相比，改良后复方芙蓉叶凝胶膏剂具有良好的临床疗效，可较早缓解患者疼痛以及改善膝关节的功能。疼痛与

膝关节活动障碍是膝关节滑膜炎的主要症状，如一种治疗方式可以较好、较快地改善疼痛与膝关节功能，同时不良并发症少，临床上是非常值得推荐的，而外用复方芙蓉叶凝胶膏剂就可以达到这样的治疗目的，因此外用复方芙蓉叶凝胶膏剂临床可作为一种良好的治疗膝关节滑膜炎的方式。

同时引入肌骨超声评价滑膜厚度，肌骨超声检查是一种非侵入性的检查方法，具有以下优势：① 可以直接观察膝关节滑膜的情况，包括增厚、水肿、滑膜结节等，有助于对病情进行准确的评估；② 肌骨超声可以进行动态检查，通过观察患者活动时膝关节滑膜的变化，可以更加准确地判断病情的严重程度；③ 肌骨超声不需要使用放射线，对患者的身体没有任何伤害，是一种安全可靠的检查方法；④ 肌骨超声检查时间短，费用低廉，适合进行常规检查和随访。

本研究通过比较试验组和对照组的滑膜厚度情况，发现治疗后试验组膝关节滑膜厚度明显小于对照组（$P<0.05$），这说明复方芙蓉叶凝胶膏剂可以较好地缓解膝关节滑膜的炎症，减少滑膜增生，这提示复方芙蓉叶凝胶膏剂作用机制可能是通过改善滑膜炎性水肿起作用的，未来还需要进一步深入探讨复方芙蓉叶凝胶膏剂的作用机制。本研究结果提示，与目前膝关节滑膜炎常规推荐双氯芬酸二乙胺乳胶剂（扶他林）外用方法相比，复方芙蓉叶凝胶膏剂可以更好地缓解膝关节疼痛，改善膝关节功能，减少滑膜的炎性增生，提高患者整体的生活质量。

通过本次临床的研究，发现了复方芙蓉叶凝胶膏剂诸多优势，丰富了膝关节滑膜炎的治疗方案，使得更多的膝关节滑膜炎患者受益，也为复方芙蓉叶凝胶膏剂后期进一步研究奠定基础。此外，未来随着科技的不断进步，除了凝胶膏剂，其他新型膏药剂型种类也在不断涌现。如通过微针技术将药物直接输送到皮肤表面微针贴剂；使用纳米技术制备，具有更高药效和更好渗透性的纳米膏药；集成电子技术，可以通过电子传感器监测患者生理指标的电子贴剂；基于生物技术制备，可以通过生物反应来释放药物的生物贴剂等等。总之，新型膏药剂型种类正在不断涌现，可以满足不同患者的需求，并实现更加精准的治疗。

奚小冰

**参考文献**

[1] 张宁，袁普卫，刘德玉. 膝关节滑膜炎的中医药治疗 [J]. 中国中医骨伤科杂志，2012，20(11)：71-73.

[2] 杨浩东，李宁，姚乾宁. 中医药治疗膝关节创伤性滑膜炎研究进展 [J]. 亚太传统医药，2022，18(11)：225-229.

［3］丁呈彪，周云. 膝骨性关节炎患者滑膜炎的发病机制及研究进展［J］. 中国组织工程研究，2015，19（51）：8327-8332.

［4］寇赵淅，赵明宇，张向东. 膝关节创伤性滑膜炎治疗研究进展［J］. 辽宁中医药大学学报，2019，21（09）：203-206.

［5］李建垒，曹向阳，宋永伟，等. 膝关节滑膜炎的中医诊疗进展［J］. 中国医药导刊，2020，22（12）：861-864.

［6］宋雨珂，王羽丰，任冬杰，郭海威. 基于数据挖掘中药外治法治疗膝关节滑膜炎用药规律研究［J］. 四川中医，2021，39（04）：216-220.

［7］朱纪阳，吴锦泽，李彬彬，倪寿晨，叶秀兰. 膝关节滑膜炎治疗研究现状［J］. 老年医学与保健，2019，25（06）：874-876.

［8］奚小冰，薛彬，胡劲松，等. 复方芙蓉叶巴布膏治疗急性踝关节软组织损伤多中心临床研究［J］. 上海中医药大学学报，2013，27（05）：56-58.

［9］胡劲松，奚小冰. 复方芙蓉叶巴布膏治疗膝骨关节炎的临床疗效观察［J］. 老年医学与保健，2015，21（02）：77-79.

［10］刘青，王帆，易凤，马家骅，唐旭，王东昇，陈凯，孙李娜. 膏药的传承守正与传薪［J］. 中医外治杂志，2021，30（04）：93-95.

［11］白海玉，张树明. 中药成方制剂剂型应用分析［J］. 中国中医药科技，2021，28（06）：906-908.

［12］颜威，罗仕华，贾友冀，奚小冰，李中伟. 复方芙蓉叶凝胶膏剂工艺优化及临床疗效与安全性的验证［J］. 中国组织工程研究，2019，23（10）：1540-1545.

［13］詹红生，郑昱新. 成人膝关节滑膜炎诊断与临床疗效评价专家共识［J］. 中国中医骨伤科杂志，2016，24（01）：1-3.

［14］Aitken RC. Measurement of feelings using visual analogue scales［J］. Proc R Soc Med，1969，62（10）：989-993.

［15］Zalmay P，De Williams C，Amanda C. How do medical students use and understand pain rating scales?［J］. Scandinavian Journal of Pain，2017（15）：68-72.

［16］Basaran S，Guzel R，Seydaoglu G，Guler-Uysal F. Validity，reliability，and comparison of the WOMAC osteoarthritis index and Lequesnealgofunctional index in Turkish patients with hip or knee osteoarthritis［J］. Clin Rheumatol，2010（7），29（7）：749-756.

［17］郑晓辉，王建凯，沈泽培，等. 膝骨关节炎患者中医生存质量量表的建立及应用评价［J］. 广州中医药大学学报，2006（03）：228-231.

［18］韦力. 中西医结合治疗膝关节滑膜炎临床研究［J］. 中医学报，2015，30（05）：739-741.

［19］韩正标，陈钜斌，布林白乙拉，彭家昌. 肌骨超声在膝关节滑膜炎患者诊断中的应用效果研究［J］. 影像研究与医学应用，2022，6（23）：42-44.

［20］卢卫华，尹星，龙怀贞，张欢. 高频超声诊断膝关节滑膜炎的临床价值［J］. 影像研究与医学应

用，2021，5 (18)：164-165.

[21] 郑昊，邓素玲. 膝关节滑膜炎的中医药辨治观 [J]. 中医临床研究，2018，10 (24)：14-15.

[22] 黄锦，王英丽，吴夏勃. 活血利水法治疗膝关节滑膜炎临床疗效观察 [J]. 中医临床研究，2022，14 (23)：105-108.

[23] 李宁，李鼎鹏，谢兴文，郑先丽，许伟，徐世红. 中医外治法为主治疗膝关节滑膜炎研究概况 [J]. 中国骨质疏松杂志，2017，23 (09)：1224-1231.

[24] 杨浩东，李宁，姚乾宁. 中医药治疗膝关节创伤性滑膜炎研究进展 [J]. 亚太传统医药，2022，18 (11)：225-229.

[25] 杨东东，李宁. 中医药治疗膝关节滑膜炎的研究进展 [J]. 中医研究，2021，34 (10)：59-63.

[26] 樊炜静，柳国斌. 中医外治当前现状及发展问题的探讨和思考 [J]. 中华中医药杂志，2023，38 (02)：509-512.

[27] 燕伟，周胜利，周奕璇. 中医内外合治膝骨关节炎的研究进展 [J]. 风湿病与关节炎，2023，12 (01)：66-69+80.

[28] 梁炯文，徐攀峰，杨尚蓉，黄咏梅，符克权，许文震. 中医外治法治疗膝骨关节炎的研究进展 [J]. 广西中医药大学学报，2022，25 (06)：47-50.

[29] 陆小鸿. "消肿止痛"木芙蓉 [J]. 广西林业，2016 (10)：23-24.

[30] 万静，陈晓兰，董娜娜，邓钗莉. 木芙蓉叶研究进展 [J]. 湖北民族大学学报（医学版），2021，38 (04)：79-82.

[31] 夏晓旦，黄婷，薛嫚，曾佳. 木芙蓉化学成分与药理作用的研究进展 [J]. 中成药，2017，39 (11)：2356-2360.

[32] 于同月，赵林华. 赤小豆的临床应用及其用量探究 [J]. 长春中医药大学学报，2022，38 (06)：610-613.

[33] 刘会芳，王振，张艳梅. 中药凝胶膏剂的研究进展 [J]. 光明中医，2021，36 (22)：3899-3903.

# 三、腰椎间盘突出症客观化辅助评估体系构建初探

**1. 研究背景**

腰椎间盘突出症是临床上常见的疾病之一，且近年来该病症发病率呈上升趋势。目前，绝大多数腰椎间盘突出患者都采取综合保守治疗，但综合保守治疗多为多种治

疗方法的无序累积，不具备系统性，诊治效能精准性差；与此同时，评估腰突症治疗效果的手段多为量表评分法，该方法侧重患者主观感受，缺乏客观评价指标，而相对客观的影像学检查与临床症状也不完全匹配，这些易导致医疗过度，治疗成本高、患者负担重等一系列问题。

近年来，人工智能、物联网、大数据分析等技术快速发展，促进了腰椎间盘突出症诊疗新模式、新手段以及快速精准的智能医疗体系的发展。人工智能是研究用于模拟延伸和扩展人的智能的理论、方法、技术及应用系统的一门新的技术科学，是在多种学科研究的基础上发展起来的一门综合性很强的交叉、前沿学科。目前，人工智能在医学诊疗方面主要有：① 智能影像分析，医学影像是人工智能在医疗领域应用较早且较为广泛的领域之一。借助计算机视觉技术，能够实现病灶识别与标注、靶区自动勾画与自适应放疗以及影像三维重建等功能。人工智能技术对影像资料的处理主要包括 4 个步骤：数据预处理、图像分割、特征提取以及匹配判断。国内利用人工智能技术开展医学影像进行分析的研究也已收获成果。某眼科中心研发的人工智能诊断平台能够利用深度学习模型对先天性白内障进行检测，利用晶状体不透明面积、深浅和位置三大指标对患者的患病概率进行危险评估，并根据诊断结果辅助眼科医师进行治疗决策。通过实验对先天性白内障的诊断准确率达到 98.87%。基于医学影像，不仅可进行特征提取的方式来进行病情预测与诊断外，还能够通过影像对人体结构进行三维建模，实现对内镜机器人等微型诊疗设备在人体内的定位和识别，提供更加丰富的医疗数据采集方式。但目前对于一些复杂的病症，影像分析效果较差，如何完善医疗数据库和开发病症特征挖掘算法等问题亟待解决。② 力学信息检测及建模，孟庆鑫等人通过在躯干测量部位贴片的方式，采用魔神三维动态捕捉系统采集人体下肢运动轨迹，研究了髋关节、膝关节及踝关节的运动特征，并对可穿戴设备的下肢外骨骼站立及行走姿态进行了简化静力学分析。但该捕捉系统没有实时监控及测量分析，且监测点数量较少。汪俊等人针对手臂构建具有四自由度的简化刚体铰链模型，搭建了基于加速度计、陀螺仪等惯性单元的动作捕捉系统，对手臂运动进行实时测量，并采用无线通信技术实现与终端的通信。但其搭建的系统精度较商业视频影像跟踪分析设备低，没有压力等力学信息的获取。③ 诊疗功能评价，黄萍等为了定量评价膝关节置换后患者的步行功能和膝关节生物力学变化，采用英国 Vicon 三维运动捕捉系统对膝关节炎双膝关节置换后患者进行步态测试，结果显示通过这种方法可以很好地反映患者步行能力和膝关节三维运动学及动力学特征，为后期康复提供了指导。叶思航等利用三维动作捕捉系统对下肢骨折术后步态分析进行了分析，通过定量对这些参数的分析，分析患者和正常人的差距，有助于制定后续的康复方案。郑陈帆等对腰椎间盘突出伴有坐骨神经痛的患者进行了步态特征，坐骨神经痛患者患侧下肢运动功能出现障碍，影响步行能力，通过对异常步态特征的分析，可为临床诊断评估提供重要的参考。但目前对于功能评价的研究都集中在步态分析上，没有涉及患者睡觉、起身、坐立的评价，没有进行全程实时动态功能分析。④ 健康管理，健康管理就是运用信息和医疗技术，在健康保健、医疗科学的基础上，建立的一套完善、周密和个性化的服务程序。多以 APP 的形式呈现，通过人机交互，在营养管理、疾病管理、基本生命体征测定等方面达到目的。常见的 APP 多以糖尿病管理为主，通过 APP 提醒病人提高主观能动性，改善其健康结局。IBM 联合美敦力合作推出了一款糖尿病监测 APP，并与美国糖尿病协会合作，欲打造预防鉴别治疗糖尿病的数字化工具。赵婷等的研究显示，对社区老年人的跌倒防控进行智能化、信息化管理，能够起到评估、干预、监测和管理功能。吴彩云等的研究指出，对乳腺癌病人进行信息化管理，能够有效改善其生活质量和心理社会适应状态。人工智能可以很好辅佐医生，缓解医疗压力、提高医疗服务质量、促进医学不断地发展及进步。合理有效地使用智能诊疗平台，它将成为辅助临床医生工作的有力工具。

因此，本项目根据结构与功能并重的中医理论，提出一种基于动态功能分析的腰突症疗效辅助评价体系，推动腰突症诊疗向精准化、客观化及系统化方向发展，以提高腰突症评价水平。主要通过三方面实现：① 通过压力测试、运动捕捉等技术，采集患者动态功能性数据，研发智能压力、运动硬件系统与配套的智能化诊疗软件，实现对腰突症患者动态功能性数据的实时精准采集和同步分析。② 进行腰突症患者力学信息特征的数据挖掘算法研究，揭示其与腰突症病患功能模型的匹配模式，并结合目前综合评价方法，建立腰突症评价指标，实现该病种患者的精准化、客观化评估。③ 为保证该诊疗评价体系准确性与系统性，本项目开展该方法的临床验证，通过生物力学信息的反馈及临床对照，分析该评价方法的评价效果，并根据临床使用中的反馈信息对该评价方法进行不断的优化改良，最终构建一套完善的腰椎间盘突出症动态功能客观化辅助评价体系。

## 2. 研究方法

研究腰椎间盘突出症病患在住院期间不同姿态下的生物力学信息数据采集、实时传输及高效存储方法。主要包括临床坐姿测压和姿态运动捕捉。

1) 坐姿压力系统研发

(1) 坐姿压力数据：阵列式压敏传感器所采集的压力信息的通用性和鲁棒性更强，因此针对阵列式压敏传感器采集的压力图像数据进行姿态识别方法的研究。由多个压敏传感器组成的传感器阵列能够获得一定范围内人体与物体接触的压强值大小以及分布关系，将压敏传感器阵列范围内所有传感器压强值按行列进行排布即可得到压力图像，图像的像素值即为该点压敏传感器所测的压强值大小，压力图像数据近似于 RGB 图像数据，见图 5-5。

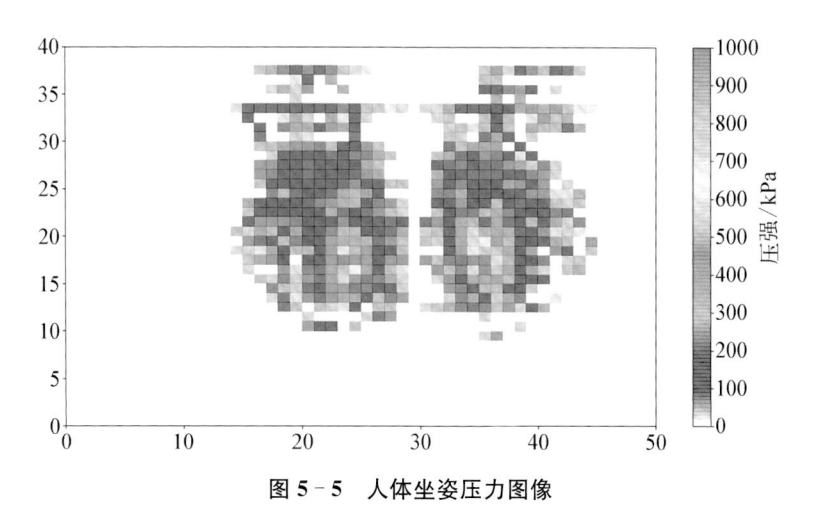

**图 5-5　人体坐姿压力图像**

（2）坐姿压力数据采集硬件：压力数据采集硬件需要能够针对腰椎间盘突出症患者在站姿、坐姿、卧姿等状态下压力图像数据的精确采集、实时传输及高效存储功能。本文仅针对患者坐姿状态下的压力图像数据进行研究，使用 Bioforcen 压敏传感器阵列采集坐姿压力数据，能够实时采集人体坐姿下臀部对各个压敏传感器的压强值并实时输出压力图像数据。本文所使用的压力数据采集硬件分为三大模块：分别为压敏传感器阵列模块、信号处理模块和信号传输模块。

（3）坐姿压力数据采集软件：为了便于医师操作压力数据采集硬件对腰突症患者进行压力数据采集以及分析，开发配套的压力数据采集软件。软件设计需要具备易于操作、功能完备、实时响应等特征。医师操作压力数据采集软件完成建立患者档案、采集压力数据、分析挖掘压力数据特征并生成诊疗报告的一系列操作。压力数据采集软件的功能需求见表 5-12。

**表 5-12　压力数据采集软件功能需求表**

| 名　称 | 功　能 |
| --- | --- |
| 压力数据采集 | 控制压力采集硬件实时采集患者的坐姿压力数据 |
| 压力数据库 | 存储患者的个人信息、压力数据、病情状况 |
| 压力特征分析 | 可视化显示已采集的压力图像数据并进行数据预处理、特征提取和样本分析 |
| 压力数据病情诊断 | 调用病情评价算法对压力信息进行分析并生成诊疗分析报告 |

2) 运动捕捉系统研发

(1) 运动捕捉数据采集：由于基于视觉的动作捕捉方式设备廉价易得、采集方便，随着计算机视觉领域的不断发展，基于视觉的动作捕捉方式逐渐成为主流，因此本文针对动作捕捉相机测量的数据进行姿态识别方法的研究。动作捕捉相机基于深度图像和RGB图像输出人体姿态各关节点的空间坐标、运动方向以及置信度。

(2) 运动捕捉采集硬件：与压力数据采集硬件类似，运动数据采集硬件需要能够针对腰椎间盘突出症患者在行走、运动功能测试等状态下人体姿态数据的精确采集、实时传输及高效存储功能。本文所使用的姿态数据采集硬件使用无需穿戴标记点的Azure Kinect DK人体跟踪相机采集患者的姿态数据，Azure Kinect DK相机配备3D人体跟踪SDK，能够实时采集人体姿态关节点并输出各关节点的坐标、方向、置信度等。为扩大姿态捕捉采集范围并获取人体被遮挡位置，采用多台Azure Kinect DK组成的相机阵列采集患者姿态数据。本文所使用的姿态数据采集硬件分为两大模块：分别为人体姿态捕捉相机模块和信号传输模块。

运动捕捉数据采集硬件所采集的人体姿态数据同样是动态的时序数据，每次采集多秒、每秒包含多帧的姿态关节点位置数据。

(3) 运动捕捉采集软件：为了便于医师操作运动捕捉数据采集硬件对腰突症患者进行姿态数据采集以及分析，开发配套的运动姿态数据采集软件。软件设计同样需要具备易于操作、功能完备、实时响应等特征。医师操作运动姿态数据采集软件完成建立患者档案、采集姿态数据、分析挖掘姿态数据特征并生成诊疗报告的一系列操作。姿态数据采集软件的功能需求如表5-13所示。

表5-13　运动姿态数据采集软件功能需求表

| 名称 | 功能 |
| --- | --- |
| 相机标定 | 对相机阵列中的各台相机进行标定，统一相机坐标系 |
| 运动姿态数据采集 | 控制姿态采集硬件实时采集患者的人体姿态数据 |
| 运动姿态数据库 | 存储患者的个人信息、运动姿态数据、病情状况 |
| 运动姿态特征分析 | 可视化显示已采集的人体运动姿态数据并进行数据预处理、特征提取和样本分析 |
| 运动姿态数据病情诊断 | 调用病情评价算法对运动姿态信息进行分析并生成诊疗分析报告 |

3) 生物力学信息挖掘的算法研究

(1) 坐姿压力信息的算法研究

压力数据预处理：为将数据样本的各维度特征归一化到同一区间，并消除特征间的相关性以便于模型学习，使用如下方式对患者的压力图像数据进行预处理。

首先，压敏传感器所测得的压强值大多在 0～1 000 范围内，将压力图像统一除以患者体重（kg）×10 的数值，将压力图像的大部分值投影到 [0，1] 的区间内以进行压力图像数据分布的归一化。其次，原始采集的压力数据是动态的压力视频数据，但是患者在保持坐姿时其压力图像基本不发生变化，如果将压力数据视为具有时序特征的视频数据建立算法模型，模型计算开销和复杂度呈指数级增长的同时其识别精度并不会得到相应的提升。因此将动态的压力视频数据进行抽帧转化为静态的压力图像数据，每名患者都需要进行坐姿前倾、坐姿后仰、坐姿左倾、坐姿右倾、正坐五种坐姿并保持一定的时间，分别从五种坐姿中抽取一帧得到五张代表不同坐姿的 $1\times H\times W$ 的压力图像数据，将五张代表相应坐姿的裁剪为正方形的压力图像在通道维度进行拼接得到 $5\times H\times H$ 的压力图像数据，压力图像即代表患者本次采集的压力数据，如图 5-6 所示。

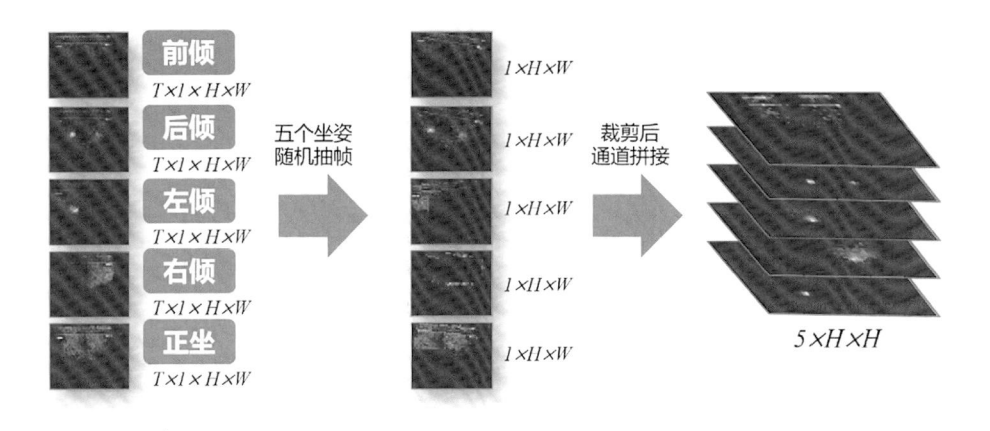

**图 5-6　压力数据预处理流程**

由于腰椎间盘突出症患者数量较少，采集数据以及标注患者病情状况的时间成本和人力成本较高，压力数据集仅包括 100 名患者的数据，数据量远无法满足算法模型的需求，为解决由于样本数量过少导致模型泛化能力不足的问题，使用数据增强方法对原始数据集进行扩充。

基于压力信息的病情评价算法：基于自注意力机制所提出的应用于自然语言处理任务中的 Transformer 网络架构或应用于图像识别任务中的 Vision Transformer 网络架构都是计算全局注意力。以 Vision Transformer 为例，对特征图中的所有像素计算注意力，其计算复杂度与像素数量的平方成正比，计算开销非常巨大；Swin Transformer 对 Vision Transformer 进行改进。Swin Transformer 将原始图片进行切片划分为多个尺寸相同的不重叠的图片窗口，在每个图片窗口内分别计算注意力，其计算复杂度与像素数量成正比，显著降低了计算开销。

模型的整体架构采用层次化设计，对不同维度的压力图像特征进行抽取，有效提升了特征丰富度提升了模型性能。使用共十层串联连接的 Swin Transformer 模块进行压力图像的特征提取，奇数层 Swin Transformer 模块采用窗口多头自注意力层进行计算，偶数层 Swin Transformer 模块采用移位窗口多头自注意力层进行计算；在第 2 层尾部、8 层尾部对图像窗口进行融合，特征图像通道数 $C$ 翻倍的同时将图像大小缩放为原来的一半，见图 5-7。

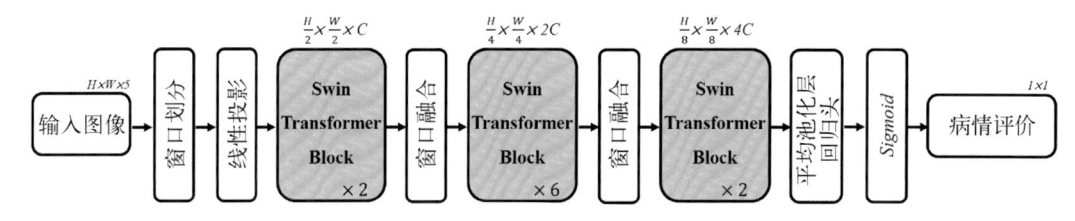

图 5-7 Swin Transformer 整体架构

针对病情评价任务，输入压力图像尺寸由 $1\times224\times224$ 调整为 $5\times50\times50$，线性投影层将将压力图像大小缩放为 $(H/2, W/2)$ 同时将模型通道维度升维为 $C$，原始压力图像数据通过十层 Swin Transformer 模块建立维度为 $H/8\times W/8\times 4C$ 的多层次图像特征表示；由于将分类问题转化为回归问题，因此将模型输出的分类头改为回归头并加入 sigmoid 函数将输出调整到 $[0, 1]$ 之间，最终模型输出维度为 $1\times 1$ 的标量，该值即代表模型根据压力图像最终得出的病情状况预测。

姿态数据预处理：使用所述的人体姿态界面快速采集腰椎突症患者站立状态下的数据。为了根据患者的姿态客观评估患者的病情严重程度，采用如下方式采集患者人体姿态数据：患者需要在未感受到明显痛感的前提下，在安装姿态数据采集硬件的伤科病房内依次完成来回走动的步行功能测试动作和站立姿态下身不动上身前倾、后仰、左倾、右倾、左转、右转的上肢功能测试动作。通过以上步行功能测试动作和上肢功能测试动作，姿态数据能够较为客观地体现出患者身体状况和运动能力。每次采集所得的人体姿态数据维度为 $M\times T\times N\times 3$，$M$ 代表相机阵列中相机个数，$T$ 代表该次采集人体姿态的总帧数，$N$ 代表相机输出的姿态关节点个数，3 代表每个姿态关节点的 $(x, y, z)$ 空间坐标值。

为将数据样本的各维度特征归一化到同一区间，并消除特征间的相关性以便于模型学习，使用如下方式对患者的人体姿态数据进行预处理。

首先，人体跟踪摄像机输出的人体关节点坐标为毫米，将患者姿态数据各空间坐标统一除以患者身高（mm）的数值，将人体姿态投影到 $[-1, 1]$ 的区间内以进行人体姿态数据分布的归一化。其次，原始采集的姿态数据包含步行功能测试动作和上肢功能测试动作，将原始的姿态数据在帧数维度进行切分，切分后步行功能测试姿态数据和上肢功能测试姿态数据分别为 $N\times T_1\times V\times 3$ 和 $N\times T_2\times V\times 3$，其中 $T_1+T_2=T$。对切分后的姿态数据进行平移，将数据首帧的骨盆关节点平移至零点位置，其余帧采取相同线性变换与第一帧进行对齐；对姿态序列进行三维坐标旋转，使姿态的左右肩线平行于 $x$ 轴、脊柱平行于 $z$ 轴；通过重新放映姿态动作，将所有的姿态序列帧数统一填充为 288 帧。得到预处理后的步行测试姿态数据和上肢测试姿态数据，如图 5-8 所示。

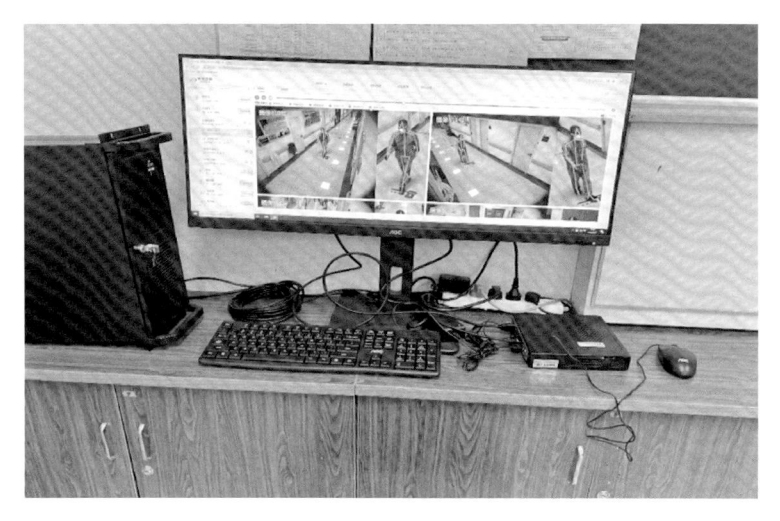

**图 5-8　数据采集画面**

与压力数据进行数据增强的目标相同，姿态数据集同样仅包括 100 名患者的数据，为解决由于样本数量过少导致模型泛化能力不足的问题，使用数据增强方法对原始数据集进行扩充。基于以上姿态数据预处理方法，对原始采集的压力数据进行数据增强，见图 5-9。

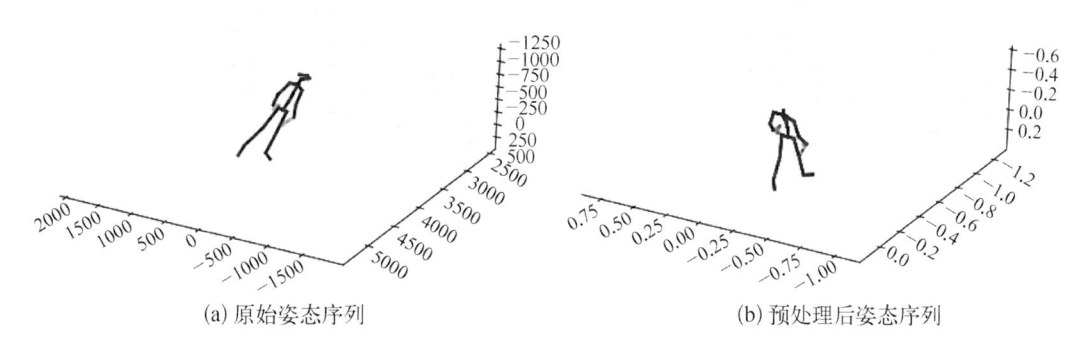

(a) 原始姿态序列　　　　　　　　(b) 预处理后姿态序列

**图 5-9　人体架数据预处理流程**

数据增强方法结合使用随机旋转、随机移动和镜像三种方式。随机旋转是对原始姿态数据绕 $z$ 轴进行 [0°，360°] 随机度数旋转；随机移动是对原始姿态数据进行小范围的随机平移和整体缩放；镜像是将姿态数据相对于 $yOz$ 平面进行镜像翻转。一名患者一次采集得到的姿态数据通过四次随机旋转、四次随机移动和一次镜像操作，扩容为三十二个数据，有效缓解由于数据样本量不足导致的模型过拟合问题。

基于姿态信息的病情评价算法：针对具有图结构的人体姿态数据，对传统的自注意力机制进行优化改进，本文提出自适应空间图卷积层（A-GCN），根据姿态序列输入样本对姿态拓扑结构进行数据驱动的自适应优化，将姿态的拓扑结构作为参数与空间图卷积内核一起作为参数进行学习。

多尺度时间图卷积层采用瓶颈设计对姿态数据的时间维度进行建模，在六条支路分别使用维度为 $C_{in} \times C_{in}/6 \times 1 \times 1$ 的时间图卷积核将姿态序列的通道维度降维为 $C_{in}/6$ 以提升计算效率。其中四条支路分别使用膨胀率为 1、2、3、4 的维度为 $C_{in} \times C_{out} \times 3 \times 1$ 的时间图卷积核，分别以 3 帧、6 帧、9 帧、12 帧的采样率对姿态序列进行多种时间粒度的特征提取。为进一步扩张模型的时空感受野，加入维度为 $C_{in} \times C_{in}/6 \times 1 \times 1$ 时间图卷积支路和最大池化支路。最后在通道维度对六条支路的输出进行拼接将姿态序列的通道维度升维为 $C_{out}$，并在输入和输出之间加入残差连接得到多尺度时间图卷积层的最终输出。

**3. 初步临床验证**

针对腰椎间盘突出症患者姿态的数据采集硬件设备布置于上海交通大学附属瑞金医院伤科病房内，病房大小为 6.0 m×3.5 m。数据采集硬件包括压力数据采集硬件和姿态数据采集硬件，压力数据采集硬件使用所述的 Bioforcen 压敏传感器阵列采集患者压力数据，姿态数据采集硬件使用所述的三台 Azure Kinect DK 人体跟踪摄像机组成的相机阵列采集患者姿态数据。

针对腰椎间盘突出症患者的姿态信息开展病情评价算法研究，采集 100 名腰椎间盘突出症患者的压力数据和姿态数据建立患者数据库，数据采集前医师首先确定患者病情的严重程度，将患者数据状况标注为正常、轻度受限、中度受限、重度受限、极重度受限五种病情严重程度类别。通过监督学习的方式，通过基于压力数据的姿态识别算法和基于姿态数据的姿态识别算法分析患者姿态与正常人姿态之间的差异，判断患者腰椎间盘突出症病情的严重程度，如图 5-10 所示。

使用所述的压力坐垫界面快速采集腰椎突症患者坐姿状态下的压力数据。

为了根据患者的压力姿态客观评估患者的病情严重程度，采用如下方式采集患者坐姿压力数据：患者需要在未感受到明显痛感的前提下，在伤科病房内安装压力数据采

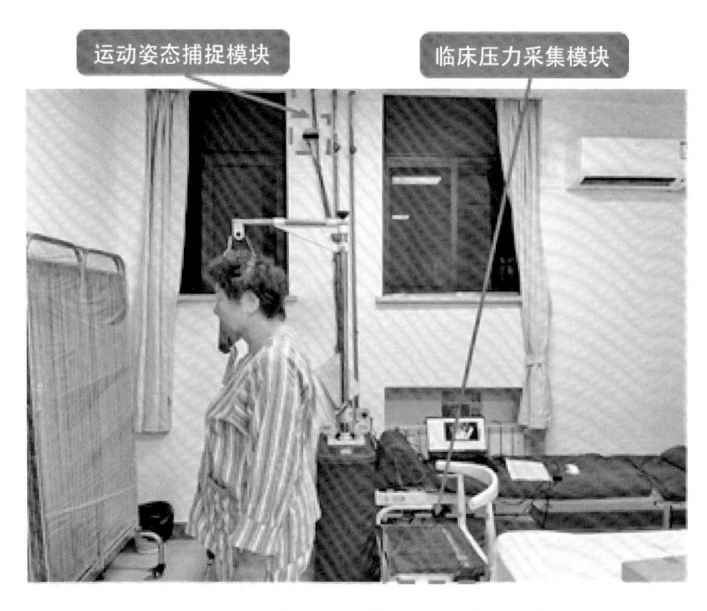

**图 5-10　数据采集软硬件的布置方案**

集硬件设备的座椅上依次尽力完成坐姿前倾、坐姿后仰、坐姿左倾、坐姿右倾、正坐五种姿势并保持一定时间。通过以上五个动作，压力数据能够较为客观地体现出患者身体状况和运动能力。每次采集所得的坐姿压力数据维度为 $T \times 40 \times 50 \times 1$，$T$ 代表该次采集压力图像的总帧数，$40 \times 50$ 代表传感器阵列中压敏传感器的数量，1 代表压敏传感器所测的压强值。

100 名住院的腰椎间盘突出症患者参与实验，其中大多数患者仅患有腰椎间盘突出症，少数患者同时患有颈椎病、椎管狭窄、坐骨神经痛等合并症。100 名患者中包含 35 名男性患者和 65 名女性患者。男性患者的平均身高为 173.14 cm，平均体重为 72.28 kg，平均年龄为 56.6 岁；女性患者的平均身高为 159.55 cm，平均体重为 63.11 kg，平均年龄为 63.4 岁。

患者的病情状况通过 JOA 评分方法以及医师会诊评价综合得出，病情状况从轻到重分别为正常、轻度受限、中度受限、重度受限、极重度受限五种类别。每名患者分别需要完成压力数据采集和姿态数据采集的两个实验流程。参与实验 100 名患者的病情状况如表 5-14 所示。

**表 5-14　患者数据集病情状况**

| 病情状况 | 正常 | 轻度受限 | 中度受限 | 重度受限 | 极重度受限 |
| --- | --- | --- | --- | --- | --- |
| 患者个数 | 9 | 13 | 56 | 16 | 6 |

病情评价算法的目标是对患者病情进行分类，病情的两两类别之间应该具有相同的类似关系或不存在类似关系，但是正常姿态与轻度受限姿态之间的相似程度明显高于正常姿态与极重度受限患者姿态之间的相似程度，因此将患者的病情状况作为类别标签是不合理的。因此，通过线性映射方式将患者病情评价的分类问题转化为回归问题，将从轻到重的五种病情类别转化为从 0～1 的数值标签，如图 5-11 所示。

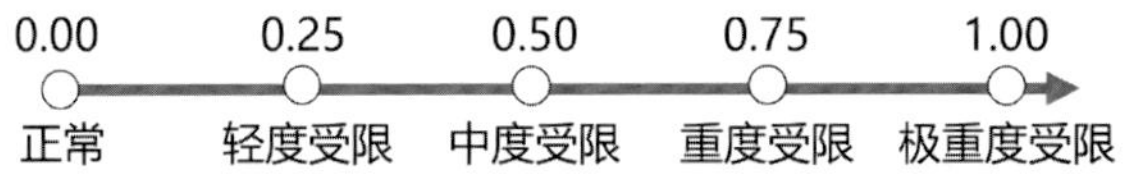

图 5-11 病情状况标签

由于采集的患者数据较少，为了客观评估算法性能以及准确率，训练集和测试集的划分方法采用 K-Fold 交叉验证方法，K=5，将原始压力图像数据平均随机分为五组（5-Fold），每组包含 20 名不重复的患者数据，将每个子集数据分别做一次测试集，其余的四组子集数据作为训练集分别独立训练模型五次，分别得到五个模型的在对应测试集中的评价准确率，最终取五组模型测试集准确率的平均值得到最终的交叉验证准确率。K-Fold 交叉验证方法有效利用了有限的数据，并且评估结果能够尽可能接近模型在测试集上的表现。

1）坐姿压力数据实验结果

由于从分类问题转化为回归问题，损失函数使用均方误差损失函数（Mean Square Error，MSE），计算公式如下：

$$MSE(y, \hat{y}) = \frac{1}{N} \sum_i (y_i - \hat{y}_i)^2$$

式中，$y$ 代表真实标签，$\hat{y}$ 代表算法的预测类别，$N$ 代表样本数量。优化器使用带动量的随机梯度下降算法。模型以最小化损失函数为目标，优化器通过反向传播的方式不断优化迭代模型的训练参数，模型进行学习提升预测精度。

使用 python 语言 pytorch 深度学习框架建立 Swin Transformer 网络，腰突症患者压力数据集、数据集预处理方式如前所述，通过大量实验最终确定使用 10 层 Swin Transformer 模块搭建网络模型。通道数 $C$ 定义为 64，压力图像划分窗口大小定义为 5×5；批训练数据大小为 16，损失函数的权重衰减参数设置为 0.005，优化器的动量设置为 0.9，模型初始学习率设置为 0.001，模型共训练 30 轮，采用余弦退火方法动态调整训练学习率；为防止模型出现过拟合，在每个模块的残差连接部分加入 drop path 层，drop path 层随机丢弃概率设置为 0.2，见表 5-15。

表 5-15　Swin Transformer 模型病情评价结果

| | 训练集 Loss | 训练集 MAE | 测试集 Loss | 测试集 MAE |
| --- | --- | --- | --- | --- |
| Split1 | 0.003 1 | 0.044 8 | 0.053 5 | 0.181 7 |
| Split2 | 0.002 4 | 0.039 5 | 0.020 4 | 0.114 9 |
| Split3 | 0.001 2 | 0.028 1 | 0.036 1 | 0.146 2 |
| Split4 | 0.003 8 | 0.049 0 | 0.031 7 | 0.133 4 |
| Split5 | 0.004 5 | 0.051 4 | 0.020 5 | 0.107 8 |
| 5-fold 平均值 | 0.003 0 | 0.042 6 | 0.032 4 | 0.136 8 |

为验证所采用的 Swin Transformer 网络模型应用于腰椎间盘突出症病情评价任务中的评价能力,在腰突症患者压力数据集进行实验,K-Fold 交叉验证方法结果如表所示。本文所提模型能够较为准确地对患者病情状况进行评估。

将应用 Swin Transformer 完整模型与传统卷积神经网络算法进行对比,对比结果如表 5-16 所示。对比结果表明,Swin Transformer 模型在腰突症患者压力数据集取得了 0.136 8 的 MAE 误差,相比于传统的卷积神经网络模型,其识别准确率得到了显著提升。Swin Transformer 模型训练集和测试集的损失函数及 MAE 误差如图 5-12 所示,可以明显看到模型出现了过拟合问题,这是由于患者数据集样本较少导致的,今后采集更多患者数据后模型的识别准确率会得到进一步提升。

表 5-16　算法在患者压力数据集结果对比

| 模　　型 | MAE |
| --- | --- |
| ResNet | 0.184 9 |
| Swin Transformer | 0.136 8 |

2) 姿态数据实验结果

模型损失函数使用均方误差损失函数,优化器使用带动量的随机梯度下降算法。

使用 python 语言 pytorch 深度学习框架建立网络,腰突症患者姿态数据集,数据集预处理方式前所述,整体网络模型通过大量实验最终确定使用 6 层 A-GCN+MS-TCN 搭建自适应多尺度时空图卷积网络模型,通道数 $C$ 定义为 96;注意力头数量 $r$ 定义为 4;时空窗口长度 $\tau$ 定义为 1。批训练数据大小为 16,损失函数的权重衰减参数设置为 0.005,优化器的动量设置为 0.9;模型初始学习率设置为 0.001,模型共训练 50

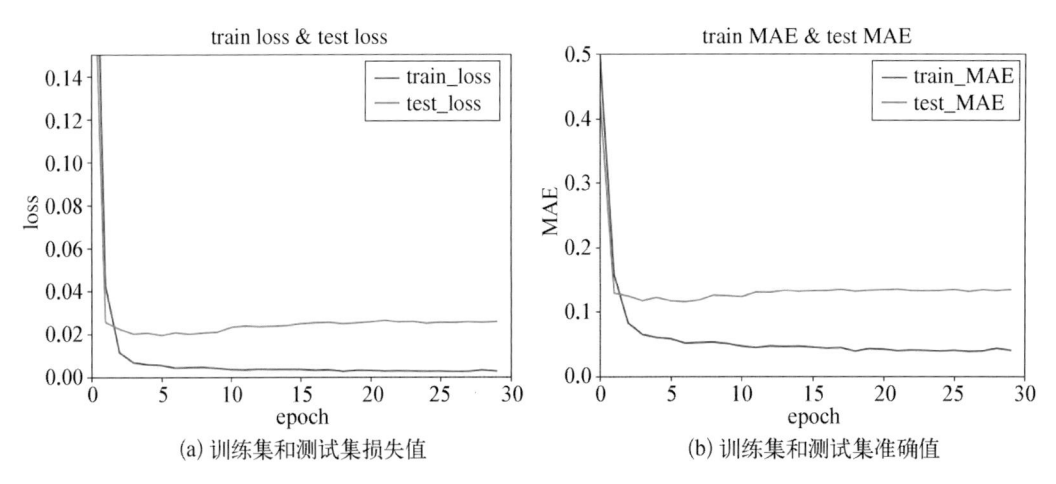

(a) 训练集和测试集损失值 　　　　　(b) 训练集和测试集准确值

**图 5 - 12　Swin Transformer 模型在患者压力数据集的损失函数值和分类准确率**

轮，采用余弦退火方法动态调整训练学习率；为防止模型出现过拟合，在每个模块的残差连接部分加入 drop path 层，drop path 层随机丢弃概率设置为 0.2。

为验证本文所采用的 A‑GCN+MS‑TCN 网络模型应用于腰椎间盘突出症病情评价任务中的评价能力，分别在腰突症患者骨架数据集的步行功能测试骨架数据和上肢功能测试骨架数据进行实验，K‑Fold 交叉验证方法得到病情评价的结果分别如表 5‑17、表 5‑19 所示。本文所提方法能够较为准确地评估患者病情状况。

**表 5 - 17　A‑GCN+MS‑TCN 模型病情评价结果**

|  | 训练集 Loss | 训练集 MAE | 测试集 Loss | 测试集 MAE |
| --- | --- | --- | --- | --- |
| Split1 | 0.008 0 | 0.068 9 | 0.027 9 | 0.115 7 |
| Split2 | 0.007 9 | 0.069 9 | 0.011 3 | 0.085 1 |
| Split3 | 0.008 0 | 0.066 5 | 0.024 3 | 0.123 2 |
| Split4 | 0.008 6 | 0.071 9 | 0.022 9 | 0.130 4 |
| Split5 | 0.007 4 | 0.065 1 | 0.048 0 | 0.135 7 |
| 5‑fold 平均值 | 0.008 0 | 0.068 5 | 0.026 9 | 0.118 0 |

**表 5 - 18　算法在患者行走功能测试骨架数据集结果对比**

| 模　　型 | MAE |
| --- | --- |
| ST‑GCN | 0.165 9 |
| A‑GCN+MS‑TCN | 0.118 0 |

表 5‑19　A‑GCN＋MS‑TCN 模型病情评价结果

|  | 训练集 Loss | 训练集 MAE | 测试集 Loss | 测试集 MAE |
| --- | --- | --- | --- | --- |
| Split1 | 0.003 2 | 0.044 6 | 0.015 8 | 0.095 9 |
| Split2 | 0.007 9 | 0.070 0 | 0.016 7 | 0.105 4 |
| Split3 | 0.004 8 | 0.054 9 | 0.028 9 | 0.133 4 |
| Split4 | 0.006 5 | 0.063 5 | 0.029 7 | 0.135 9 |
| Split5 | 0.003 7 | 0.048 1 | 0.055 4 | 0.158 9 |
| 5‑fold 平均值 | 0.005 2 | 0.056 2 | 0.029 3 | 0.125 9 |

表 5‑20　算法在上肢功能测试骨架数据集结果对比

| 模　　型 | MAE |
| --- | --- |
| ST‑GCN | 0.155 8 |
| A‑GCN＋MS‑TCN | 0.125 9 |

将 A‑GCN＋MS‑TCN 完整模型与传统图卷积神经网络算法进行对比，对比结果如表 5‑18、表 5‑20 所示。结果表明，A‑GCN＋MS‑TCN 模型在腰突症患者骨架数据集的步行功能测试和上肢功能测试中分别取得了 0.118 0 和 0.125 9 的 MAE 差值，相比于传统的图卷积神经网络模型，其识别准确率得到了显著提升。A‑GCN＋MS‑TCN 模型训练集和测试集的损失函数及 MAE 误差如图 5‑13、图 5‑14 所示，模型在训练后期出现了轻微的过拟合问题，采集更多患者数据后模型的过拟合问题会得到解决且识别准确率会得到进一步提升。

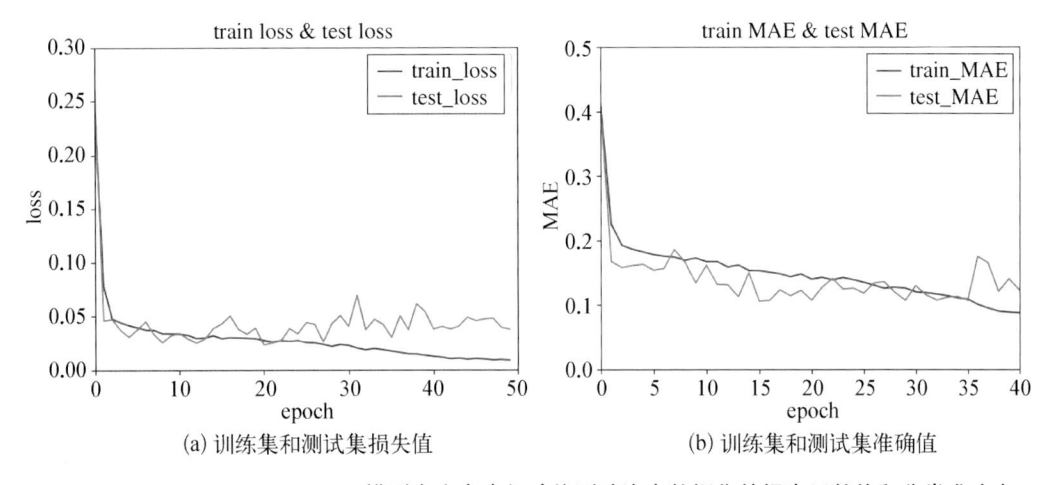

(a) 训练集和测试集损失值　　(b) 训练集和测试集准确值

**图 5‑13　A‑GCN＋MS‑TCN 模型在患者步行功能测试姿态数据集的损失函数值和分类准确率**

(a) 训练集和测试集损失值

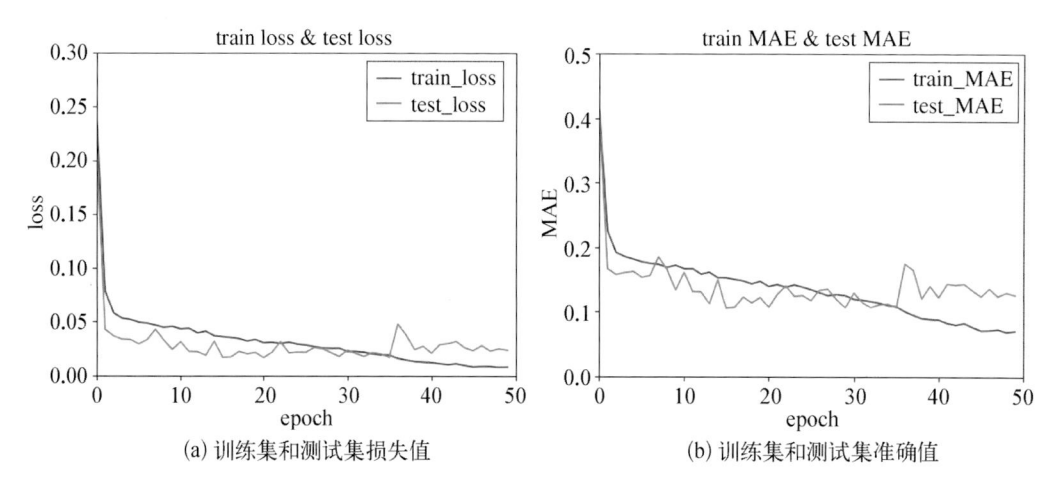

(b) 训练集和测试集准确值

**图 5-14　A-GCN+MS-TCN 模型在患者上肢功能测试骨架数据集的损失函数值和分类准确率**

### 4. 研究小结

通过本研究可以发现腰椎间盘突出症压力数据、姿态数据的改变对于腰椎间盘突出症疗效的评定具有一定的辅助意义。

目前社会老龄化越来越严重,腰椎间盘突出症中老年人多发,也好发于青壮年,临床上很多患者采取中医综合治疗后,症状得到缓解而客观指标未见明显改善,缺失客观性强的评价标准,也就无法做到真正精准治疗以及无法制定出性价比高的诊疗方案。因此本项目提出的腰突症客观化辅助评价方法具有巨大的应用前景。临床上绝大多数腰椎间盘突出患者都采取综合保守治疗,但综合保守治疗多为多种治疗方法的无序累积,不具备系统性,诊治效能精准性差,本项目提出的腰突症客观化辅助评价方法能够在患者腰突症不同病情阶段时期使用,避免了量表评分法客观性差和影像学检查方法指标与症状不匹配的不足,检测速度快、效果好,大大降低了时间、人力、经济成本,易于社区推广。

本项目进行了软硬设备的搭建,算法的研发,进行了腰椎间盘突出症客观化辅助评价的初步探索,但客观化的指标仍选取较少,未来可进一步加入睡姿状态下的压力数据,同时目前还是在干预状态下采集的数据,干扰性较大,未来拟在自然、真实状态下采集患者的压力、运动学数据。此外目前本次验证采集的患者数据较少,未来拟采集更多的腰突症患者数据,随着样本量的加大,辅助评价系统采集的数据会更加客观、准确。

颜威

### 参考文献

[1] Collobert R, Weston J, Karlen M, et al. Natural language processing (almost) from scratch [J]. J

Mach Learn Res, 2011, 12 (1): 2493-2537.

[2] 孔鸣, 何前锋, 李兰娟. 人工智能辅助诊疗发展现状与战略研究 [J]. 中国工程科学, 2018: 86-91.

[3] 朱善邦, 王婷, 徐卫东. 人工智能诊疗平台在医学领域中的应用 [J]. 中国工程科学, 2019, 34 (1): 152-155.

[4] Long E P, Lin H T, Liu Z Z, et al. An artificial intelligence platform for the multihospital collaborative management of congenital cataracts [J]. Nature Biomedical Engineering, 2017, 1 (2): 0024.

[5] LEE J G, JUN S, CHO Y W, et al. Deep learning in medical imaging: general overview [J]. Korean J Radiol, 2017, 18 (4): 570-584.

[6] Turan M, Pilavci Y Y, Jamiruddin R, et al. A fully dense and globally consistent 3D map reconstruction approach for GI tract to enhance therapeutic relevance of the endoscopic capsule robot. 2017 May 18. arXiv preprint arXiv: 1705.06524.

[7] Turan M, Almalioglu Y, Konukoglu E, et al. A deep learning based 6 degree-of-freedom localization method for endoscopic capsule robots. 2017 May 15. arXiv preprint arXiv: 1705.05435.

[8] 汪俊. 基于惯性传感单元的动作捕捉系统研究与设计: [硕士学位论文], 中国科学技术大学, 2015.

[9] Jing B Y, Xie P T, Xing E. On the automatic generation of medical imaging reports. 2017 November 22. ar Xiv preprint ar Xiv: 1711.08195.

[10] 黄萍, 陈博, 刘志宏, 许萍. 膝关节置换后患者的三维步态特征 [J]. 中国组织工程研究, 2018, 22 (35): 5596-5601.

[11] 叶思航, 谢叻, 王海鹏, 高塬, 徐雯娟. 基于3维动作捕捉的下肢骨折术后步态分析 [J]. 江西师范大学学报 (自然科学版), 2018, 42 (05): 507-511.

[12] 郑陈帆, 刘艳成, 闫松华, 夏群, 苗军, 白剑强, 张宽. 坐骨神经痛患者的步态特征 [J]. 医用生物力学, 2016, 31 (01): 73-77.

[13] RIGLA M, GARCIA-SAEZ G, PONS B, et al. Artificial intelligence methodologies and their application to diabetes [J]. J Diabetes Sci Technol, 2018, 12 (2): 303-310.

[14] 赵婷, 皮红英. 养老服务信息化在社区老年人跌倒防控中的应用研究进展 [J]. 护理研究, 2016, 30 (20): 2433-2435.

[15] 吴彩云, 应建华. 乳腺癌病人心理问题信息化管理模式的构建与效果评价 [J]. 护理研究, 2017, 31 (11): 1359-1362.

# 第六章 魏氏伤科夹板研发

# 一、模块化小夹板研发

传统中医骨伤小夹板自问世至今一直以"简、便、廉、效"四大优势著称。"简",即是操作简单。伤情一经确诊,即可采取闭合手法复位结合小夹板进行固定治疗,动用的医疗器械较少,流程简单;"便",即是治疗过程便捷。在伤情治疗的过程中,可以随时依据患肢的状态进行快速调整;"廉",即是医疗花费少。在整个医疗过程中,检查费用、小夹板费用、人工费用及一些必需药费加在一起的总价为800～1 100元,相较于动辄上万的手术治疗费用,优势极为明显;"效",即是临床治疗效果好。小夹板固定治疗不会对已受损的患肢造成二次损伤,能够最大限度地保护骨折断端附近的皮肤、肌肉、血管和骨膜等组织,促进骨折早期愈合,减少并发症的产生。魏氏伤科第二十二代代表性传承人李国衡先生在总结其自身数十年行医经验后,提出中医骨伤科发展"四个不能丢",即手法不能丢,夹缚技能(中医外固定技术)不能丢,内服外治、辨证施治不能丢,导引功法不能丢。

基于以上背景,魏氏伤科研究人员融合经典古籍、多流派关于传统小夹板的理论及技术要素,联合工程学、材料学、数学等专家,开展了关于小夹板的系列研究。前期研究人员完成了可塑性夹板的设计、生物力学作用机制阐明和临床试验疗效评价。研究结果表明可塑性夹板具有良好的固定效果,但无法避免桡骨远端骨折固定治疗后的常见并发症——桡骨短缩,因此研究人员结合前期的小夹板研发经验,开发了新型模块化牵引型小夹板。

## (一)模块化牵引型小夹板的设计

研究人员以魏氏伤科早期研制的可塑性小夹板为蓝本,采取医学、工学与力学相结合的研究模式,以人体上肢解剖结构为基本设计外形,借鉴模块化的设计理念,同时充分利用 3D 制图技术和 3D 打印技术，完成了模块化牵引型小夹板的设计制作、压力测试系统和位移测试平台的建立和相关的生物力学研究。

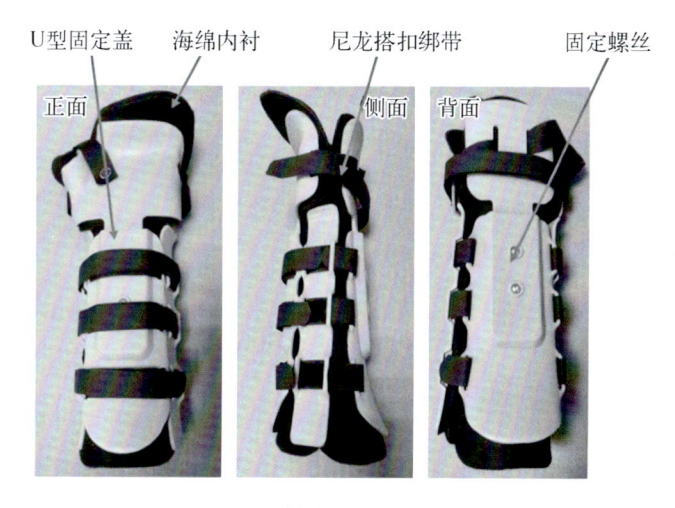

**1. 模块化牵引型小夹板的设计**

1）设计路线

该型小夹板的设计路线分为四部分：第一，先是利用 Solid Works 3D 制图软件设计小夹板基本构造的数字化模型；第二，再利用 3D 打印机进行小夹板各个组成部件的实物打印；第三，依据其数字化模型的具体构造装配成模块化牵引型小夹板；第四，针对其中的微牵引模块进行多次设计和反复验证，确定当前的基本组成和构造，加工制作出实际可用的模块化牵引型小夹板（图 6-1）。

图 6-1 模块化牵引型小夹板

2）组成与构造

模块化牵引型小夹板具有体型轻便、金属部件占比小、操作简便、肢体贴合性较好等多个优点。该型小夹板的主体分为四部分，分别是手臂部位掌侧夹板和背侧夹板（图 6-2）、手掌部位掌侧夹板（图 6-3）和背侧夹板（图 6-4）。小夹板的其他组成部

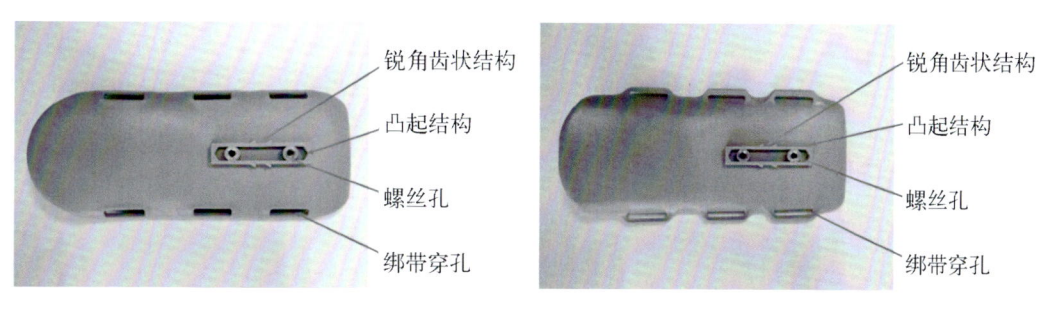

图 6-2 手臂部位的掌侧（左）和背侧（右）夹板

件还包括一块桡侧夹板、一块尺侧夹板、两个 U 型固定盖、四条尼龙搭扣、四块夹层海绵内衬及四个固定螺丝（图 6-1）。

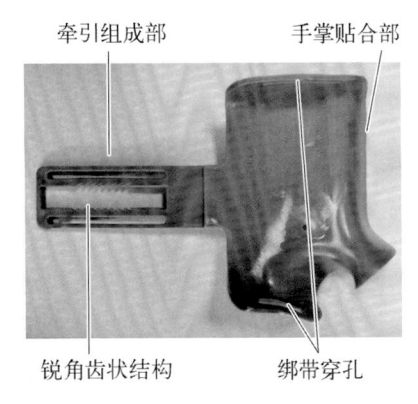

图 6-3　手掌部位的掌侧夹板

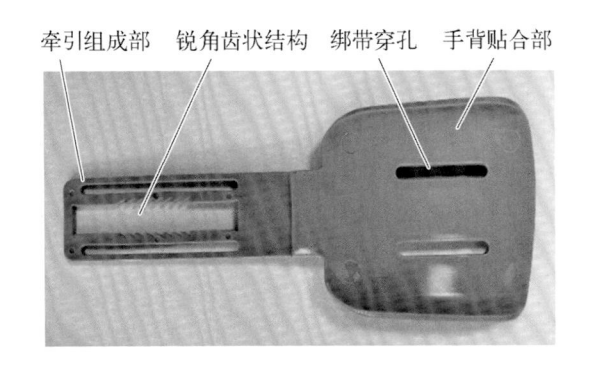

图 6-4　手掌部位的背侧夹板

手臂部位掌侧夹板和背侧夹板的整体结构线条与人体手臂部位掌侧的解剖结构相符合，略成弧形，夹板的左右两边各设计有三个长度一致的绑带穿孔，在夹板的中部偏腕关节的部位设计有一个大约高出于夹板 5 mm 的长方形凸起结构，在其两端分别设计有两个螺丝孔（内镶有金属螺帽，便于与夹板相连接，构成微牵引模块），并在其左右两边各设计有两个凸向两侧的锐角齿状结构（微牵引结构的重要组成部分）。

手掌部位掌侧夹板和背侧夹板的整体结构线条与人体手掌部位掌侧的解剖结构相符合，大致分为两个部分：贴合部和微牵引组成部。手掌贴合部设计有两个长度一致的绑带穿孔，微牵引组成部有三个长度一致的平行镂空设计，中间的镂空设计较宽，两边各有八个凹向两侧的锐角齿状结构（该部位可与手臂部位掌侧夹板的锐角齿状结构嵌合在一起，形成掌侧的轴向微牵引结构），两边镂空结构可为中间镂空结构因牵引导致的侧向弹起变形提供活动空间。手背贴合部设计有两个较大的绑带穿孔（便于固定绑带的斜行穿过和固定）。微牵引组成部的结构设计与手掌部位掌侧夹板微牵引组成部的结构设计一致，并与手臂部位背侧夹板的锐角齿状结构嵌合在一起，形成背侧的轴向微牵引结构。

为强化固定模块化牵引型小夹板掌侧和背侧的微牵引结构，设计了两个结构尺寸一致的 U 型固定盖，可借助螺丝将其与手掌部位掌背侧夹板和手臂部位掌背侧夹板固定在一起。桡侧和尺侧夹板是两块结构尺寸一致的长形夹板，其上各设计有六个长度一致的绑带穿孔。桡侧、尺侧、掌背和背侧的夹板构成模块化牵引型小夹板的主体结构。

夹板中的四个齿状结构（凸起和凹陷）是发挥轴向微牵引作用的核心设计，且具有衡量轴向微牵引效果的重要参考作用。所有的齿状结构皆呈锐角，保证了轴向微牵引作用的单向不可逆性。每一个齿状凸的底部宽度约为 4 mm，即提示齿状结构之间的每一次相对移动就会使小夹板整体延长了 4 mm，这就意味着轴向牵引了 4 mm。齿状结构之间一共可以相互移动 5 次，即总的轴向牵引距离的理论值为 20 mm。该设计可以相对量化轴向微牵引作用，便于临床的操作和治疗。该设计数值主要是借鉴了桡骨的平均高度和桡骨短缩程度与腕关节功能状态之间的关系。同时，该型小夹板的轴向微牵引作用是间接作用于骨折断端，考虑患肢皮肤和肌肉组织会抵消一部分牵引作用，故将小夹板的轴向牵引总长度做了一定程度的增加。此外，针对手臂部位掌侧夹板和背侧夹板与手掌部位掌侧夹板和背侧夹板设计了四块夹心海绵内衬，提高了小夹板佩戴的舒适性。

3）使用方法

闭合手法将桡骨远端骨折的患肢复位，一助手维持患肢的复位状态，另一助手将安装好的小夹板固定于患肢。手法复位小夹板固定后，拍摄腕关节正侧位 X 线片，骨折必须接近解剖对位，桡骨高度达到 11～12 mm，桡骨掌倾角达到 10°～15°，桡骨尺偏角达到 21°～25°。在治疗的过程中，根据骨折的愈合情况和影像学检查结果依次进行 1～5 档牵引治疗，保持骨折愈合过程有一定的微牵引刺激。

**2. 模块化牵引型小夹板的固定效果测试**

小夹板的固定效果对于骨折复位和愈合至关重要。闭合手法能使错位的骨折得到一定的纠正，然后借助小夹板的固定维持骨折断端之间的位置，为骨折的生长愈合提供良好的空间位置。根据上述设计，设计了模块化牵引型小夹板的固定效果测试实验。

1）材料与设备

实验材料：普通熟石膏绷带（100 mm×2 700 mm）、模块化牵引型小夹板、医用绷带、医用胶带等材料。测试设备：WIRELESS ELF 无线发射器（图 6-5）、薄膜压力传感器（图 6-5）、笔记本电脑等。测试软件：ELF 多通道压力测试系统分析软件。

2）建立固定效果测试系统

薄膜压力传感器的选择：研究表明普通中医小夹板固定时，绷带约束力的最大值为 600 g，约为 5.88 N。薄膜压力传感器的误差值是按照其满量程的百分比计算，故满量程越大，误差值越大。为保证测量数据的精确性，结合小夹板固定绷带压力的相关研究，实验选

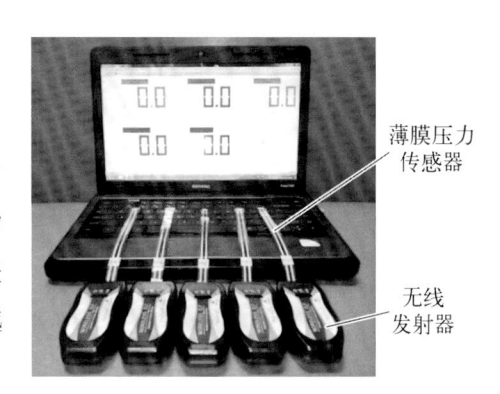

**图 6-5 测量压力的设备**

用标准量程为 0~1 lb（4.4 N）的薄膜压力传感器，并通过标定将满量程调整为 6 N。

薄膜压力传感器的标定：新出厂的薄膜压力传感器的实际测量值和采集的数值之间存在一定的差异，需要通过标定设备进行标定，主要是标定数值偏差是否在精度范围之内、数据整体的线性度是否有变化及零点是否偏移等等，以此保证实际测量值与采集的数值相一致。传感器标定主要选取五个值：0、1/4 满量程、1/2 满量程、3/4 满量程、满量程，标定完毕即可使用。

软件系统的建立：开启 WIRELESS ELF 无线发射器，发射无线信号形成局域网，并通过无线局域网将电脑纳入其中实现数据的实时传送。目前，WIRELESS ELF 无线发射器及配套的 ELF 多通道压力测试系统分析软件仅能在 32 位的 Windows7 系统下运行。

由此便建立了用于采集固定压力数据的系统，可用于评估模块化牵引型小夹板的固定效果。

3）实验方法

对纳入实验的 6 名健康成人上肢分别进行模块化牵引型小夹板固定和普通熟石膏绷带固定。

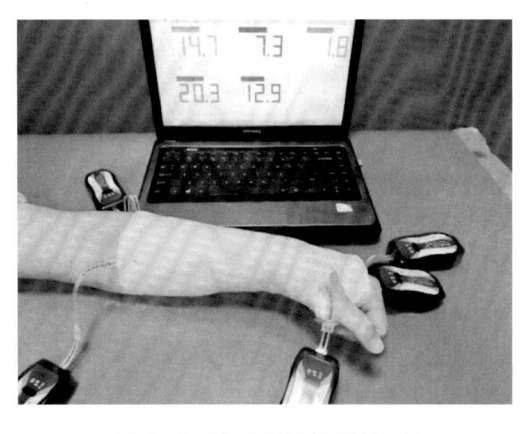

(1) 普通熟石膏绷带固定

健康成人裸露左上肢，在其上肢的桡侧、尺侧、掌侧、背侧近端和远端五个位置分别放置一个薄膜压力传感器，并用胶布加以固定，以防止实验过程中的一系列操作引起薄膜压力传感器的移动，导致采集的实验数据出现偏差。随后，对该上肢进行石膏固定，待固定的石膏充分干燥之后（5~10 min），开启无线发射器，并将之前放置的五个传感器依次接入对应的无线发射器，开启运行装配完毕的压力测试系统，进行数据采集（图 6-6）。

**图 6-6 普通熟石膏绷带固定**

(2) 模块化牵引型小夹板固定

同一批健康成人裸露上肢，分别在其上肢的桡侧、尺侧、掌侧、背侧近端和远端五个位置放置薄膜压力传感器，并用胶布加以固定，以防止实验过程中的一系列操作引起薄膜压力传感器的移动，导致采集的实验数据出现偏差。随后，对该上肢进行模块化牵引型小夹板固定：先将模块化牵引型小夹板的各个组成部件按照对应关系进行组装,围绕上肢缠裹两卷医用纱布作用夹板内衬。随后,由具备模块化牵引型小夹板操作经验的人员按照使用流程进行固定(图6-7)。固定完毕,开启无线发射器,并将之前放置的五个传感器依次接入对应的无线发射器,开启运行装配完毕的压力测试系统,进行数据采集。

4) 压力测试

根据实验仪器的操作流程,开启运行压力采集系统,待5个薄膜压力传感器反馈的数据稳定之后,即可开始数据采集,每秒采集1组数据,每位实验对象每种固定方式共采集60组数据。

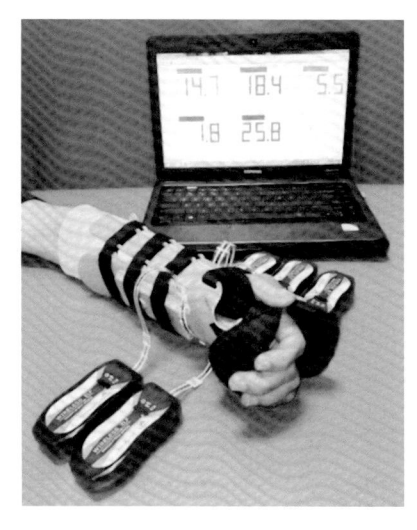

**图6-7 模块化牵引型小夹板固定**

5) 统计学分析

采用SPSS 23.0统计软件对各组数据进行统计、分析,$P<0.05$认为差异具有统计学意义。

6) 实验结果

模块化牵引型小夹板同普通的熟石膏绷带一样具有固定上肢的作用。模块化牵引型小夹板与普通熟石膏绷带在上肢的桡侧、尺侧、掌侧、背侧近远端的固定压力数值见表6-1。模块化牵引型小夹板固定产生的压力数值均大于普通的熟石膏绷带固定产生的压力数值,在掌侧部位没有明显差异($P>0.05$),而在桡侧、尺侧和背侧近远端四个部位均有明显差异($P<0.05$)。此外,在小夹板和石膏固定的过程中(10 min),受试者均未出现末梢血液循环异常现象及明显的受压痕迹和皮肤损伤。

**表6-1 模块化牵引型小夹板和普通熟石膏绷带固定的压力数值比较(单位: kPa)**

| 组别 | 桡侧 | 尺侧 | 掌侧 | 背侧近端 | 背侧远端 |
| --- | --- | --- | --- | --- | --- |
| 模块化牵引型小夹板组 | 4.10±0.43 | 2.37±0.24 | 3.10±0.20 | 5.43±0.28 | 2.12±0.24 |
| 普通熟石膏绷带组 | 1.72±0.24 | 1.66±0.18 | 2.80±0.33 | 3.29±0.45 | 1.35±0.21 |
| $t$值 | 1.858 | 5.934 | 5.937 | 9.933 | 11.662 |
| $P$值 | <0.05 | <0.05 | >0.05 | <0.05 | <0.05 |

7) 实验结论

我们通过固定压力测试证实模块化牵引性小夹板在掌侧的固定效果与普通熟石膏绷带固定没有明显差异,且两者的固定安全性较好,但其在肢体桡侧、尺侧及背侧近端和远端的固定效果及其整体固定效果可靠,且优于普通熟石膏绷带固定。

## 3. 轴向微牵引功能的安全性评价

### 1) 材料与设备

实验材料：模块化牵引型小夹板、手摇式移动滑台、医用绑带、电钻、手术刀、拉钩、克氏针、长形木材、双轴心直线滑轨、锁紧定位滑块等材料。

测试设备：基恩士激光传感器探头、基恩士激光传感放大器、RS-232通讯单元、传感器头连接电缆、台式一体机电脑等（图6-8）。测试软件：串口调试助手（Serial Port Utility）。

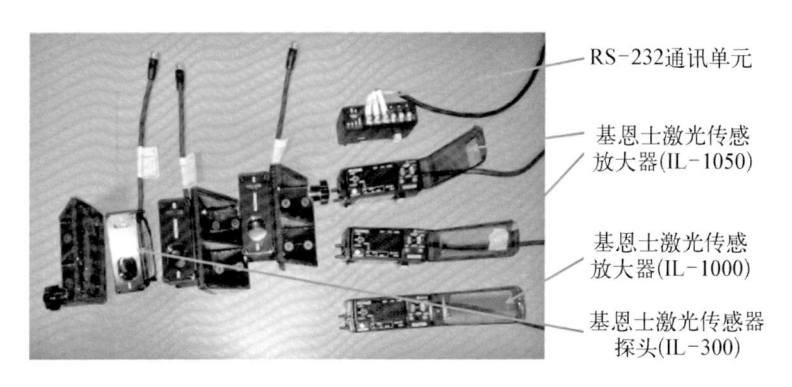

图6-8 测量位移的设备

### 2) 建立安全性评价测试平台

依据健康成人上肢的大致长度和激光位移传感设备的量程，建立一个尺寸约为600 mm×600 mm×450 mm的框架。以图6-9中的基准面为参照平面，鉴于框架的左侧平面和上部平面的共用的一根木条上无法同时安装两条双轴心直线滑轨，故需要在上部平面内侧再加1根长形木材，并安装双轴心直线滑轨和锁定滑块。最后，借助设计制作好的3个固定支架，将IL-300传感器头固定在锁定滑块上，完成安全性评价测试平台（三维位移测试平台）的建立（图6-9、图6-10）。

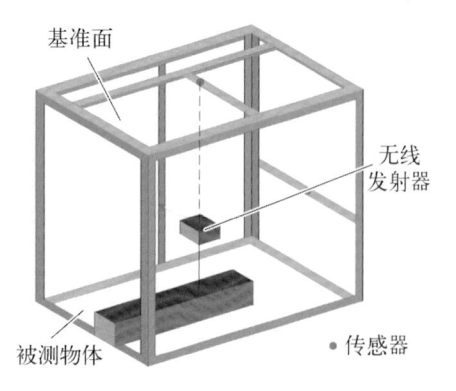

图6-9 三维位移测试平台设计图　　图6-10 三维位移测试平台

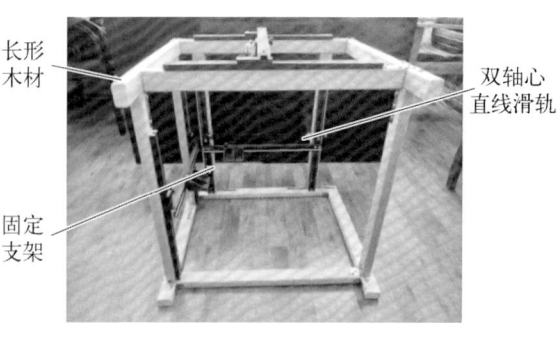

3) 实验方法

将冷冻于-24℃冰柜的人体上肢尸体标本（左侧）取出，在室温下解冻，待标本完全解冻（大约16 h）后进行解剖造模：在桡骨远端桡侧切开皮肤，剥离肌肉、肌腱及筋膜等组织，充分暴露桡骨远端；利用带有直径1 mm钻头的电钻沿矢状面对远端骨折进行打孔，然后通过暴力将其分为两块，形成一处类似外界暴力引起的AO分型中的C1型骨折；通过手法将骨折复位，然后进行创口缝合；待缝合完毕，进行模块化牵引型小夹板中立位固定，在桡骨远端骨折块上插入一根直径1 mm带有标签盒的克氏针作为检测骨折块移位的标记点（图6-11）。

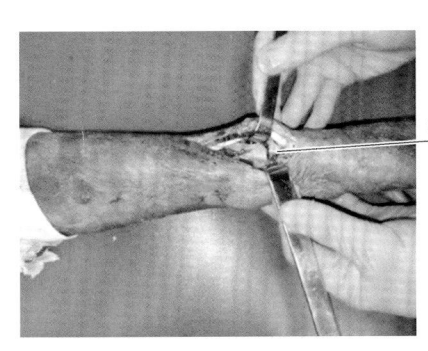

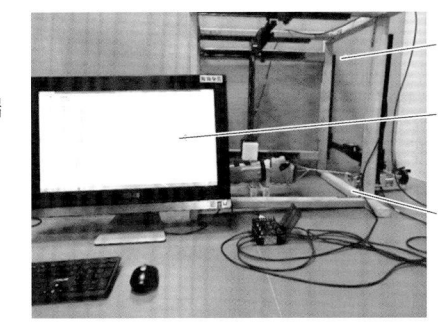

图6-11 桡骨远端骨折模型

图6-12 轴向微牵引功能的安全性评价

将固定好的标本放置于测试平台中，然后开启串口调试助手进行移位数据监测，依据监测的移位数据调整标本的位置，使其位于测试设备的测量范围之内。将小夹板掌部与手摇式移动滑台连接起来，通过手摇式移动滑台依次将小夹板牵拉至1、2、3、4、5档，每次牵拉至对应的档位之后都必须解除移动滑台的牵拉作用，降低对数据采集的影响，然后通过串口调试助手记录骨折断端在掌背侧方向和桡尺侧方向上的移位变化，待所要采集的数据稳定之后，方可进行下一档位数据的采集。根据前期实验的数据变化规律，时间间隔约为30 min，最后将所有数据绘制成移位—时间变化曲线（图6-12）。

4）实验结果

随着小夹板被依次从1档轴向牵拉至5档，桡骨远端骨折块在掌背侧方向和桡尺侧方向上均发生了移位变化。在移位变化趋势曲线图中，正值表示掌侧和桡侧方向的移位，负值表示背侧和尺侧方向的移位。

(1) 牵拉至1档

夹板牵拉至1档，克氏针在掌背侧方向和桡尺侧方向上的移位峰值分别为掌侧移动1.97 mm和桡侧移动1.7 mm，最终移位变化分别为掌侧移动0.99 mm、桡侧移动0.74 mm（图6-13）。

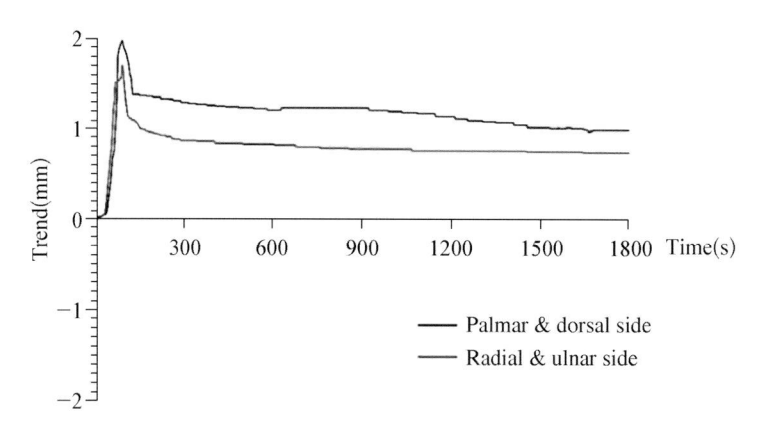

图 6‑13　1 档牵引变化趋势

(2) 牵拉至 2 档

在 1 档的基础上，将模块化牵引型小夹板牵拉至 2 档，克氏针在掌背侧方向和桡尺侧方向上的移位峰值分别为背侧移动 0.88 mm 和尺侧移动 0.73 mm，最终移位变化分别为掌侧移动 0.27 mm、桡侧移动 0.23 mm（图 6‑14）。

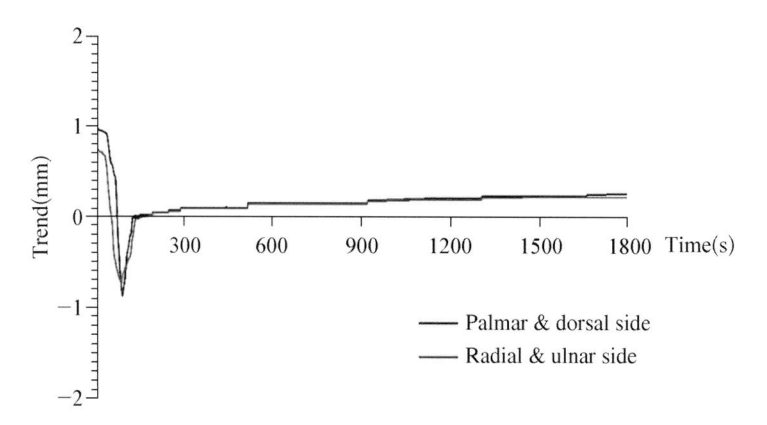

图 6‑14　2 档牵引变化趋势

(3) 牵拉至 3 档

在 2 档的基础上，将模块化牵引型小夹板牵拉至 3 档，克氏针在掌背侧方向和桡尺侧方向上的移位峰值分别为背侧移动 1.12 mm 和尺侧移动 1.07 mm，最终移位变化分别为背侧移动 0.53 mm、尺侧移动 0.43 mm（图 6‑15）。

(4) 牵拉至 4 档

在 3 档的基础上，将模块化牵引型小夹板牵拉至 4 档，克氏针在掌背侧方向和桡尺侧方向上的移位峰值分别为掌侧移动 0.64 mm 和桡侧移动 0.67 mm，最终移位变化分别为掌侧移动 0.01 mm、尺侧移动 0.11 mm（图 6‑16）。

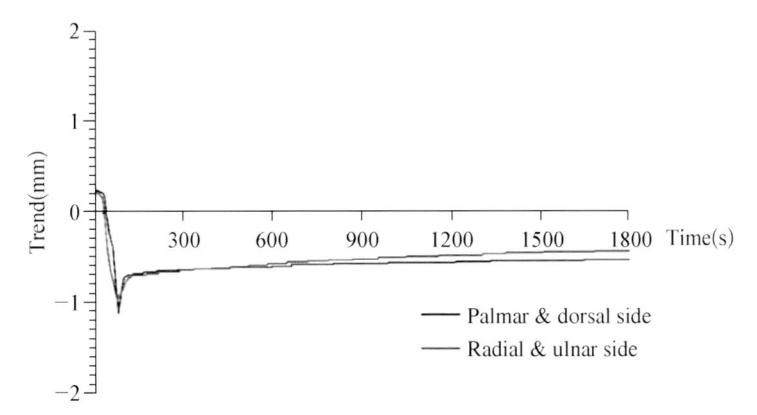

图 6‑15　3 档牵引变化趋势

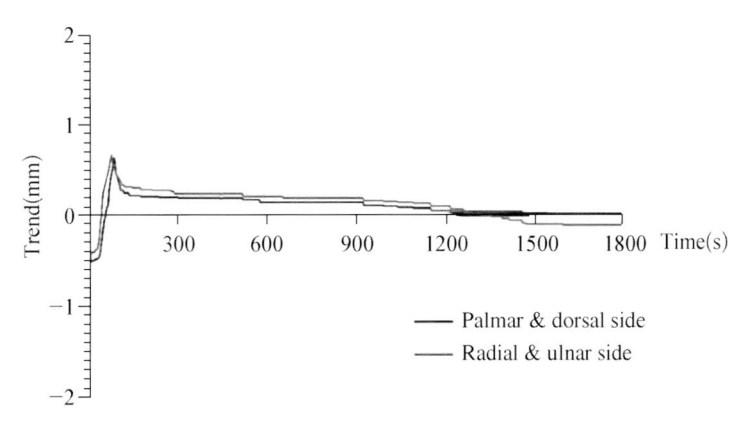

图 6‑16　4 档牵引变化趋势

(5) 牵拉至 5 档

在 4 档的基础上，将模块化牵引型小夹板牵拉至 5 档，克氏针在掌背侧方向和桡尺侧方向上的移位峰值分别为掌侧移动 1.03 mm 和桡侧移动 0.79 mm，最终移位变化分别为掌侧移动 0.28 mm、桡侧移动 0.04 mm（图 6‑17）。

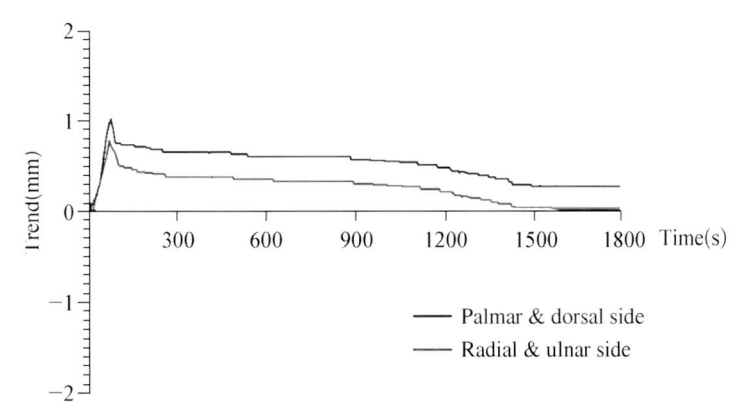

图 6‑17　5 档牵引变化趋势

(6) 移位变化总趋势

在整个牵引过程中，克氏针所代表的桡骨远端骨折块在掌背侧方向和桡尺侧方向上的整体移位变化趋势如图 6-18。通过分析整体移位趋势，我们发现随着夹板牵引长度的增加，其对骨折远端侧向移位的影响逐渐减小。在小夹板从 1 档牵引至 5 档的过程中，克氏针反映出骨折在掌侧、背侧、桡侧及尺侧的移位均未超过 2 mm（若骨折块分离大于 2 mm，则会增加腕关节局部应力，引起应力分布不均，甚至导致关节疼痛或者骨折畸形愈合），掌侧方向和桡侧方向总移位差值超过了 2 mm（图 6-18）。

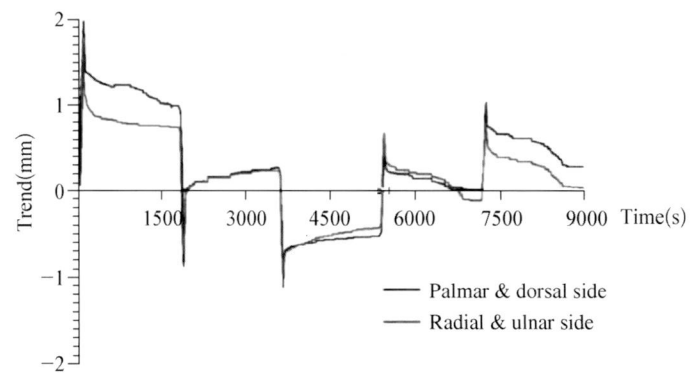

图 6-18 克氏针整体移位变化趋势

5）小结

在实现模块化牵引型小夹板轴向微牵引功能的同时，还必须评估其可能在掌背侧方向和桡尺侧方向上所引起桡骨远端骨折块掌的移位变化，保证小夹板固定治疗桡骨远端骨折的安全性。相关研究表明：若骨折块移位大于 2 mm，则会增加腕关节局部应力，引起应力分布不均，甚至导致关节疼痛或者骨折畸形愈合。研究人员通过轴向微牵引功能的安全性评价实验证实模块化牵引型小夹板在桡骨远端骨折块掌背侧方向和桡尺侧方向上引起的移位变化均小于 2 mm，满足功能复位的要求，具备使用的安全性。但是，其总移位差值的最大值超过了 2 mm，则提示在应用小夹板微牵引功能的过程，一定要沿着轴向进行牵引，以免牵引方向偏离轴向引起较大的骨折移位。

固定在中医骨伤小夹板治疗骨折的过程中发挥着至关重要的作用，任何关于骨伤小夹板的研究都是基于这一关键点开展的。确切稳定的固定效果是小夹板发挥治疗作用的前提，也是实现小夹板治疗功能多样化的基础。

模块化牵引型小夹板是基于传统中医骨伤小夹板和前期设计制作的可塑性夹板，同时借鉴模块化设计的理念设计的一种新型骨伤小夹板。模块化牵引型小夹板的掌背侧夹板由四块夹板构成，并且同一部位（掌侧、背侧）的两块夹板又通过齿状设计连接成为一块夹板。这一设计会影响模块化牵引型小夹板的固定效果，固定压力测试则能够为这一设计提供相应的数据支持，保证固定效果的可靠性，也利于后期设计方案的改进和临床试验。

无创轴向微牵引是模块化牵引型小夹板的一个重要功能，该作用是借助模块化牵引型小夹板中的齿状结构实现的。在此次试验中，研究人员是借助牵引方向稳定的移动滑台实施小夹板的轴向微牵引功能，其对骨折块在掌背侧方向和桡尺侧方向上的移位变化影响较少，而在后期的临床应用中，将由医生通过徒手拔伸操作实施小夹板的轴向微牵引功能，其对骨折块移位的影响必将大于移动滑台，最终对骨折块移位的影响如何，骨折块具体的生长状态是否良好，则需要通过临床研究进一步验证。

研究人员从模块化牵引型小夹板的设计制作、压力测试系统和位移测试平台的建立到相关的生物力学研究三个方面对本项研究进行了总结分析，认为当前的研究工作还存在一些缺陷和不足，需要进一步改进和完善。① 结构设计：在实际佩戴过程中，该型小夹板的外形结构与肢体之间仍存着贴合不充分的部位，这将会导致小夹板固定压力的分布不均，影响整体的固定效果和佩戴舒适性。在进一步的改进工作中，可以利用3D扫描技术获取人体上肢的3D数字模型作为设计蓝本，结合当前应用广泛的拓扑优化技术，对小夹板进行轻量化设计，建立更加符合人体上肢形态的新型小夹板，并在制作方面增添一些质地柔软的材料，提高小夹板佩戴的整体舒适性。② 样本量：桡骨远端骨折虽然多发于中老年人，但在其他年龄段的人群中也时有发生，不同人群的上肢形态和皮肤、肌肉等软组织是不同的，在小夹板固定方面亦有所不同。因此，在后期的研究中需要增加实验对象数量，并覆盖多个年龄段，综合评价该型小夹板的固定效果，并在此基础上设计制作不同型号的小夹板，提高临床疗效。③ 临床实验：微牵引功能及其安全性研究的主要实验对象是尸体标本，其皮肤和肌肉等软组织与临床中的患者肢体不同，在实验结果方面存在一定差异，无法准确评估骨折断端的实际愈合状态。在今后的研究中，可以开展小样本量的临床研究，评估新型小夹板的具体使用效果，为模块化牵引型小夹板的临床使用和推广提供更为科学合理的指导方案。

此次研究内容仅是轴向微牵引功能的模块化设计，是模块化小夹板设计中的一个方案，但其为今后的模块多样化设计奠定了基础。该型小夹板属于结构设计比较容易实现的中立位固定，研究人员后期将会从掌屈、尺偏位和背屈、尺偏位进行夹板结构的设计。此外，研究人员将尝试实现模块化小夹板功能的多样化设计，借鉴当前的纳米技术、电磁、红外线、经皮透药、水凝胶等材料、技术和手段，为该型小夹板增添一些具有治疗和康复的功能模块，从整体上提高其临床疗效。

## (二) 模块化牵引型小夹板的临床研究

在前期的设计的基础上，研究人员完成了模块化牵引型小夹板的设计，本临床研究通过对新型牵引型夹板与石膏固定治疗的对比研究,验证该型夹板的临床效果,为新型牵引型夹板的临床疗效提供客观依据,同时在临床研究过程中发现该夹板的不足之处,针对不足之处提出改良设计的方案,为夹板下一步优化设计奠定基础。

**1. 资料与方法**

1)一般资料

根据查阅以往文献可知,小夹板治疗桡骨远端骨折的优良率为73%,石膏固定治疗桡骨远端骨折的优良率为61%,取 α=0.05(双侧),β=0.2,考虑20%的脱落率,计算得知纳入样本量为72例。

于2017年9月至2018年8月在上海交通大学医学院附属瑞金医院骨科急诊就诊的72例桡骨远端骨折患者,且AO分型为A、B型骨折,其中男33例,女39例,年龄43~83岁,平均62.9岁。所有病例均为闭合性骨折。

运用随机数字表产生的随机序列将72例桡骨远端骨折患者分为新型牵引型夹板组和石膏管型组,每组36例。随机序列被放入按顺序编码、密封、不透光的信封中。每名患者所采用的治疗方法由所形成的随机分配序列产生,随机分配序列被放入按顺序、不透光、密封的信封中,只有符合纳入、排除标准并同意参加试验的患者才能将信封打开接受相应的治疗措施。

2)技术路线(图6-19)

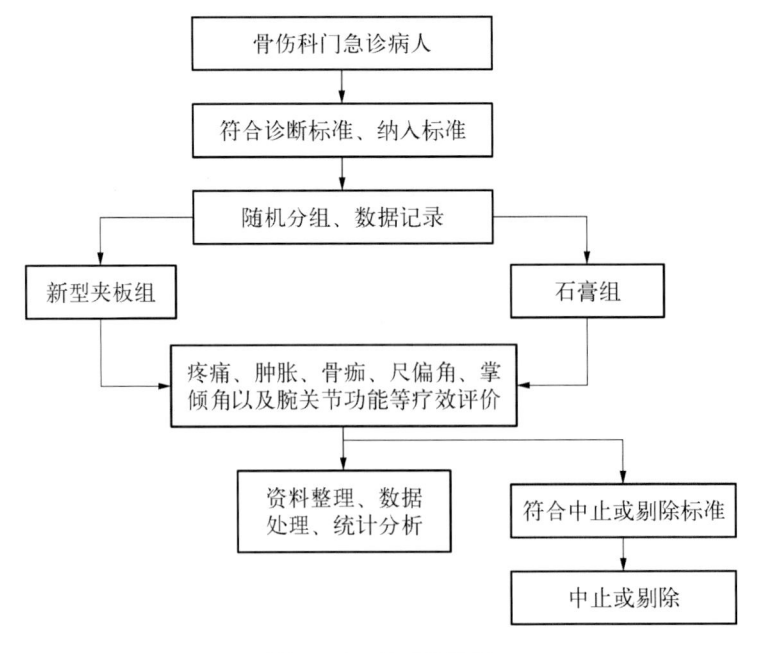

图 6-19 技术路线图

3) 诊断标准

根据第十版全国高等中医院校规划教材《中医骨伤科学》中桡骨远端骨折的诊断标准：患者有外伤病史，腕部肿胀、压痛明显，手和腕部活动受限，前臂旋转受限，移位骨折有典型畸形，屈曲型呈锅铲样畸形，伸直型呈餐叉样畸形，骨折远端向桡侧移位并短缩时，可呈枪刺样畸形。腕关节正侧X线片可提示骨折类型和移位方向。根据外伤史，临床症状体征以及辅助X线片检查可做出诊断。

4) 纳入标准

① 年龄在18~85岁之间，男女不限；② 符合桡骨远端骨折诊断标准的患者，在骨折AO分型属于A型、B型骨折，具体如下：A1：桡骨正常，尺骨损伤均在关节囊外；A2：桡骨关节外的单纯压缩或嵌插骨折；A3：桡骨关节外的粉碎骨折：可以是楔形、嵌插、复杂粉碎骨折；B1：桡骨矢状面部分关节内骨折；B2：桡骨背侧缘部分关节内骨折；B3：桡骨掌侧缘部分关节内骨折；③ 应为新鲜闭合性骨折，并未合并其他部位骨折和接受其他方法治疗的患者；④ 签署知情同意书；⑤ 能积极配合医生并自愿接受随访及做相关评分工作的患者。

5) 排除标准

① 进行桡骨远端骨折手法复位后不能达到功能复位的患者；② 有风湿疾病需长期服用激素以及病理性骨折的患者；③ 有严重心脑血管、糖尿病以及精神类疾病，不能耐受手法复位和外固定的患者；④ 手腕部皮肤发生破损、感染、溃疡，不能耐受外固定的患者。

6) 治疗方法

(1) 手法复位：① 患者取坐位，全身放松，予利多卡因在骨折断端进行局部麻醉（如能忍受疼痛可不麻醉），嘱患者受伤侧肩关节稍外展，屈曲肘关节至90°左右，前臂伸直，掌心向下；② 复位助手握住前臂上段，实施手法复位的医生一手握住患者拇指及大鱼际，一手握住剩余四指，持续对抗牵引2~3 min；③ 然后施术者双拇指置于骨折背侧段，余两手四指相叠托在骨折部位掌侧段，一边拔伸一边上下抖动，矫正重叠移位，使之复位，复位过程中大拇指需反复抚摸骨折断端以了解复位情况；④ 复位完毕后，立即根据分组情况进行夹板或石膏进行固定并立即摄片。

(2) 固定方法及注意事项：① 新型牵引型夹板固定组：首先将夹板外固定的绑带打开并将背侧板、掌侧板牵引模块的牵引档位调至"0"档，后包绕到患肢，拉紧绑带并固定，嘱患者屈肘至90°位，绕后用三角巾进行悬吊置于胸前。患者每天牵拉一个档位，5天牵拉完毕，需到医生处重新归零，并于3天、7天、14天、21天、28天、6周以及3个月复诊随访，6周后拆除夹板并进行功能锻炼。② 石膏管型固定组：骨折复位后,先将前臂包绕一层纸棉,后将石膏绷带从肘关节下 2~3 cm 处包绕到不过掌指关节处,以滚动的方式进行,同时要保持石膏绷带的平整,边滚动边用手抹平,下一层绷带与上一层绷带重叠 1/2 为宜。石膏的厚度以不宜折断为原则,一般为 8~12 层。最后将前臂固定在中立位,屈肘 90°位,用三角巾悬吊。患者于 3 天、7 天、14 天、21 天、28 天、6 周以及 3 个月复诊随访,并在石膏松动,一般 2 周左右予以更换石膏,6 周后拆除石膏并进行功能锻炼。

7) 疗效评定

两组患者分别在固定后即刻、14 天、6 周以及 3 个月后行腕关节 X 线片,测量各组的桡骨高、掌倾角以及尺偏角以及根据 X 线片检查骨折愈合评判标准列表,将骨折愈合过程分为 5 级(表 6-2),比较两组在骨折 6 周以及骨折 3 个月时骨折愈合情况。同时比较两组 0 天、3 天、7 天、14 天的视觉模拟评分 VAS 疼痛指标和肿胀程度分级(表 6-3)以及按照 G-W 腕关节评分系统对腕关节功能进行评价。

表 6-2 X 线片检查愈合评判标准

| 愈合级别 | 评 判 标 准 | | |
|---|---|---|---|
| | 骨折断端 | 骨膜反应 | 骨 痂 |
| 0 级 | 清晰 | 未见 | 无 |
| Ⅰ 级 | 清晰 | 轻度 | 无 |
| Ⅱ 级 | 边缘模糊 | 浅淡 | 少量,密度较浅,边缘不齐 |
| Ⅲ 级 | 边缘接近消失 | 较深 | 量增多,但尚未填满缺损,密度增高,边缘较清 |
| Ⅳ 级 | 边缘完全消失 | 密度近似骨影 | 填满缺损,与骨皮质密度相同并相互连接 |

表 6-3 肿胀程度分级表

| 肿 胀 级 别 | 肿 胀 程 度 |
|---|---|
| 0 级 | 无肿胀 |
| 1 级 | 轻度肿胀 |
| 2 级 | 皮纹消失或静脉条索状改变 |
| 3 级 | 有水泡或触及静脉结节 |

**2. 研究结果**

1) 两组患者一般资料分析情况

新型牵引型夹板组和石膏管型组每组各 36 例,72 例全部进入结果分析。两组年龄、性别、骨折类型等基线资料经统计学处理，差异无统计学意义（$P>0.05$），说明两组基线一致，具有可比性（表6-4）。

表6-4 两组年龄、性别、骨折类型比较

| 组别 | 例数 | 年龄（x±s，岁） | 性别 男 | 性别 女 | 骨折类型 A型 | 骨折类型 B型 |
|---|---|---|---|---|---|---|
| 新型牵引型夹板组 | 36 | 62.36±10.00 | 16 | 20 | 13 | 23 |
| 石膏管型组 | 36 | 63.44±9.43 | 17 | 19 | 15 | 21 |
| 检验值 | | $t=-0.473$ | $\chi^2=0.50$ | | $\chi^2=3.556$ | |
| $P$值 | | 0.585>0.05 | 0.48>0.05 | | 0.059>0.05 | |

2）骨折愈合情况比较

两组在固定6周骨折愈合方面比较有统计学意义（$P=0.049<0.05$），6周时新型牵引型夹板组在促进骨折愈合方面要优于石膏管型组，说明与石膏相比，新型牵引型夹板可促进骨折的愈合（表6-5）。

表6-5 固定6周两组骨折愈合情况比较

| 组别 | 例数 | 0级 | Ⅰ级 | Ⅱ级 | Ⅲ级 | Ⅳ级 | 两组比较$Z$值 | 两组比较$P$值 |
|---|---|---|---|---|---|---|---|---|
| 新型牵引型夹板组 | 36 | 0 | 0 | 21 | 15 | 0 | -1.97 | 0.049 |
| 石膏管型组 | 36 | 0 | 4 | 23 | 9 | 0 | — | — |

两组在3月后骨折愈合方面比较有统计学意义（$P=0.033<0.05$），骨折后3个月新型牵引型夹板组在促进骨折愈合方面要优于石膏管型组，说明与石膏相比，新型牵引型夹板加快了骨折的愈合（表6-6）。

表6-6 骨折3个月两组骨折愈合情况比较

| 组别 | 例数 | 0级 | Ⅰ级 | Ⅱ级 | Ⅲ级 | Ⅳ级 | 两组比较$Z$值 | 两组比较$P$值 |
|---|---|---|---|---|---|---|---|---|
| 新型牵引型夹板组 | 36 | 0 | 0 | 4 | 19 | 13 | -2.13 | 0.033 |
| 石膏管型组 | 36 | 0 | 0 | 9 | 21 | 6 | — | — |

3）疼痛与肿胀结果比较

两组骨折当天的疼痛比较差异无统计学意义（$P=0.378>0.05$），说明两组之间基线一致具有可比性。在第 3、第 7 天的疼痛方面,两组差异有统计学意义($P<0.05$),在第 14 天疼痛方面,两组差异无统计学意义($P=0.40>0.05$),说明在第 3、第 7 天疼痛方面,新型牵引型夹板固定组要优于石膏管型固定组($P<0.05$),但 14 天两组疼痛方面差异无统计学意义($P>0.05$)(表 6-7)。

表 6-7 两组不同时间的疼痛程度比较

| 组 别 | 例数 | 0 天 VAS 评分 | 3 天 VAS 评分 | 7 天 VAS 评分 | 14 天 VAS 评分 |
|---|---|---|---|---|---|
| 新型牵引型夹板组 | 36 | 6.67±1.98 | 3.42±0.80 | 2.25±0.54 | 1.19±0.72 |
| 石膏管型组 | 36 | 7.41±0.41 | 3.92±1.33 | 2.89±0.92 | 1.75±0.79 |
| $t$ 值 |  | −0.51 | −1.931 | −3.60 | −3.12 |
| $P$ 值 |  | 0.378 | 0.005 | 0.002 4 | 0.400 |

两组骨折当天的肿胀程度比较差异无统计学意义($P=0.639>0.05$),说明两组之间基线一致具有可比性。在第 3、第 7 天的肿胀程度方面,两组差异有统计学意义($P<0.05$),在第 14 天肿胀程度方面,两组差异无统计学意义($P=0.601>0.05$),说明在第 3、第 7 天肿胀程度方面,新型牵引型夹板固定组要优于石膏管型固定组($P<0.05$),但 14 天两组肿胀程度差异无统计学意义($P>0.05$)(表 6-8)。

表 6-8 两组不同时间的肿胀程度比较

| 时间 | 组 别 | 例数 | 肿胀程度 0 级 | 1 级 | 2 级 | 3 级 | $Z$ 值 | $P$ 值 |
|---|---|---|---|---|---|---|---|---|
| 0 天 | 新型牵引型夹板组 | 36 | 0 | 16 | 20 | 0 | −0.469 | 0.639 |
|  | 石膏管型组 | 36 | 0 | 18 | 18 | 0 |  |  |

4) 影像学结果比较

两组在骨折复位前、后的桡骨高度相比较差异无统计学意义($P>0.05$),两组之间具有可比性;新型牵引型夹板组复位外固定 6 周后在桡骨高度方面与石膏管型组比较差异亦无统计学意义($P=0.337>0.05$),新型牵引型夹板组与石膏管型组患者外固定 6 周后的桡骨高度变化相比较差异无统计学意义($P=0.078>0.05$),说明两种外固定方式的桡骨高度均稍有缩短,但新型牵引型夹板固定与石膏管型固定在维持桡骨高度方面无明显差异(表 6-9)。

表 6-9 两组桡骨高度比较

| 组　别 | 例数 | 复位前 桡骨高度 (mm) | 复位后 桡骨高度 (mm) | 固定 6 周 桡骨高度 (mm) | 复位后与固定 6 周比较 桡骨高度变化 (mm) |
|---|---|---|---|---|---|
| 新型牵引型夹板组 | 36 | 7.31±1.17 | 9.69±1.08 | 9.23±1.19 | 0.46±0.51 |
| 石膏管型组 | 36 | 7.38±1.13 | 9.94±0.98 | 9.49±0.95 | 0.44±0.39 |
| $t$ 值 |  | −0.247 | −1.027 | −1.036 | −0.440 |
| $P$ 值 |  | 0.731 | 0.820 | 0.337 | 0.078 |

两组在骨折复位前、后掌倾角相比较差异无统计学意义（$P>0.05$），两组之间具有可比性；新型牵引型夹板组复位外固定 6 周后在掌倾角方面与石膏管型组比较差异亦无统计学意义（$P=0.513>0.05$）；此外，新型牵引型夹板组与石膏管型组患者外固定 6 周后的掌倾角变化相比较差异无统计学意义（$P=0.709>0.05$），说明新型牵引型夹板固定与石膏管型固定在维持掌倾角方面无明显差异（表 6-10）。

表 6-10 两组掌倾角比较

| 组　别 | 例数 | 复位前 掌倾角 (°) | 复位后 掌倾角 (°) | 固定 6 周 掌倾角 (°) | 复位后与固定 6 周比较 掌倾角 (°) |
|---|---|---|---|---|---|
| 新型牵引型夹板组 | 36 | −3.71±13.75 | 7.60±3.72 | 7.32±4.91 | 0.28±3.65 |
| 石膏管型组 | 36 | −3.38±10.76 | 7.68±3.73 | 6.73±5.29 | 0.28±3.56 |
| $t$ 值 |  | −0.114 | −0.092 | 0.492 | −0.010 |
| $P$ 值 |  | 0.126 | 0.510 | 0.513 | 0.709 |

两组在骨折复位前、后尺偏角相比较差异无统计学意义（$P>0.05$），两组之间具有可比性；新型牵引型夹板组复位外固定 6 周后在尺偏角方面与石膏管型组比较差异亦无统计学意义（$P=0.932>0.05$），此外，新型牵引型夹板组与石膏管型组患者外固定 6 周后的尺偏角变化相比较差异无统计学意义（$P=0.932>0.05$），说明新型牵引型夹板固定与石膏管型固定在维持尺偏角方面无明显差异（表 6-11）。

5）临床疗效比较

在骨折固定 6 周，对患者腕关节功能按照 Gartland 和 Werley (G-W) 评分进行评价，新型牵引型夹板组要优于石膏管型组（$Z=-2.085$，$P=0.037<0.05$），骨折 3

个月后,两组患者腕关节功能按照 Gartland 和 Werley (G-W) 评分进行评价差异无显著性意义 ($Z=-1.596$, $P=0.110>0.05$)(表 6-11)。

表 6-11 两组尺偏角比较

| 组别 | 例数 | 复位前 尺偏角(°) | 复位后 尺偏角(°) | 固定 6 周 尺偏角(°) | 复位后与固定 6 周比较 尺偏角(°) |
| --- | --- | --- | --- | --- | --- |
| 新型牵引型夹板组 | 36 | 17.64±4.88 | 21.14±1.82 | 20.68±2.57 | 0.46±1.07 |
| 石膏管型组 | 36 | 17.21±3.21 | 21.29±1.60 | 19.99±2.36 | 0.67±1.37 |
| t 值 | | 0.440 | −0.378 | 1.199 | −0.729 |
| P 值 | | 0.058 | 0.245 | 0.932 | 0.161 |

6) 两组患者并发症比较

在整个治疗期间,新型牵引型夹板组无 1 例患者出现皮肤压迫性溃疡或骨筋膜室综合征等不良并发症,而石膏管型组出 3 例皮肤压迫性溃疡(疮疡处石膏予以切除处理)后继续进行治疗;治疗 3 个月后,新型牵引型夹板组有 1 例患者出现患肢腕部晨起肿胀现象和 4 例患者出现拇指活动稍僵硬(与健侧相比),对照组 6 例出现患肢腕部晨起肿胀现象;此外,固定 6 周拆除石膏固定的患者都出现了皮肤严重的干燥(图 6-20),而采用夹板固定的患者皮肤未出现干燥情况,与健侧相比差别不大(图 6-21)。新型牵引型夹板不良并发症少于石膏管型组,说明新型牵引型夹板与石膏管型治疗都存在不同程度的并发症,但在较严重并发症方面发生率少于传统石膏管型固定治疗。

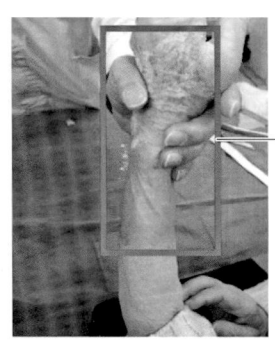

图 6-20 拆除石膏固定的手臂

图 6-21 拆除夹板固定的手臂

3. 小结

新型牵引型夹板是在前面几代夹板不断改良优化而来的,其中加入牵引功能模块的设计更是其亮点所在,通过不断地拔伸牵引,既促进了骨折的愈合又加快了局部肿胀的消退。此外它还具有以下特点：① 可调性：可根据患肢的肿胀程度实时调节外固定带的松紧程度，避免了压疮以及骨筋膜室综合征的出现；② 透光性：新型牵引型夹板具有良好的 X 线透光性，与石膏相比可以清晰地观察骨折愈合的情况；③ 舒适性：新型牵引型夹板具有透气，柔软舒适的特点，36 例试验组病人均非常满意。通过石膏的对比研究我们发现，新型牵引型夹板具有良好的固定效果，在桡骨高、掌倾角以及尺偏角方面与石膏相比无明显统计学意义（$P>0.05$），此外，与石膏管型固定相对比，新型牵引型夹板可以减轻患肢的疼痛以及肿胀程度，有统计学意义（$P<0.05$）；在骨折固定 6 周后，新型牵引型夹板组的患侧腕关节功能按照 Gartland 和 Werley 评分（G-W 功能评定）要优于石膏管型组，骨折 3 个月后，两组患侧腕关节功能按照 G-W 功能评定评分差异无明显统计学意义，说明新型牵引型夹板可以较早的改善腕关节的功能，减少骨折带来的不便，并且通过合理的功能锻炼以及中药熏洗能产生良好的预后。但本次研究的病例数较少且为单中心研究，此外桡骨远端骨折的治疗还会受到手法复位方法以及固定角度位置的影响。

孔博

# 二、拓扑优化小夹板研发

研究人员在前期完成了模块化牵引型小夹板的设计和临床研究，详细总结了新型牵引型夹板存在的不足并针对不足进行了改进设计。在改进设计的基础上，针对其中的突出问题——夹板体积大、笨重，提出了桡骨远端骨折固定夹板的轻量化、个性化设计。在此基础上，利用模块化的思路，进一步增加小夹板固定性能、透气性、贴合度、使用方便程度等特性，设计并制作出拓扑优化小夹板。而后通过临床研究比较了石膏组与该拓扑优化小夹板对桡骨远端骨折的治疗效果，以期依据临床结果及时反哺优化与改进夹板。

## （一）新型牵引型夹板存在的不足及改进设计

### 1. 存在的不足

1）夹板较笨重、不轻便

新型牵引型夹板组较多患者反映该夹板比较笨重，使用起来不是很方便。该新型夹板的重量约为235 g，普通石膏为300～500 g，而高分子石膏约为120 g，与普通石膏相比该新型夹板较轻便，但与高分子石膏的轻便性相比还相差较远。较笨重的结构未来肯定会影响它的推广应用。

2）夹板拇指处设计不合理

根据临床4例患者出现拇指关节的僵硬，分析可能主要有两个原因所致：一是由于掌侧板拇指处结构不合理，较长限制了拇指的运动（图6-22）；二是夹板型号单一，对于老年女性会偏大，也会使拇指关节无法活动。此型夹板比较适用于舟状骨骨折或者桡骨远端骨折伴舟状骨骨折，但不太适用于单纯的桡骨远端骨折。

3）容易牵拉多个档位

临床有随访患者反映牵拉牵引模块时，容易牵拉多个档位或者掌背侧档位牵引不对等，这样既达不到牵引的效果，反而会造成背侧掌侧的位移不对等，不有利于维持骨折断端的稳定。

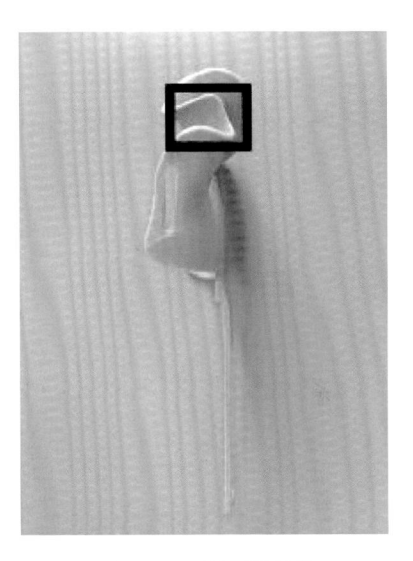

**图6-22 拇指处结构**

4）内衬结构容易产生异味和移位

新型牵引型夹板组有患者反映几周后夹板的内衬海绵容易出现异味，极大影响患者的心情，使患者容易产生抵触情绪。此外在佩戴过程中内衬容易出现移位，跟夹板分离的情况，会造成患者肢体直接接触夹板而出现疼痛，还会影响骨折的愈合。

**2. 针对不足的分析设计**

1）轻量化设计

针对夹板比较笨重的情况，下一步工作将着力从轻量化的角度出发对此型夹板进行改良。重量的减轻，结构的简化可以为夹板下一步的多功能化设计奠定基础，也是未来继续优化的前提。大体轻量化设计的思路如下：首先通过3D扫描技术获取符合前臂解剖结构模型，再利用薄膜压力传感系统和压力分布测量系统获取夹板固定状态下骨折前臂的受力区域和面积及参考数值、非受力区域和面积，并汇总形成压力分布图。根据压力分布图，结合结构拓扑优化技术，研发全新多孔、轻量化新型夹板，并结合3D打印快速成型技术不断改良，最终在此夹板基础上设计一款轻量化牵引型夹板。

2）拇指处结构的设计

对于夹板拇指处不合理的设计，接下来考虑修改拇指处的结构，可以使拇指的掌指关节活动，同时针对较多患者反映夹板较大，整个掌指关节会被固定，会限制掌指关节运动的情况，下一步准备从个性化的角度对桡骨远端骨折固定夹板进行设计。

3) 牵引处结构的设计

为了更好地进行夹板牵引处结构的改良,首先要了解夹板在牵拉过程中的运动情况,因此本研究设计了一个拉力测试平台,测试牵拉新型夹板一个档位所需要的拉力大小。

(1) 实验设备:主要设备为自动牵引拉力测试控制系统以及采集数据信号的计算机。

(2) 实验方法:将自动牵引拉力测试控制系统与计算机连接好,测试是否产生数据;然后将新型牵引型夹板一端固定在自动牵引拉力测试控制系统上,另一端保持不动;通过开关控制自动牵引拉力测试控制系统拉力杆的运动情况(图 6-23)。

(3) 实验结果:通过用自动拉力测试系统牵拉新型牵引型夹板,发现新型牵引型夹板调动一个档位需要拉力的大小 (58.64±4.82) N(图 6-24)。

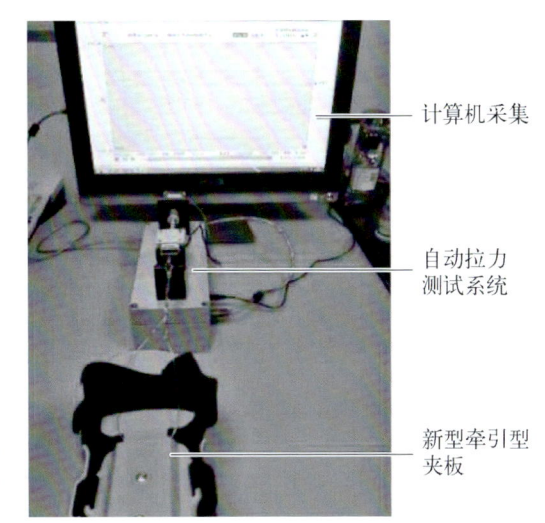

图 6-23 拉力测试平台

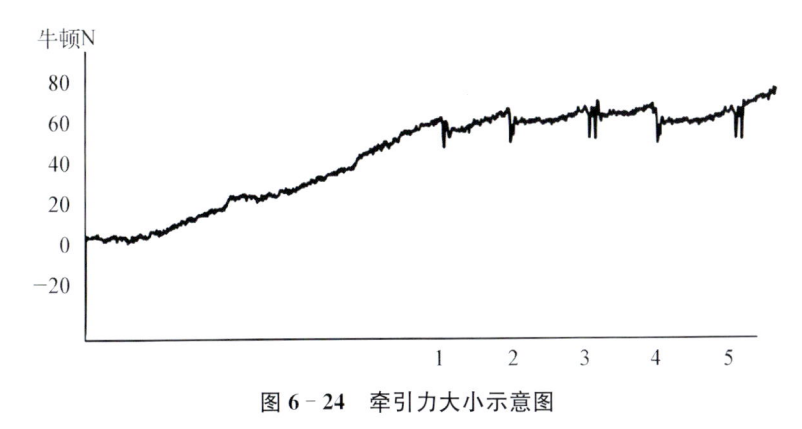

图 6-24 牵引力大小示意图

(4) 实验结果分析:根据实验结果可知调动档位时,需要一个较大的拉力,然而较大的拉力容易产生较大的惯性,导致在临床实际操作中,容易一次性牵引两个甚至多个档位,这样既达不到牵引的效果,反而会造成背侧掌侧的位移不对等,不有利于维持骨折断端的稳定。因此,我们准备在背侧掌侧各加入螺旋控制开关,设 0~5 档,共 6 个档位。当调到"0"档,将无法拉动夹板产生牵引功能,只有调到 1~5 档才能产生与之相对应的牵引功能。这样的设计使得只有控制按钮打开,才能牵引,这样牵引的时候具有良好的稳定性。

4）内衬棉垫的设计

新型牵引型夹板是模块化设计的，内衬与固定板是通过组装完成，这样操作起来更加简单方便，同时还可以节约成本，重复利用，每次使用只需要将固定板清洁消毒，同时更换内衬。但这样的设计会造成内衬与外固定板的贴合性不是很好，临床使用的过程中容易出现漏出变形或移位等情况。鉴于夹板外固定材料属于医用耗材，目前临床实际操作中，重复回收利用难度较大，因此决定将内衬与固定板还是采用一体化设计，将内衬结构完全覆盖夹板的内侧面，这样既可使夹板与肢体良好的贴合又简单美观。同时基于临床实际操作中患者佩戴时间长容易产生异味的情况，我们决定对内衬材料进行改良，采用橡硅胶材料，这种材料质地柔软，对皮肤伤害较小，且对腕关节周围的骨突出部位有缓冲减震作用，是一种与皮肤直接接触的良好材料。

## （二）轻量化、个性化设计

通过新型牵引型夹板的临床研究，研究人员发现了很多问题，但较为突出的是新型牵引型夹板相比较于高分子石膏还是显得体积大、笨重，且型号单一，满足不了桡骨远端骨折10岁左右和60岁左右两个高峰群患者的需求。此外，随着社会经济的不断发展，人们对于医疗产品的期望也是越来越高。因此为了减轻患者在治疗过程中佩戴夹板的不适和"因人施医"通过精确治疗提高疗效，新型牵引型夹板的轻量化、个性化改良是必须首先完成的一步。而进行夹板的轻量化、个性化设计，拓扑优化是一种很好的结构设计方法。

### 1. 设计方法

拓扑优化是在给定的优化目标，约束和边界条件下找到设计领域中的优化材料分布，是结构优化的一种，自Bendsoe首次提出概念以来，拓扑优化在过去的几十年中得到了显著的发展。目前，拓扑优化在许多领域都发挥着非常重要的作用，基于优化方法的拓扑优化，通过连续迭代优化，自动获得满足设计要求的优化设计。

本研究将拓扑优化方法引入到桡骨远端骨折固定夹板的轻量化、个性化设计中来，提出了桡骨远端骨折固定夹板的轻量化、个性化设计与制造方案。夹板的轻量化、个性化设计和制造过程主要包括以下五个步骤：① 选取1名桡骨远端骨折的典型临床病例，通过3D扫描技术获得患肢模型；② 根据临床骨折夹板固定的特点，在患肢体模型上确定夹板结构的设计空间，并将设计空间分为设计域和非设计域两个部分；③ 根据临床经验和生物力学理论，获取在治疗过程中夹板对于肢体压力的位置和方向并测量各部位压力值；④ 在确定好的夹板结构上以设计领域为优化对象，根据力学分析结果，采用拓扑优化方法设计满足夹板的力学性能和患者佩戴要求的轻量化、个性化夹板；⑤ 采用有限元分析的方法对优化结构进行仿真分析，以验证夹板的性能，最终通过快速增材制造技术打印设计好的轻量化、个性化夹板。

**2. 设计过程**

1) 前臂模型的构建

为了获得具有代表性的桡骨远端骨折模型，随机选择一名至上海交通大学医学院附属瑞金医院就诊的桡骨远端骨折患者（图 6-25），考虑到骨折初期患肢会出现肿胀，因此 1 周后待患者的伤侧肢体消肿后再采用 3D 扫描技术对患肢进行扫描，以获取患者伤侧前臂模型。

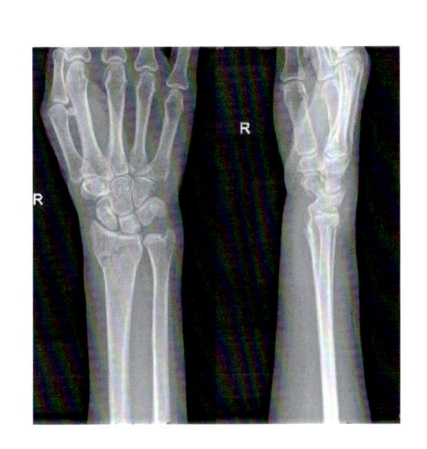

图 6-25 桡骨远端骨折病人的 X 线片

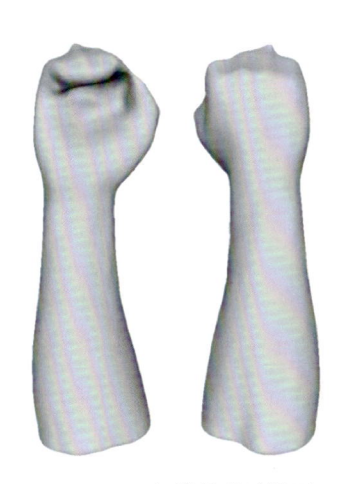

图 6-26 扫描的前臂模型

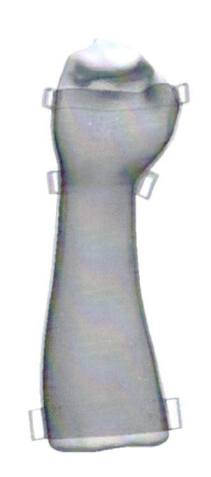

图 6-27 夹板初始设计和扫描肢体模型组合

根据相关文献报道以及临床经验，为了获得最佳治疗效果，扫描时患者的手腕处于中立位状态，扫描范围从手指末端到肘关节的位置。最后将扫描患者模型导入计算机进行修饰处理并以 STL 格式（三角形网格的一种文件格式，文件格式简单，工程领域应用广泛）输出（图 6-26）。

为了满足患者日常佩戴的舒适度以及夹板固定刚度的要求，本研究根据所扫描的患肢模型设计外轮廓夹板的壁厚还是选择与新型夹板厚度相同的 3 mm（图 6-27）。

根据夹板结构的固定方式和受影响肢体在治疗过程中的受力分布趋势，将夹板分为可以进行结构更改的设计区域和固定不允许更改的非设计区域。非设计域的设定为夹板的上下顶端以及腕横纹以上三个宽度为 2 cm 的区域，除去非设计域剩下则都为设计域，另外设计区域和非设计区域的厚度也都是 3 mm（图 6-28）。

(a) 非设计域　　(b) 设计域

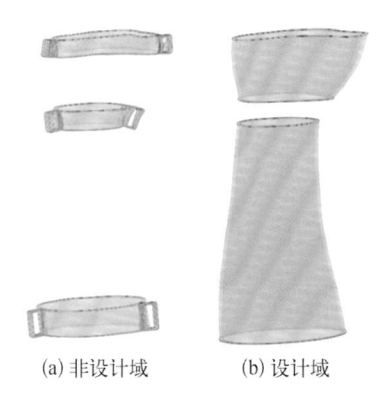

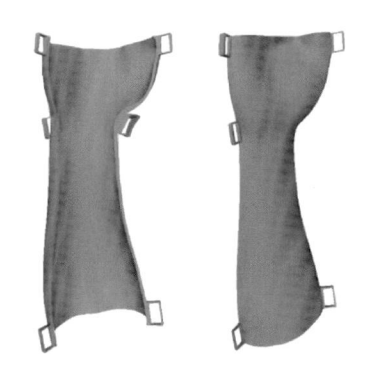

图 6-28　设计域与非设计域

图 6-29　夹板的掌背侧设计模型

同时基于传统小夹板的固定特点,将外轮廓的夹板模型以尺桡骨平面切分为背侧板和掌侧板两个部分(图 6-29),并通过缠绕于两侧凸环结构的绷带进行固定。非设计域要求固定不动,正好可通过绑带来进行固定,因此所有凸环结构均设计在非设计域上且宽度都为 2 cm。接下来获得力学信息以后,导入计算机程序系统,通过在设计域上合理精确计算优化材料分布,以实现轻量化的目标。

2) 生物力学信息获取

(1) 实验目的:获取新型牵引型夹板固定下夹板对于前臂的压力信息,为后期拓扑优化奠定基础。

(2) 实验对象:① 选取已扫描前臂模型的患者;② 本次优化结构设计力学信息获取实验对象选用新型牵引型夹板。

(3) 实验材料:主要设备为薄膜压力传感器、角度仪以及获取力学信息的计算机。

(4) 实验方法:首先将薄膜压力传感器通过无线传输与计算机设备连接,然后将新型牵引型夹板佩戴在受试者的患肢上,将薄膜压力传感器的压力片分别放置在骨折线的远近端、解剖关键部位以及血管神经集中分布区的等 22 个部位(图 6-30),最后将

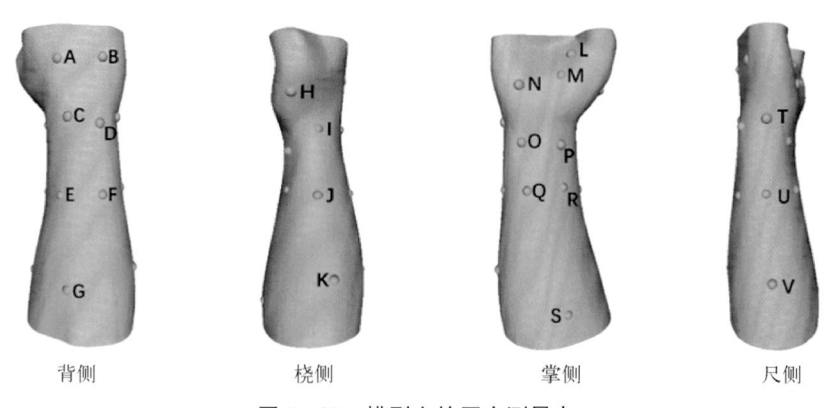

背侧　　桡侧　　掌侧　　尺侧

图 6-30　模型上的压力测量点

绷带固定好，待计算机显示结果稳定时记录力学数据信息（图 6-31）。这样反复测量三次，将三次测量的平均值作为最佳施加力。

（5）实验结果：全部测量完毕后，将所获得的力学信息汇总整理，力的位置及大小如下（表 6-12）。

接下来将力学信息导入计算机系统，运用有限元分析模拟和计算仿真夹板在实际佩戴过程中的性能。首先假设夹板结构的非设计域部分在受到力时牢固的固定在骨折的肢体结构上，非设计域中的元素节点的所有自由度都是有限的。同时，在每个应力位置沿法向量方向加载相应的力学载荷，这样就构建了有限元模拟的边界条件，所谓的边界条件就是指在求解区域上所求解的变量随时间和地点的变化规律，有限元对结构进行分析计算时，边界条件的施加至关重要，施加什么样的边界条件，就会有什么样的计算结果，边界条件决定计算结果，所以边界的确定为进一步优化分析奠定了基础。

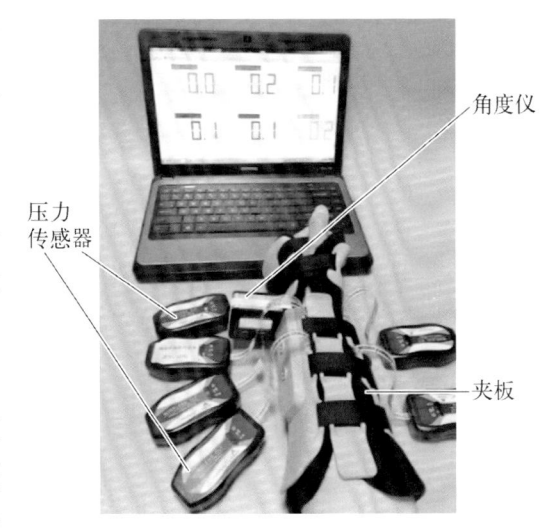

图 6-31 力学信息的获取

表 6-12 标记点的位置与压力值的大小

| 标记点 | 压力值（N） | 位置 |
| --- | --- | --- |
| A | 0.57±0.24 | 第二掌指中点处 |
| B | 0.22±0.01 | 第四掌指中点处 |
| C | 0.31±0.07 | 背侧桡骨茎突处 |
| D | 1.48±0.12 | 背侧尺骨小头处 |
| E | 0.79±0.08 | 背侧桡骨中点处 |
| F | 0.56±0.01 | 背侧尺骨中点处 |
| G | 0.89±0.27 | 桡侧腕短伸肌与指伸肌交角处平桡侧腕短伸肌肌腹最高点 |
| H | 1.12±0.56 | 桡侧第一掌指中点处 |
| I | 1.41±0.51 | 桡侧鼻烟窝处 |
| J | 1.21±0.07 | 桡侧桡骨的中点处 |
| K | 1.56±0.13 | 肱桡肌肌腹最高点 |
| L | 0.52±0.08 | 掌侧第一掌指中点处 |
| M | 1.21±0.09 | 掌侧大多角骨处 |

续　表

| 标记点 | 压力值（N） | 位　　　置 |
| --- | --- | --- |
| N | 1.51±0.29 | 掌侧豌豆骨处 |
| O | 0.06±0.01 | 掌侧尺骨小头处 |
| P | 1.04±0.27 | 掌侧桡骨茎突处 |
| Q | 0.56±0.02 | 掌侧尺骨中点处 |
| R | 0.87±0.02 | 掌侧桡骨中点处 |
| S | 0.64±0.18 | 肱桡肌肌腹最高点与尺侧腕屈肌肌腹最高点连线的中点 |
| T | 0.79±0.21 | 尺侧尺骨小头处 |
| U | 0.54±0.04 | 尺侧尺骨中点处 |
| V | 0.44±0.02 | 尺侧腕屈肌肌腹最高点 |

3）拓扑优化过程

运用拓扑优化方法在满足性能要求下对夹板进行优化设计，以达到夹板材料的最佳分布，具体流程如下（图 6-32）。

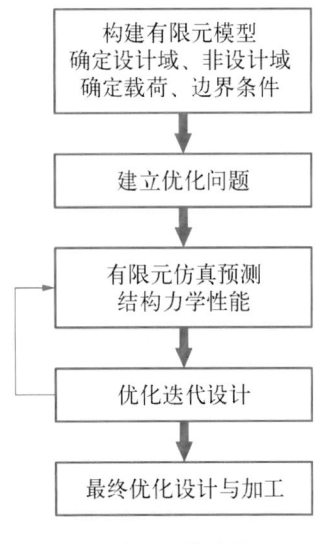

图 6-32　夹板拓扑优化流程图　　图 6-33　轻量化夹板示意图

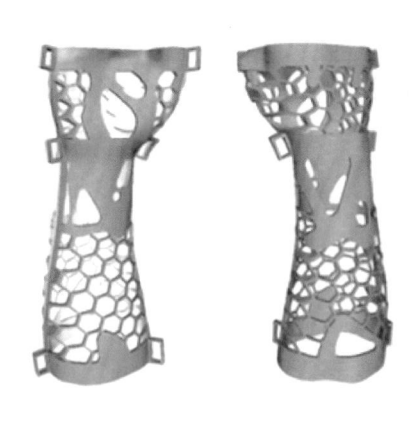

根据上述所构建的边界条件，采用拓扑优化方法，在设计域空间内生成最优载荷路径，最大限度地提高夹板的刚度。再通过使用基于上述优化问题构造的基于密度的拓扑优化程序，计算机程序可以利用优化函数的灵敏度自动获得优化设计，通过连续迭代优化获得设计域中的优化材料分布。最后，根据优化结果，并考虑到舒适性要求，加入六边形结构以优化夹板模型（图 6-33）。

4) 模拟仿真与打印制造

为了测试设计的轻量化、个性化夹板的物理特性，还使用有限元方法来进行静态模拟。在上述边界条件不变的情况下，优化设计的夹板通过有限元模拟所形成的位移分布云图如图 6-34。

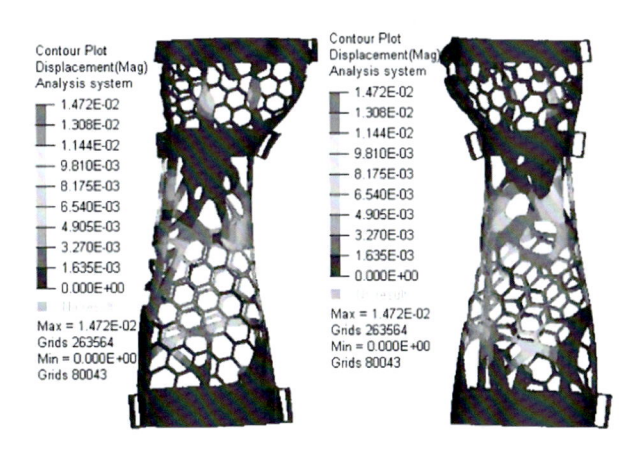

图 6-34 位移分布云图

有限元模拟结果表明，在此边界条件下，结构的最大位移为 0.015 mm。夹板在临床使用过程中的 0.015 mm 变形量完全可以满足临床要求，不会出现因夹板本身形变而出现骨折的移位。

对于轻量化、个性化夹板材料的选择，本研究最终选择聚乳酸（PLA）。PLA 是一种具有生物相容性且可回收的材料，因此可以减少皮肤反应、刺激和可以大大减少污染；另一方面，PLA 价格低廉，使用它打印夹板可以节约医疗成本，减轻医疗压力。基于骨折时效性以及夹板个性化的特点，使用快速增材制造技术打印夹板结构，再在凸环结构上穿入粘贴性的绷带，最终优化设计的成品如图 6-35。

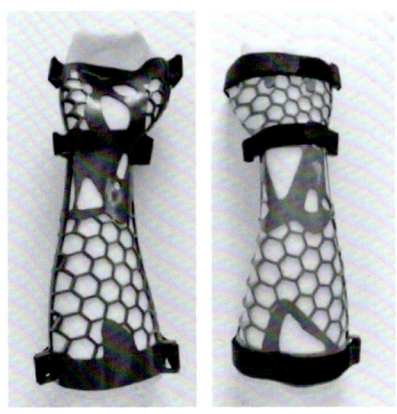

图 6-35 佩戴夹板的手臂模型

接下来将使用 PLA 打印的轻量化、个性化夹板与前期新型牵引型夹板的力学性能和物理特性进行比较（图 6-36）。比较结果显示，该轻量化、个性化夹板只有 136 g，比之前的新型牵引型夹板 235 g 要减重 40% 以上，并且结构的最大位移只有 0.015 mm，符合临床上医疗需求，达到了轻量化设计的目标。

| 夹板类型 | 夹板模型 | 重量(g) | 减重比例 | 最大位移(mm) |
|---|---|---|---|---|
| 新型牵引型夹板 | | 235 | ~ | ~0.01 |
| 个性化轻量化夹板 | | 136 | 42% | ~0.015 |

图 6-36 两种类型夹板的性能比较

## 3. 小结

本研究提出了一种桡骨远端骨折外固定夹板优化流程（图 6-37），包括建立模型、确定夹板结构的设计空间、生物力学信息获取、拓扑优化设计、有限元方法对优化结构进行仿真分析以及通过快速增材制造技术打印设计好的个性化、轻量化夹板。根据有限元模拟结果，设计的轻量化、个性化夹板比前期设计的夹板减轻了 40% 以上的重量，患者佩戴更加舒适、轻便，还可满足临床需求，展现了拓扑优化在医疗夹板领域

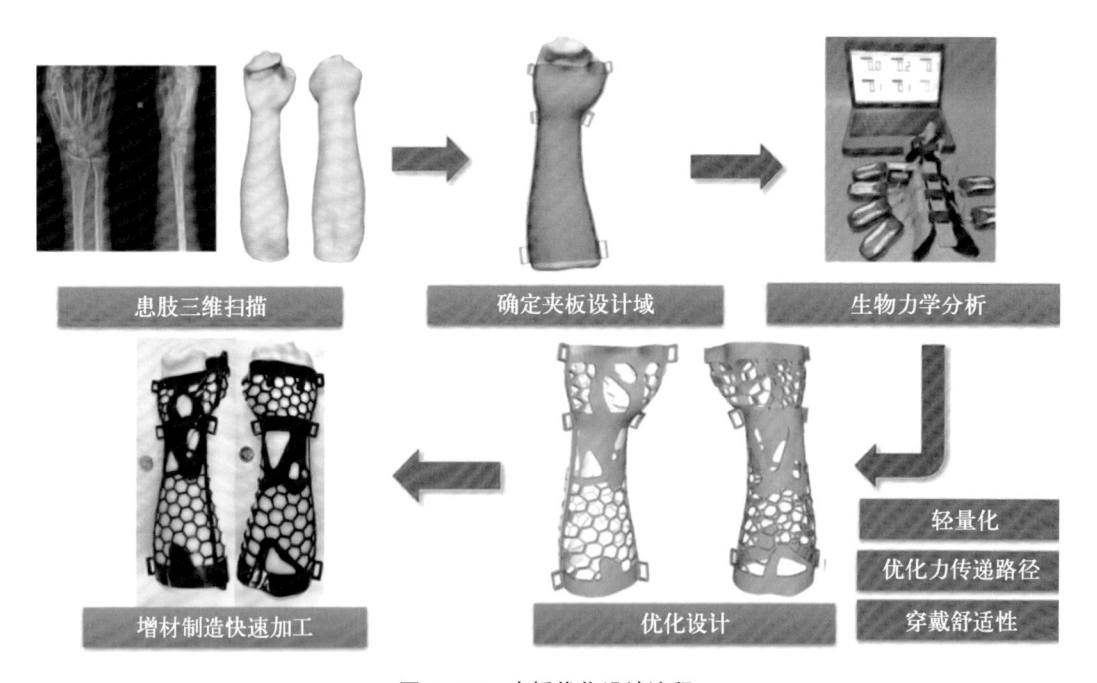

图 6-37 夹板优化设计流程

运用的巨大潜力。此外该优化设计的方法不仅仅只用于桡骨远端骨折夹板的设计，还可用于踝关节以及其他部位夹板的设计。并且该个性化、轻量化夹板由可降解的 PLA 材料打印组成，不仅成本低，而且更环保，这也是其优势所在。但该设计改良的夹板并未进行临床试验，只是通过模拟仿真验证了其可行性，未来将尝试进行该个性化、轻量化夹板的临床研究，验证其临床疗效以及发现是否还存在不足之处，反复进行改良设计。

然而在本项研究过程中也存在不足：① 没有在夹板设计中加入压力垫。在传统的夹板中，压力垫是夹板重要的组成部分之一，放置骨折断端的压力垫，不仅可以防止骨折移位，而且还可以通过夹板的压力来纠正骨折移位，并且通过肢体肌肉收缩，直接将力传导到骨折断端，促使骨折处发生"微动"，有效的促进骨折愈合；② 本文设计的夹板的非设计区域部分假定与皮肤完全粘合和固定，但在实际磨损过程中肯定会存在微动，造成与实际之间存在误差。此外，在有限元分析中，假定施加的力是沿法线方向的节点力，但实际力通常分布在不同的方向上。

因此下一步工作我们将在轻量化、个性化夹板设计上加入压力垫以及功能化模块，进一步完善生物力学获取系统，更加准确的获取夹板固定下的力学信息。同时还要开展生物力学测试以及临床研究，验证其有效性，并在验证的过程中发现问题，解决问题，最终实现医用桡骨远端骨折固定夹板质的飞跃。

## （三）拓扑优化小夹板的设计

研究人员在前期轻量化、个性化夹板的设计基础上，增加了小夹板固定性能、透气性、贴合度、使用方便程度等。本研究利用模块化的思路，继承传统小夹板的功能特性，将小夹板的特性拆分成标准化的模块和个性化的模块，通过建立模型、确定夹板结构的设计空间、生物力学信息获取、拓扑优化设计、有限元方法对优化结构进行仿真分析以及通过快速增材制造技术打印设计好的个性化、轻量化夹板。研究主要改进包括外壳的统计学个性化和拓扑轻量化设计，以及个性化压力垫的设计两大部分。

**1. 拓扑优化小夹板的模块化设计思路**

不同于矫形器，中医小夹板的构成较为复杂，由固定板，扎带，内部衬垫及压力垫四部分组成。小夹板的"动静结合"、"筋骨并重"的特色功能来自各个部件即模块的共同作用，在进行新型改良时，要考虑结构的限制条件和所要实现的目标功能的有机平衡。而模块化是一种将整体的系统拆分成相互独立的模块，通过组合再来实现所需功能的设计思路。因此通过模块化设计思路，将小夹板系统中功能较为单一、设计成本较低的扎带和衬垫进行规范化改良，将承担主要功能的固定板和压力垫进行个性化改进，从而提升生产和设计的效率以及中医小夹板的适应性。

规范化设计：与瑞金医院伤骨科研究所生产的矫形器合作的工厂进行合作，建立标准化模块库，包含轨道、内衬、扎带等，通过预制降低设计的效率，便于夹板设计师根据需要选择和组装，结合个性化的固定板和压力垫快速形成成熟的小夹板系统。作为可拆卸的模块，将扎带和衬垫等易脏污的部件交付于流水线生产，降低制作成本，便于根据患者需要进行更换。

个性化设计：中医小夹板的设计需要考虑到不同患者的个体差异，如手腕周径、常用体位和曲度以及骨折不同类型的固定需要，将固定板和压力垫进行个性化定制，满足不同患者的需求，通过光学扫描设计出贴合体表的夹板，提升佩戴的舒适度。而后进一步，将提取到的压力分布数据，导入有限元软件进行数学运算得出最优结构形态的拓扑优化结果，制作轻量化透气镂空，提高固定的性能，减轻结构重量，节约 3D 打印的材料和成本，同时降低因夹板的压力作用部分区域出现的局部高压，减少并发症的产生。

**2. 个性化数据收集**

1）手型收集

（1）实验目的：常用的三维重建方式为 CT 重建及光学扫描仪，前期本研究采用 CT 重建方式，可以获得更高精度、高分辨率的前臂三维模型及感兴趣的解剖结构用于分析和试验。而临床研究入组的急性骨折患者，往往无法配合进行 CT 重建的工作，有研究表明，光学扫描仪的分辨率虽受制于扫描头的精度和参数，但光学扫描的精细度可以运用于外固定器的制作。因此在进行临床试验时本研究采用便携式光学扫描仪，更简易的操作能更好地提高患者的依从性以及缩短设计流程及生产的时间。

（2）实验方法

① 实验室手型收集：采集地点位于瑞金医院门诊机房，选取一名成年男子志愿者，无既往史，签署知情同意书。使用 64 排 uCT360 机器获取受试者右前臂 CT 图像，图像格式为 DICOM，层间隔为 0.625 mm，共 216 张图，导入 Mimics 软件进行三维重建。

② 临床试验手型收集：采集地点位于急诊骨科诊室，使用 iPad 连接便携式 3D 扫描仪 Structure Sensor 对端坐的患者健侧肢体进行扫描，直接取得患者手部 STL 或 OBJ 模型后，导入 Geomagic 软件进行前期处理（图 6-38）。并将患者手型导入手型数据库，利用 PCA 主成分分析算法建立统计形状模型（Statistical Shape Models, SSM），形成预制夹板模型用于临时固定。

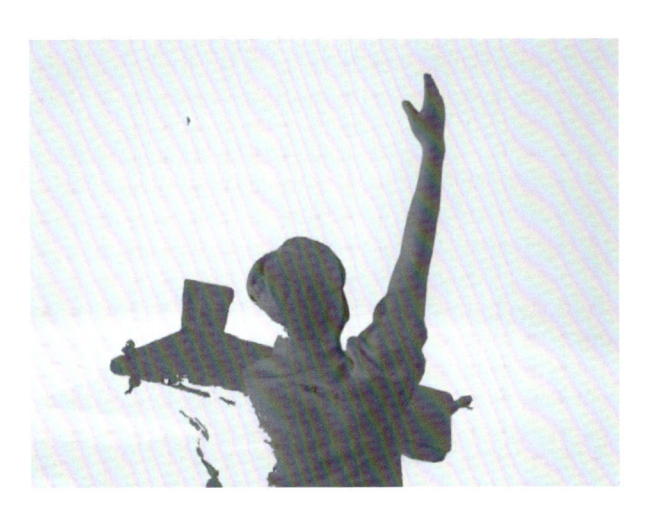

图 6-38　便携式 3D 扫描仪扫描 STL 模型结果

2) 压力分布数据收集及研究

(1) 实验目的：先前的拓扑优化载荷的定位往往根据主观经验，单独利用薄膜传感器采集"点"的压力数据，而获取压力分布数据是获得拓扑优化载荷的前提，通过添加压力测量膜配合薄膜压力传感器，可以由"面"到"点"的读取具体夹板与皮肤之间的夹紧力，客观得出皮肤真实反馈到夹板的作用力和压迫点。从而作为载荷导入计算机进行接触面的结构模拟优化，达到透气目的的同时设计适当的局部加压或减压效果。石膏托即石膏夹板作为临床常用压力性外固定器械作为对照一同进行测试。

(2) 实验方法

① 压力测量膜的使用：2022 年 1 月于病房招募 1 名无既往上肢疾患的成年男性，经量程测试后，选用佩戴量程为 0.5～2.5 MPa 的 LLW 级压力测量膜，将压力测量膜传讯面放置于夹板（石膏）内侧，显色面放置于体表，同时在边角处用力做最大压力的记号，2 min 后即可读出持续压力的数值。

② 佩戴石膏夹板：以 Colles 骨折固定方法为准，流程为，受试者端坐，两位助手维持复位，医师缠绕一层纱布后，将石膏绷带叠放 8 层，浸湿后各放置于前臂背侧及掌侧，背侧板远至第二、三、四掌骨底部，掌侧板远至第一掌骨底部。医师放置石膏夹板时，助手应帮助维持位置。等待石膏干燥，固定压力测量膜于夹板内侧后使用 4 条自粘扎带平行于新型夹板位置捆绑，扎带松紧度应为上下活动不超过 1 cm，受试者 90°肘屈位，前臂做握拳活动，保持 2 min 后拆除夹板（图 6-39）。

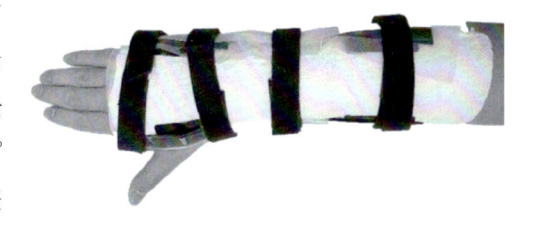

图 6-39　石膏夹板佩戴及测量膜测试

③ 佩戴未镂空的个性化小夹板：以 Colles 骨折固定方法为准，受试者端坐，两位助手维持复位，医师将新型小夹板展开，两侧放置压力测量膜，松弛自粘扎带，将掌侧板轻靠于掌侧，一手维持位置，另一手，将背侧板覆于手背，轻轻按压，调节扎带松紧度为活动 1 cm 为宜，绕紧后，将扎带由中间、近、远的顺序粘好（图 6-40），受试者曲肘 90°，前臂做握拳活动，保持 2 min 后拆除夹板。

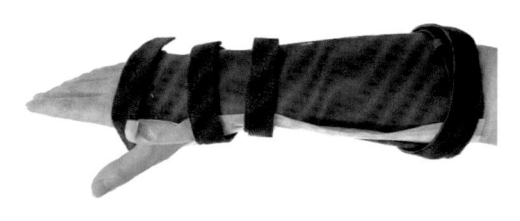

**图 6-40　新型无镂空小夹板佩戴及测量膜测试**

④ 可视化算法进行结果处理：灰度均衡化，因压力测量膜颜色结果细节较多且整体浓度偏淡，难以通过肉眼比色得出准确结果，因此使用扫描仪扫描至电脑（图 6-41a），分辨率均为 600 dpi，根据比色卡可以得出，浓度最深部分即最大压力记号对应压力测量膜最大量程 2.5 MPa，且浓度近似线性均匀分布的情况下，使用软件 Phython2022 利用 OpenCV 算法库将所得图像灰度处理，得到与浓度对应的灰度图，通过算法再进行灰度均衡化，将所得图像浓度及压力大小均匀分布至 0～255 的灰度渐进色范围内，此举能对应量程与热力图的 Colorbar（色阶的颜色栏），可读出估计数值结果（图 6-41b）。

颜色映射算法生成热力图：Matplotlib 是 Python 中类似 MATLAB 的常用数据可视化工具，采用 Matplotlib 及 OpenCV 算法库通过伪彩色处理，根据显色膜的结果生成热力图，计算机视觉中最常用的伪彩色映射算法是 Jet，它具有较高的对比度可以有效突出图像中的细节。热力图生成原理：首先会根据输入的渐进色参数，在内部生成一个 0～255 色值的调色板，算法自动探测图像阈值得到色彩梯度，使得压力分布在数据视觉展示上更明确清晰，通过像素点颜色浓度转化为数值，而后通过 Colormap 算法将数值映射到色彩，用色彩作为另外一个维度的可视化数据（图 6-41c）。

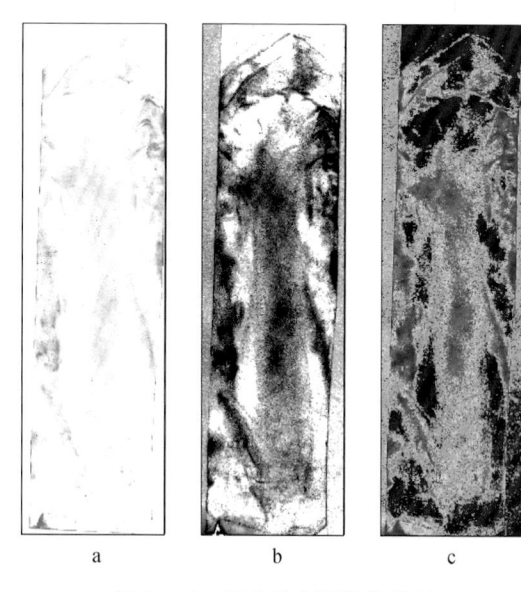

**图 6-41　压力分布可视化处理**

⑤ 薄膜压力传感器的使用：依据压力测试膜算法生成的压力分布热力图，将主要压力作用点标出，利用 DAQ-4CH 四通道薄膜压力测试系统（上海瑞若，精度 1/

1 023）以及薄膜压力传感器 A201-1（TekscanFlexforce，美国，接触面积 0.713 3 cm²）连接至计算机，根据文献确定大致量程，利用标定仪器将量程范围定于 0～10 N，将测力计定于 10 N 后，分别标定 75% 及 25% 时所需的压力，标定四个通道完成后，将传感器圆形膜片分别放置于上述位置，调整夹板的位置和松紧度，通过计算机读取两分钟静息及活动状态时实时监测的压力值大小平均值，读取三次，再取平均值，将此结果作为拓扑优化皮肤反作用力作用与于夹板载荷的依据（图 6-42）。

（3）实验结果

在压力采集过程中，本研究除了采集了新型小夹板的压力分布以外，还制作了石膏托即石膏夹板的压力分布，从图像可以得出，在相同的扎带压力情况下，石膏夹板的压力分布较为不均匀（图 6-43），呈现部分区域存在较高压力，如背侧板掌指关节处尤其是中指关节，桡侧板腕关节桡骨茎突处。通过无显色区域面积可得石膏夹板与皮肤贴合度较差，掌侧板、桡侧板在腕关节腕横纹处，背侧板在前臂尺侧区域容易存在不贴合的情况，进一步确定了石膏夹板存在的问题。

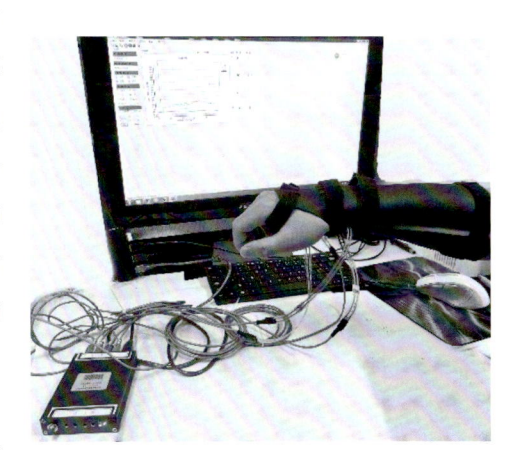

图 6-42 薄膜压力传感器及系统

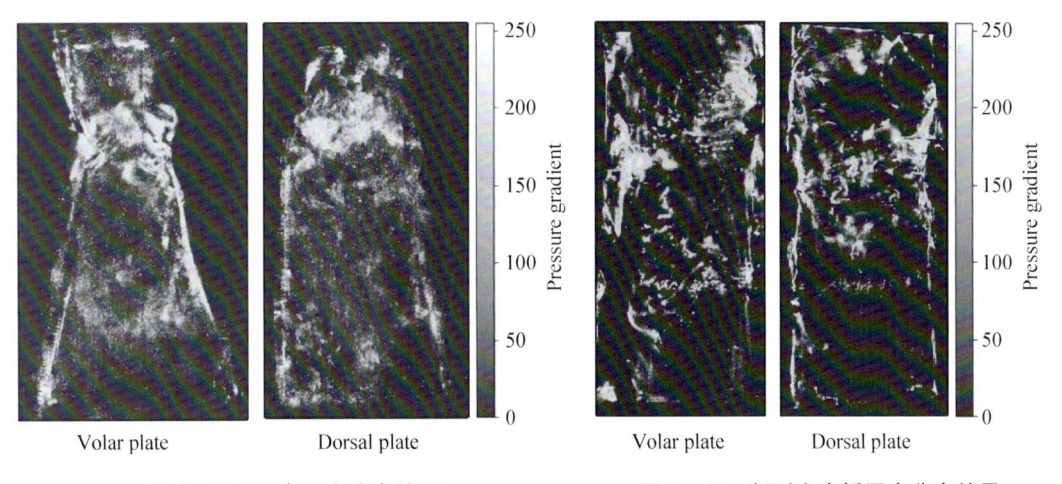

图 6-43 石膏压力分布结果

图 6-44 新型小夹板压力分布结果

而新型小夹板因扫描手型后 3D 打印相对贴合手部，在各个区域压力分布较石膏夹板更为均匀（深蓝的部分面积较大），体现了较好的贴合性改良（图 6-44），当前臂处于活动状态时，前臂形状发生改变，活动后骨性突起处易产生较大压力，可类比于日常活动时局部压迫点的产生,如豌豆骨、尺骨茎突、第三掌指关节、第一腕掌关节等,通过薄膜压力传感器及系统,得出压力数值(表6-13)。

表 6-13 薄膜压力传感器压力测试结果

| 位　　置 | 压力数值（x±s, N） |
| --- | --- |
| 豌豆骨 | 1.28±0.45 |
| 尺骨茎突 | 1.72±0.29 |
| 第三掌指关节 | 0.63±0.60 |
| 第一腕掌关节 | 0.27±0.25 |

**3. 拓扑优化小夹板 CAD 建模设计**

1)实验目的

将手型数据及压力分布数据和数值导入至 CAD 软件中,进行重建和赋值、添加约束和载荷,进行力学模拟运算得出最优结构设计,完成拓扑优化小夹板的建模过程。包括前处理和二次处理(拓扑优化)。

2)模型前处理步骤

(1) Mimics 对图像的处理:将 CT 扫描的受试者数据导入到 Mimics 软件中,进行数据预处理和简单的分割,去除由于 CT 扫描造成的伪影、断层、假结构等问题,以达到对 DICOM 数据进行裁切、修复的目的,进行三维重建,导出为 STL 格式的文件(图6-45)。

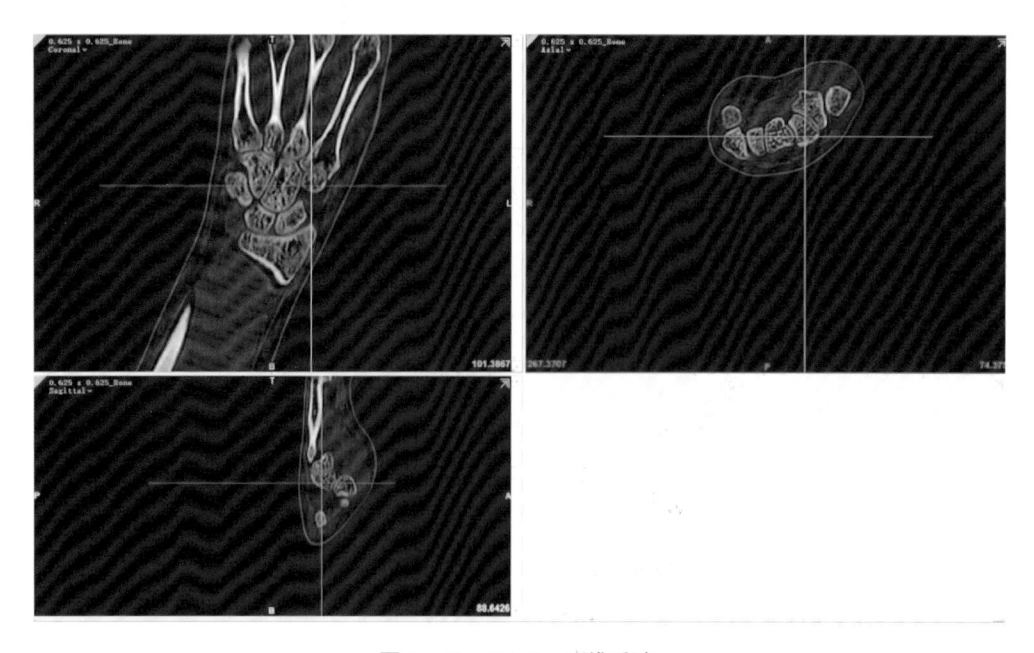

图 6-45　Mimics 三维重建

(2) Geomagics 的软件使用：将扫描仪采集到的点云数据或者 Mimics 重建后的 STL 文件导入到 Geomagic Wrap 中，使用软件自带的自动配准功能进行数据对齐和配准，从而生成一个高精度、全局一致的三维模型。接着，使用 Geomagic Wrap 等多种数据编辑工具，如模型平滑、几何修改、点云剖分等，对数据进行修复、优化和处理，以确保生成的 3D 模型质量达到要求。使用 Geomagic Wrap 的自动化建模和快速建模工具，对肢体进行测量和分析，从而确定矫形器的形状、大小和位置等参数。经前期文献研究数据，敲定夹板的厚度为 2.5 mm，板间空隙为 1~1.5 cm（随患者手臂周径变化），长度根据夹板标准化相关文献随手腕周径大小变化，保证超过前臂腕横纹至肘横纹的 2/3。接着，使用 Geomagic Wrap 的曲面重构工具和复杂曲面设计工具，利用样条边界和抽壳、偏倚等工具对夹板固定板进行建模和设计，裁去多余的材料，生成具有边界的小夹板固定板外壳（图 6-46）。

3）拓扑优化镂空

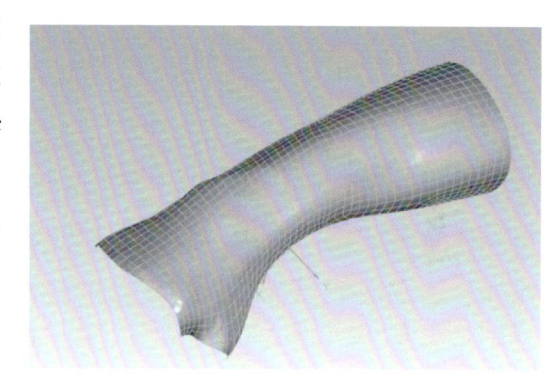

图 6-46 Geomagic 前处理

(1) 划分网格：清理不必要的轮廓线后，设定四面体网格划分参数，最小单元尺寸为 1 mm，增加曲率部分网格密度最小为 0.2 mm，进行自动体网格划分，节点数为 188 009，单元数为 737 761。而后进行网格质量优化，使用如节点移动、单元合并等工具，保证计算结果的稳定性和准确性。

(2) 设定材料和约束：因打印材料为尼龙 PA12，设定弹性模量为 1 700 MPa，泊松比为 0.3，密度为 1.01 g/m²，将四条扎带部分设为约束区域也是非设计区域，并根据压力分布测量结果标定 0.27~1.28 N 的骨骼皮肤反作用力主要位于手掌尺侧，前臂尺侧等 4 个作用点。

(3) 优化目标：设定优化目标为在减少 50% 的体积情况下，皮肤接触高压区域反作用力载荷作用夹板外壳时刚度最大，计算迭代 9 次，收敛精度最低 0.001，取第 9 次得出结果（图 6-47）。

(4) 设计美化：把生成的优化结果模型导出到 Geomagic Wrap 中生成光滑的镂空结构，并在需要结构支撑的部位添加一定的六边形结构补充，在保持透气舒适的情况下进行美观化网格设计。并在非设计域添加轨道，方便扎带通过（图 6-48）。

(5) 拓扑优化后的压力分布测试

将美观设计后的拓扑优化小夹板按照之前方法再次进行压力分布测试，分析拓扑优

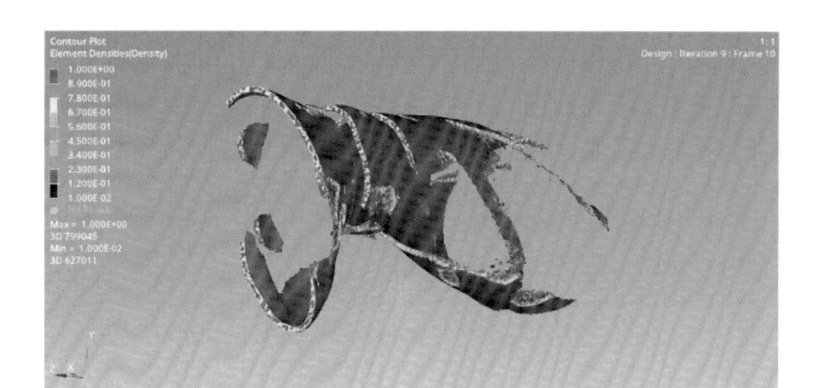

图 6-47 Hypermesh 拓扑优化结果

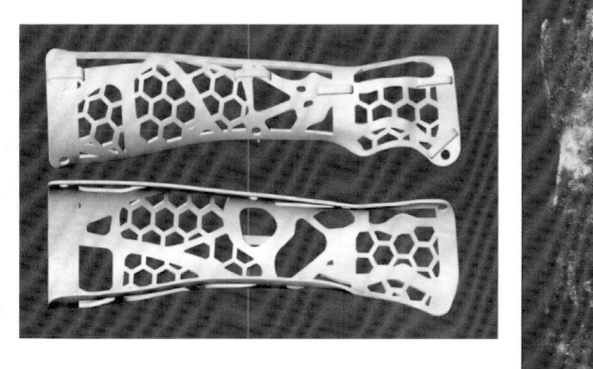

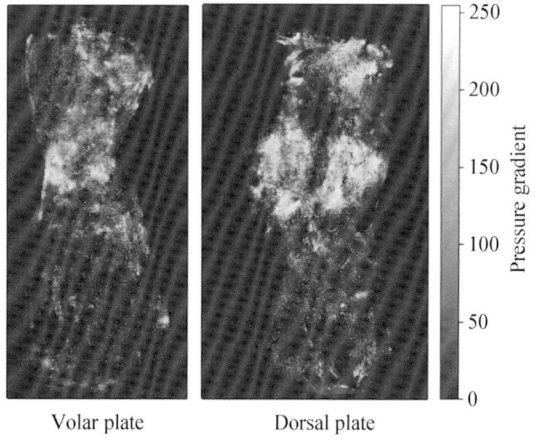

图 6-48 美观设计后的拓扑优化小夹板固定板　　图 6-49 拓扑优化小夹板压力分布结果

化及 CAD 设计后小夹板是否贴合前臂且压力分布是否均匀并集中于损伤部位。因桡骨远端骨折小夹板压垫的放置部位位于腕骨折部并通过压垫增强挤压作用的原理，因此优化后应将压力更为集中于骨折部位，压力分布验证显示（图 6-49），经过优化后的拓扑小夹板，与优化前相比将压力均匀集中于桡骨远端。

**4. 个性化压力垫的制作**

1）实验目的

传统压力垫为纸质偏多，是由毛头纸反复折叠而成，但堆叠后的纸成立方体形状，长期使用易造成边缘压迫过强。于是有研究曾使用 3D 个性化压力垫进行桡骨远端骨折的固定，效果。因在骨折愈合过程中，手腕形态因移位、肿胀、体型、萎缩为一个动态变化的过程，每次复诊时，理论上应更换适宜的拓扑优化小夹板，但本研究通过更换压力垫不更换夹板来节省每次复诊制作的成本。因此需要有办法去体现每次复诊手臂的变化，将变化的空隙和骨科医生的意见综合考虑，并快速制造所得到的压力垫形状结果，本研究提出了点云配准算法以及相对曲面展开算法。前者可准确地得到首次和复诊时的前臂模型之间空隙的变化结果，后者则可以将结果展开后，生成很薄的 3D 打印模具，较低的厚度意味着打印时间的缩短，相较于重新打印一副夹板，这有利于节省患者等待的时间。研究表明，纸压垫是具有非线性及粘弹性的材料，与软组织具有一定的生物相容性，从而加强了"筋能束骨"的作用。于是本研究同样使用具有非线性及粘弹性的食品级硅胶，结合 3D 打印模具快速制造个性化压力垫。

2) 点云配准算法

将扫描到的手模型 STL 格式文件导入软件中，与首次复诊的模型文件进行配准，目的是将方向不一的模型匹配到几乎重合的位置以得出不同时间前臂的形状变化。

图 6-50a 为首次患肢的表面点云和复诊患肢的外表面点云的点云配准算法。给定首诊患肢点云 $\mathcal{X} = \{x_i\}$，$i=1,\cdots,M$ 和复诊患肢点云 $\mathcal{Y} = \{y_i\}$，$i=1,\cdots,N$，$x_i$，$y_i \in \mathbb{R}^3$ 代表点云中某点的三维坐标。点云配准算法的目标是对首诊患肢点云进行刚体变换使其与复诊患肢点云的重合程度尽可能高。

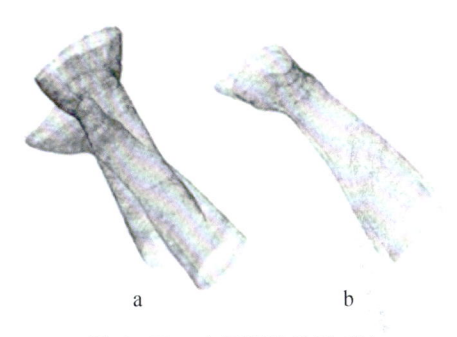

图 6-50 点云配准前后对比

点云配准算法采用全局最近点迭代算法 (GO-ICP)，GO-ICP 算法将最近点迭代算法 (Iterative Closest Point, ICP) 与搜索三维运动空间 SE（3）的分支定界方案 (Branch-and-bound, BnB) 相结合，有效提升了 ICP 算法的计算效率，并且能够保证得到最优配准解。

GO-ICP 算法求解首诊患肢曲面点云和复诊患肢曲面点云的最优变换，最小化代价函数 $E(\boldsymbol{R}, \boldsymbol{t})$。使得两曲面尽可能重合便于后续曲面相对展开算法进行实现。计算后首次患肢点云和复诊患肢点云的配准结果如图 6-50b 所示。

$$E(\boldsymbol{R}, \boldsymbol{t}) = \sum_{i=1}^{M} e_i(\boldsymbol{R}, \boldsymbol{t})^2 = \sum_{i=1}^{M} \left\| \boldsymbol{R}\boldsymbol{x}_i + \boldsymbol{t} - \boldsymbol{y}_{j^*} \right\|^2$$

$$j^* = \underset{j \in \{1,\cdots,N\}}{\operatorname{argmin}} \left\| \boldsymbol{R}\boldsymbol{x}_i + \boldsymbol{t} - \boldsymbol{y}_j \right\|$$

3) 相对曲面展开算法

以配准后的首次患肢模型和复诊患肢模型之间的空隙为依据，使用相对曲面展开算法将配准的两曲面进行相对展开，即首诊患肢外表面的即小夹板的内表面展开为平面，复诊患肢的外表面相对于小夹板的内表面进行展开，曲面相对展开算法通过取点近似的方式，计算首次曲面点集与复诊曲面点集相对应的各点距离，首次患肢曲面展开成为平面,将首次患肢曲面与复诊患肢曲面上对应各点的距离转化为相对于首次患肢展开平面的复诊患肢展开曲面。相对曲面展开算法得到的曲面如图6-51所示。

图 6-51　相对曲面展开算法

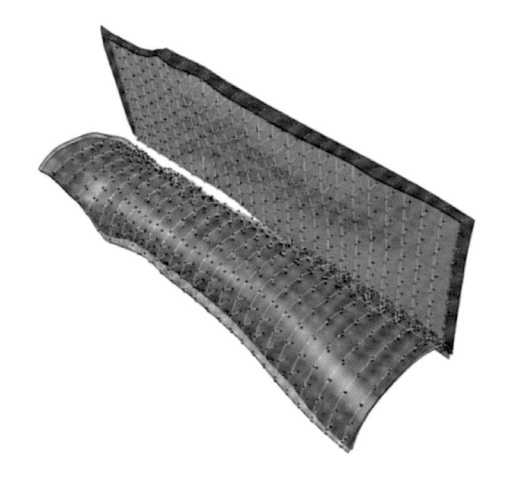

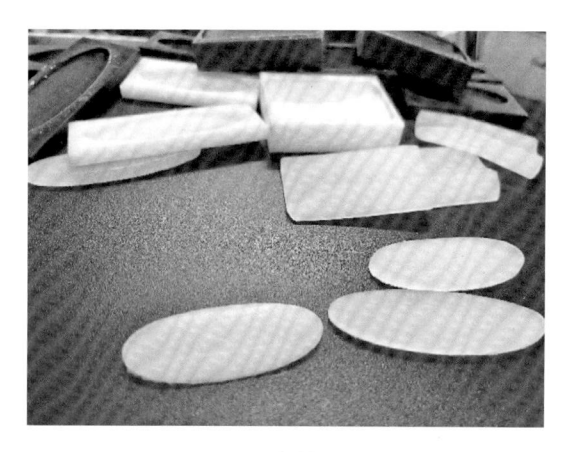

图 6-52　个性化压力垫

后根据结合主治医师诊疗意见,结合患者移位情况,切割后生成个性化压力垫,基于两相对展开曲面,再使用CAD软件快速生成个性化压力垫模具。使用光固化3D打印机及光敏树脂快速制造模具,采用食品级0度硅胶,邵氏硬度20~30度,配合速干剂在80度条件下可10 min成型(图6-52),将生成的个性化压力垫与轻量化夹板进行装配。

**5. 拓扑优化小夹板的有限元结果验证**

1) 实验目的

有限元分析(finite element analysis, FEA)是一种工程计算方法,它是基于数学和物理原理,通过将复杂的实际结构离散成小的、简单的单元,利用有限元理论建立整个结构的数学模型,进行数值计算,最终得出结构的应力、应变等力学特性。在有限元分析中,结构被分解为许多小的有限元单元,每个有限元单元都是由简单几何图形组成的,如三角形、四边形、棱柱形、三棱柱形等。通过对这些单元的划分和组合,形成了整个结构的离散模型,该模型可以描述结构内部的应力和变形状态,从而可以通过模拟不同条件下的加载情况,预测结构在实际应用中的性能和行为。

本研究通过ANSYS Workbench 17.0软件通过静力学有限元模拟患肢手掌受到轴向拉力以及径向撞击时新型小夹板是否能够满足固定功能并保证结构安全。在3D打印前快速有效地设计和优化结构,以满足不同应用需求,并降低设计、生产成本和风险。

2) 有限元模型建立及赋材料

拓扑优化结束后，从 Geomagic Wrap 软件中导出实体模型至 ANSYS Workbench 17.0 软件中，赋上节提及的尼龙 12 的弹性模量、泊松比和密度（图 6-53）。

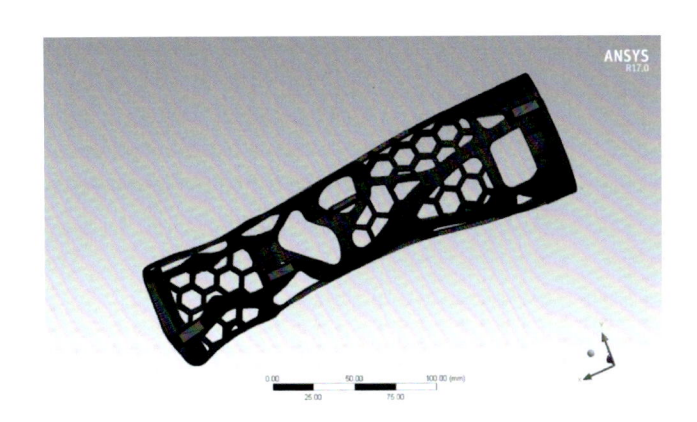

**图 6-53　ANSYS 进行有限元分析**

3) 约束载荷

(1) 模拟患肢手掌受到轴向拉力时夹板是否能够满足固定功能并保证结构安全。载荷条件：夹板后端固定约束，前端施加轴向方向的 100 N 集中力（图 6-54a）。

(2) 模拟患肢手腕处受到径向撞击时夹板是否能够满足固定功能并保证结构安全。载荷条件：夹板前端和后端固定约束，手腕处施加径向方向的 100 N 集中力（图 6-54b）。

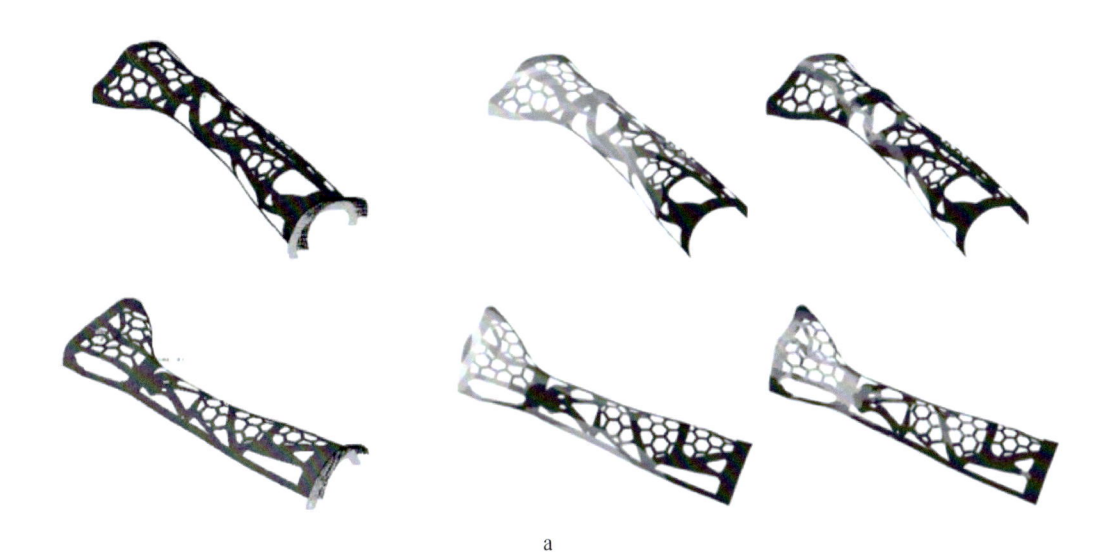

a

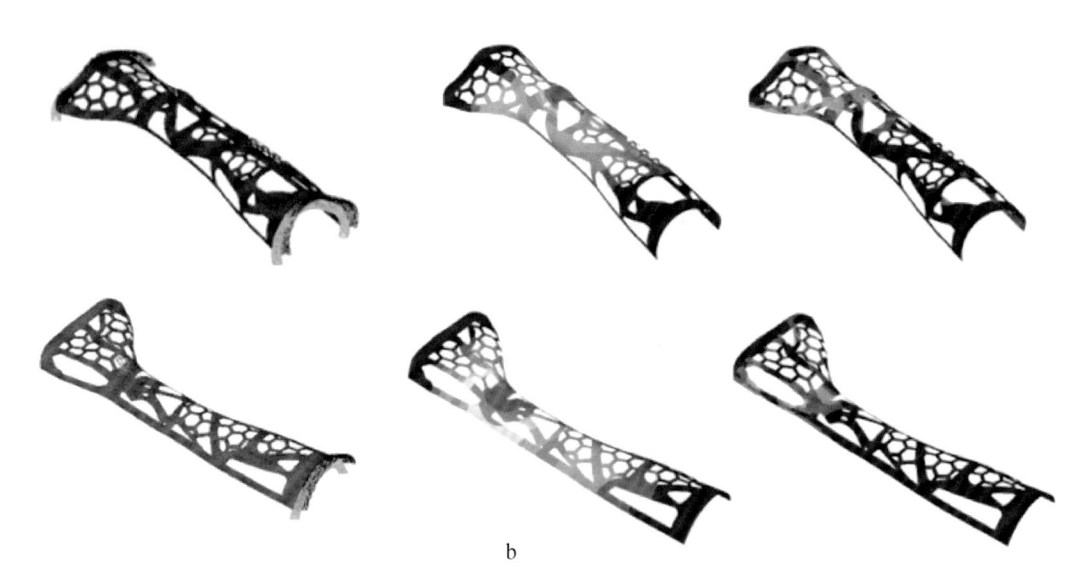

图 6-54 新型小夹板安全性有限元结果

4) 实验结果

采用 ASTM D790 测量方法（未加强和加强塑料与电气绝缘材料的弯曲性能的标准试验方法，适用于刚性及半刚性材料），新型桡骨远端骨折医疗夹板的力学仿真结果（图 6-54 与表 6-14）显示该夹板在给定工况下位移满足使用功能要求、所受应力能够保证结构安全。

表 6-14 给定工况下新型小夹板安全性有限元结果

| 工 况 | 夹板材料 | 最大位移（mm） | 最大应力（MPa） | 最大负荷（MPa） |
| --- | --- | --- | --- | --- |
| 夹板轴向受载 100 N 前端固定约束 | 尼龙 12 | 9.9 | 33.6 | 48（抗拉强度） |
| 夹板径向受载 100 N 前端后端固定约束 | 尼龙 12 | 4.9 | 61.2 | 70（抗弯强度 5%） |

## 6. 拓扑优化小夹板 3D 打印与装配

1) 实验目的

完成拓扑优化小夹板安全性测试验证后，将模型文件导出至 3D 打印前处理软件中，进行 3D 打印生产，选择材料与工艺，完成新型小夹板的制作。

2) 材料选择

在材料方面，根据文献，目前常用于 3D 打印矫形器及矫形器的材料有树脂

(ABS),聚乳酸(PLA),尼龙(PA)等,Chen 等认为 ABS 的拉伸模量超过 2 000 MPa,制成的矫形器可能会产生不适,应使用拉伸模量较低的尼龙为前臂骨折的患者打印腕部矫形器。

新型小夹板材料的选择应考虑到弹性与刚度的区间,刚度过小,则变形过大,产生较大剪应力,不利于骨愈合。而刚度过大则会产生应力遮挡,应力遮挡指接骨板的刚度远远大于骨组织的刚度,几何上十分稳定的坚强固定时骨头收到的重建信息并非正常功能的需求,骨组织长期处于应力较低的水平,在骨折康复的后期,骨组织会因为得不到足够的力学刺激而发生骨质疏松等症状,同时夹板贴合度低,锻炼中产生不了适当的变形,且不能利用弹性力维持固定及纠正残余畸形。所以要做到减少夹板以及石膏等产生骨所承受力学状态的干扰。也就是非功能替代,可提高愈合质量和功能恢复速度。而 3D 打印时,可供选择的材料可大大增加,能够更好地选出适合夹板制作性能的材料,能更好地保留小夹板"动静结合"的弹性固定优势。因此经过筛选,选用弹性模量与骨头相近的尼龙。尼龙 12 弹性模量为 1 700~2 000 MPa,介于松质骨(42.09~1 253.7 MPa)与皮质骨(0.950~15.966 GPa)之间,尼龙 12 密度为 1.01 g/cm$^3$,与皮质骨密度 0.778~1.939 g/cm$^3$ 相似。表 6-15 为尼龙 12 的数据。

表 6-15 尼龙 12 材料属性数据

| 夹板材料 | 抗拉强度<br>(MPa) | 抗拉模量<br>(MPa) | 抗弯强度<br>(MPa) | 抗弯模量<br>(MPa) | 密度<br>(g/cm$^3$) |
| --- | --- | --- | --- | --- | --- |
| PA12 | 48 | 1 700 | 70 | 1 730 | 1.01 |

3)工艺选择

借助交叉学科的能量,设计和选择一种更适用于矫形器打印的 3D 打印工艺,可以大幅提升打印阶段占用的时间,达到快速临床应用的目的。成型工艺方面,常用于 3D 矫形器的成型工艺包括熔融沉积成型(fused deposition modeling,FDM),选择性激光烧结(selective laser sintering,SLS)及光固化立体印刷(stereo lithography appearance,SLA),其中在可接受的细节质量范围内,SLS 的扫描速度较快,可达 3 500 mm/h,SLS 工艺属于粉末床融合工艺系列,可以生产高精度和耐用的零件,可以直接用于小批量生产,无需支撑可直接制造耐高温、抗腐蚀等产品,适合于夹板及矫形器的制作,但材料较为昂贵,因此选用 SLS 作为打印方法时,采用拓扑结构优化能节省材料,节约大量的制作成本。

本研究小夹板制作采用与 SLS 类似的多射流熔融 3D 打印技术(Multi Jet Fusion,

MJF），具有优于 SLS 的生产速度，并给产品提供更大的延展性和弹性，而成本则更低，成型尺寸 800×800×550 mm，层厚 0.06～0.3 mm。PA12 粉末符合美国药典 Ⅰ—Ⅵ和美国食品和药物管理局对完整皮肤表面器械的指导要求，对人体皮肤无伤害。

4）模块装配完成制作

夹板 3D 打印完成后，与多款不同大小的预制衬垫通过魔术贴连接，改为多孔 5 mm 海绵，透气舒适，减少压疮产生。后将工厂生产的柔软弹性较低的魔术贴扎带通过轨道组装完成，个性化压力垫也可通过魔术贴固定于固定板与衬垫内侧，自此拓扑优化小夹板制作完成（图 6-55）。

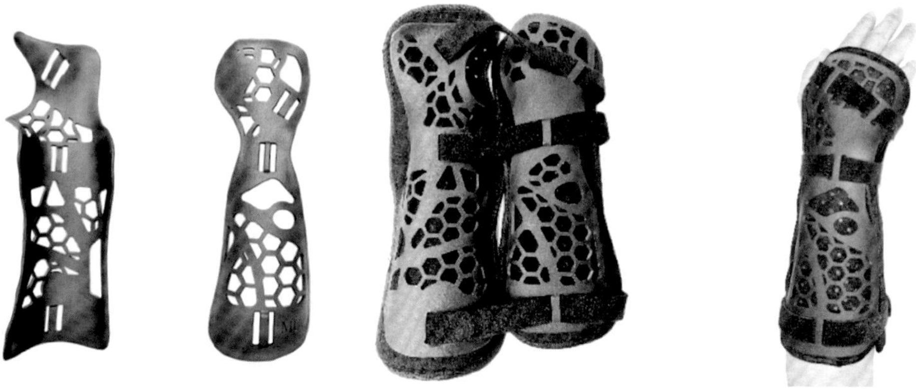

图 6-55 拓扑优化 3D 打印小夹板

### 7. 小结

该部分介绍了拓扑优化小夹板设计思路以及制作过程，其中涉及了光学扫描患肢、患肢三维重建、拓扑优化的压力分布研究、新型小夹板的压力分布数据采集、新型小夹板的拓扑优化设计、个性化压力垫的设计制作、新型小夹板的有限元安全性验证等试验。总体上可以分为数据收集、模型制作、3D 打印三个过程，每个过程均不可或缺。

数据收集分为手型数据收集与压力分布数据收集，手型数据收集是个性化夹板的外形基础，压力分布的收集则是获得拓扑优化轻量化的载荷信息。其中通过压力测量膜简单测试石膏夹板与拓扑优化小夹板，并通过可视化算法进行分析，在压迫点方面，拓扑优化小夹板较石膏夹板局部高压点较少。在压力分布方面，扎带下不同区域压力分布不同，新型小夹板受扎带的压力不均匀分布影响较低，并可通过计算机调整集中应力至骨折部位，可以得出拓扑优化小夹板在贴合度方面具有一定优势，能减少压迫性溃疡等并发症的发病率。

模型制作时，利用 CAD 软件，导入前臂 3D 模型以及压力载荷信息，完成拓扑轻量化，拓扑优化对 3D 打印小夹板来说有以下优点：① 通过优化设计减轻局部压迫点，均匀集中压力于桡骨远端，提高贴合度维持固定性能的同时减少并发症的发生概率。并做了有限元安全性测试，确保新型小夹板的性能达到标准；② 降低 3D 打印成本，MJF 较 SLS 成本较低但仍比较昂贵，一套夹板按体积算成本约为 250 元左右，拓扑优化能很好地降低模型的体积来节约成本；③ 传统夹板往往需要多层纱布进行包裹，包括内部衬垫在内，产生了闷热沉重的缺点，而拓扑优化的镂空增加了透气性，与衬垫的一体化设计使得佩戴舒适度大幅提升。3D 打印本研究未做过多改良，采用了惠普公司的打印技术，因高品质的 3D 打印机存在诸多场地限制和技术壁垒，因此在医院配备 3D 打印机往往许多中小型医院心有余力不足，这限制了 3D 打印医疗器械的推广，今后的研究者应考虑到这个方面。其中除光学扫描、个性化压力垫的制作以外均在临床试验前已经完成，因此为了节约患者随访的时间，光学扫描阶段采用了便携式 iPad 扫描仪，以及通过自动化算法减少了制作 3D 压力垫模具的时间，患者能够更好地配合临床研究，也为今后的量化研究打好基础。

### (四) 拓扑优化小夹板的临床研究

拓扑优化小夹板在保留继承中医的夹缚技术即多片、捆扎、压力垫的功能基础上，结合现代材料学、结构力学、生物力学、计算机算法、3D 打印技术等对各个部分进行改造，开发多个计算机算法结合有限元分析完成了新型小夹板的设计与制作。研究人员在设计的基础之上，依托瑞金平台进行后续临床研究，收治桡骨远端骨折临床患者，进行三个月的随访。比较石膏组与该拓扑优化小夹板对桡骨远端骨折的治疗效果，以期依据临床结果及时反哺优化与改进夹板。

**1. 研究方法**

1）技术路线

临床研究技术路线见图 6-56。

2）样本量计算

综合文献资料及前期临床研究基础此次拟采取的桡骨远端骨折手法复位加新型小夹板固定疗法的有效率预计约为 97%，石膏组有效率 70.59%，设定组间有效率差值优于 26.47%。认为新型小夹板优于传统固定，使用 PASS 15.0.5 软件通过所使用的检验统计量为混合方差的双侧 z 检验计算样本量为：设 $\alpha=0.05$，$1-\beta=0.80$，双侧检验 $U\alpha=1.96$，$\pi=0.8$，每组样本数为 30 例，考虑到 10% 的病例脱落率，每组实际纳入的病例数为 33 例，共 66 例。

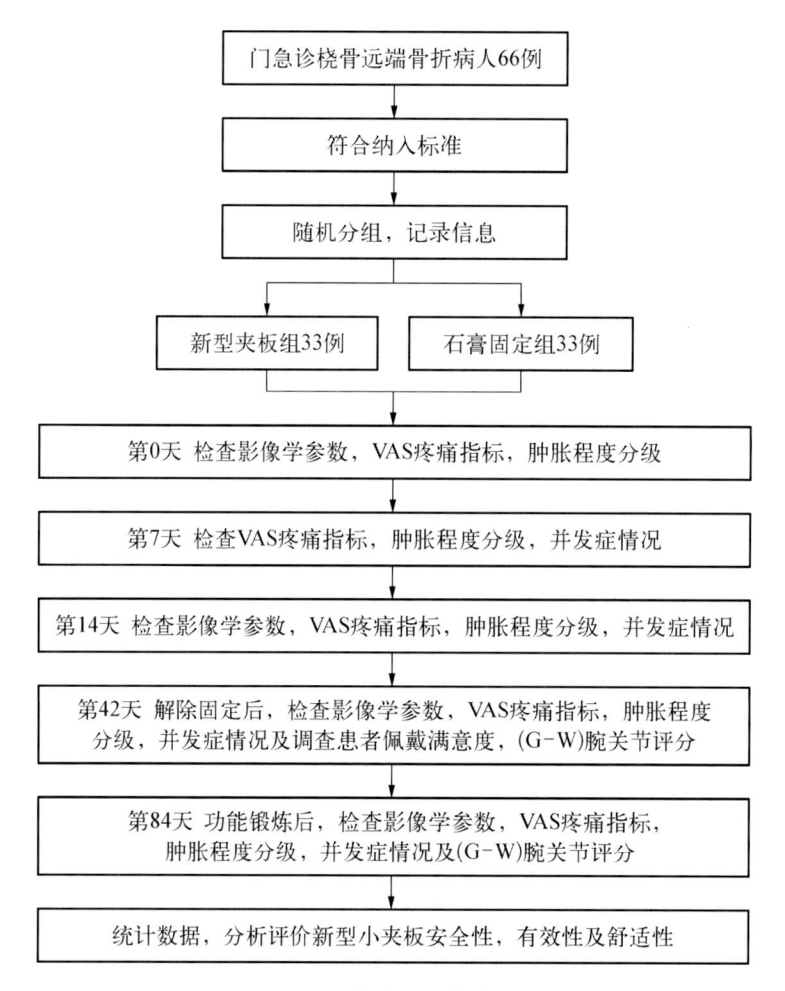

```
┌─────────────────────────┐
│ 门急诊桡骨远端骨折病人66例 │
└─────────────┬───────────┘
              │
┌─────────────┴───────────┐
│      符合纳入标准        │
└─────────────┬───────────┘
              │
┌─────────────┴───────────┐
│    随机分组，记录信息     │
└──────┬──────────┬───────┘
       │          │
┌──────┴────┐ ┌───┴──────┐
│新型夹板组33例│ │石膏固定组33例│
└───────────┘ └──────────┘
```

图 6-56 临床研究技术路线

（流程包括：第0天 检查影像学参数，VAS疼痛指标，肿胀程度分级；第7天 检查VAS疼痛指标，肿胀程度分级，并发症情况；第14天 检查影像学参数，VAS疼痛指标，肿胀程度分级，并发症情况；第42天 解除固定后，检查影像学参数，VAS疼痛指标，肿胀程度分级，并发症情况及调查患者佩戴满意度，(G-W)腕关节评分；第84天 功能锻炼后，检查影像学参数，VAS疼痛指标，肿胀程度分级，并发症情况及(G-W)腕关节评分；统计数据，分析评价新型小夹板安全性，有效性及舒适性）

3）随机方案

收集66例桡骨远端骨折的患者，随机分为新型夹板组和石膏管型组。为保证试验过程中两组例数相等，利用SAS 26.0统计分析系统PROCPLAN过程语句，采用简单随机化的区组随机方法。随机数字由计算机自动产生。每区组长度为8，随机数字为1~4的病人进入对照组，随机数字为5~8的进入试验组，根据受试者入组的序列号，对应相应随机数字入组。

4）病例选择

（1）纳入标准：① 年龄18~85岁，男女不限；② 符合王亦璁编写《骨与关节损伤》中桡骨远端骨折的诊断标准且AO分型为A、B型骨折；③ 为新鲜闭合性骨折，未经其他方法治疗者；④ 能积极配合医生并自愿接受随访及做相关评分并签署知情同意书者。

(2) 排除标准：① 开放性骨折者或骨折为 AO 分型的 C 型骨折；② 桡骨远端骨折手法复位不能达到功能复位者；③ 有严重心脑血管疾病，不能耐受手法复位和外固定者；④ 腕部皮肤发生感染、溃疡，不能耐受外固定者；⑤ 有风湿疾病需长期服用激素以及病理性骨折的患者。

5) 病例来源

自 2021 年 12 月至 2022 年 8 月，于上海交通大学附属瑞金医院门诊及急诊骨科收治符合西医桡骨远端骨折诊断标准的患者，年龄在 18～85 岁之间，样本量 66 例，试验组和对照组各 33 例。

6) 治疗方法

(1) 试验组治疗方法

新型夹板组（试验组）：对患者先实行手法复位，使用预制新型夹板临时固定，3D 扫描仪采集患者健侧肢体外形，X 线片和手臂模型送至模型处理人员处，利用相对曲面展开算法快速生产合适的个性化压力垫，选择贴合患者手部周径的预制拓扑优化小夹板（长度超 2/3，间隙 1～1.5 cm）。而后装配拓扑优化小夹板，安装至患者患肢，以中、远、近的顺序拉紧扎带，松紧以上下移动 1 cm 为度。最后将前臂固定在中立位，屈肘 90°位，用三角巾悬吊。并于固定后 7 天、2 周、6 周、12 周随访，并记录数据。6 周后拆除夹板，进行功能锻炼。

(2) 对照组治疗方法

石膏固定组（对照组）：对患者先实行手法复位，先将前臂包绕一层纸棉，后将石膏从肘关节下 2.0～3.0 cm 处包绕到不过掌指关节处，最后将前臂固定在中立位，屈肘 90°位，用三角巾悬吊。并于固定后 7 天、2 周、6 周、12 周随访，并记录数据。6 周后拆除石膏，进行功能锻炼。

(3) 康复锻炼方法

在患者 6 周解除外固定后，统一进行魏氏伤科腕关节功法锻炼。疫情期间通过视频教学引导患者锻炼（图 6-57），12 周随访。

① 滚拳导引：摩擦腕部所有骨节，润滑筋膜，使筋络气血疏通，松解粘连。

② 撑掌导引：使腕关节骨节产生摩擦作用，增长关节滑液，松解粘连，恢复关节的功能。腕关节损伤日久以致局部出现血瘀者或骨折后期，腕部筋膜粘连，腕关节屈伸旋转活动受限等均可用之。

③ 撑指导引：手指关节过劳，指节受伤日久以致筋膜粘连不能伸直者可采用此法。

④ 金鸡点头导引：可伸展牵拉反关脉筋（桡侧肌腱）和反关横肌筋（拇长展肌，拇短伸肌）。腕部损伤后腕关节向桡侧或尺侧活动受限等症，可用此法锻炼。

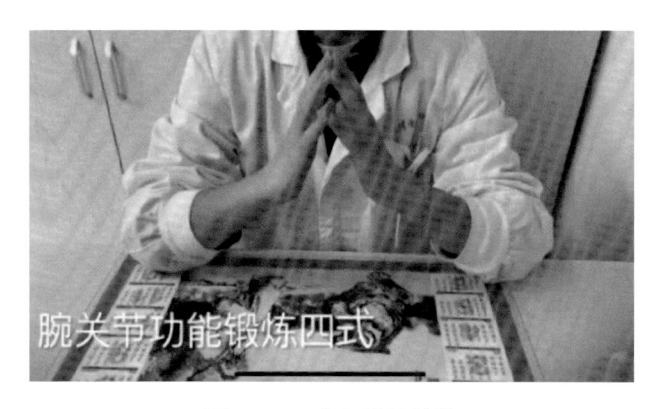

图 6-57 康复锻炼教学

7) 疗效评价指标和测量方法

G-W 功能评定：是最经典的桡骨远端骨折疗效评定方法。该评分系统包括以下四个方面的内容：首先是手腕是否存在残留的桡侧倾斜或背侧倾斜畸形；其次是患者自我评价疼痛、活动受限或功能丧失的程度；第三方面是医师对手腕关节屈伸和旋转等各种活动度的客观评估；最后是是否存在与手腕骨折相关的其他并发症，如关节炎、正中神经损伤或手指功能障碍等。

视觉模拟评分法（visual analogue scale，VAS）：视觉疼痛评估是临床广泛使用的方法，常用于疼痛的定量评估和监测。它通常使用一条长约 10 cm 的游动标尺，其中一面标有 10 个刻度，分别代表从"0"分表示无痛，到"10"分代表难以忍受的最剧烈的疼痛。

桡骨高度：该值的测量用于判断桡骨的短缩程度。桡骨高度正常值范围在 8～14 mm，平均 12 mm，首先作两条垂直于桡骨长轴的平行线，一条通过桡骨茎突的尖端，另一条通过月骨窝（桡月关节）的尺侧角，这两条平行线之间的距离称为桡骨高度。利用影像系统中的角度及长度测量工具，记录于病例报告表中。

掌倾角：指在腕关节侧位片中，桡骨远端关节面掌、背侧最远点连线与桡骨长轴的垂直线之间夹角。正常值：10°～15°之间。利用影像系统中的角度及长度测量工具，记录于病例报告表中。

尺偏角：是指桡骨纵轴线的垂线与桡骨远端尺桡侧最远点的连线之间的夹角，正常范围约 21°～25°，平均 23°。利用影像系统中的角度及长度测量工具，记录于病例报告表中。

骨痂评分：通过 X 线片，观察骨折线清晰程度、皮质骨桥等外骨痂形成情况，从外骨痂和骨折线两个维度打分，形成的评价骨折愈合情况的评分方式。

评价指标主次性质、时间点及目的见表 6-16。

表 6-16 主要及次要评价指标表

| 评估指标 | 性质 | 评估时间点 | 目的 |
| --- | --- | --- | --- |
| 影像学参数 | 主要 | 0 d；14 d；42 d；84 d | 测量桡骨高、掌倾角以及尺偏角，比较评估新型小夹板固定后，是否能维持骨折对位 |
| G-W 评分 | 主要 | 42 d；84 d | 比较评估固定后通过功能锻炼功能恢复水平 |
| VAS 评分 | 次要 | 0 d；7 d；14 d；42 d；84 d | 比较评估疼痛指数（0 分无痛，10 分剧痛） |
| 肿胀评分 | 次要 | 0 d；7 d；14 d；42 d；84 d | 比较评估肿胀消退（0 级：无肿胀；1 级：轻度肿胀；2 级：皮纹消失或静脉条索状改变；3 级：有水泡或触及静脉结节） |
| 骨痂评分 | 次要 | 14 d；42 d；84 d | 比较评估骨折愈合速度 |

8）统计学分析方法

将测定结果经 SPSS 26.0 统计学软件处理，资料中的性别、年龄、掌倾角、尺偏角、桡骨高度等计量资料数据以均数±标准差（x±s）表示。统计学显著性设定为 $P<0.05$。计量资料组间采用独立样本 $t$ 检验，掌倾角、尺偏角、桡骨高度采用从 0 天复位后戴到摘 6 周的配对 $t$ 检验，定性资料用例数表示，采用 $\chi^2$ 检验，如果是非正态或是方差不齐的则采用非参数秩和检验，$P<0.05$ 为差异具有统计学意义。

**2. 研究结果**

1）一般资料

于 2021 年 12 月至 2022 年 8 月在上海交通大学附属瑞金医院骨科急诊及门诊收治的符合桡骨远端骨折诊断标准的患者共 69 人，脱组 4 人，其中因中途选择手术治疗脱组患者 2 人，因新冠疫情及个人原因失访患者 2 人。共 65 例进入统计结果分析，其中男性 11 例，女性 54 例，年龄范围为 26～85 岁，依照 AO 分型：A 型患者 45 人，B 型患者 20 人，均为闭合性骨折结果显示，经统计学分析，两组基线资料中年龄间差异无统计学意义（$P>0.05$），性别差异无统计学意义（$P>0.05$），骨折类型差异无统计学意义（$P>0.05$），表示两组之间基线具有可比性（表 6-17）。

表 6-17 两组年龄、性别、骨折类型比较

| 组别 | 例数 | 年龄（x±s，岁） | 性别 男 | 性别 女 | 骨折类型 A | 骨折类型 B |
| --- | --- | --- | --- | --- | --- | --- |
| 新型夹板组 | 33 | 66.91±10.995 | 6 | 27 | 24 | 9 |
| 石膏固定组 | 32 | 62.97±11.594 | 5 | 27 | 21 | 11 |
| 检验值 | | Z=-1.774 | $\chi^2=0.076$ | | $\chi^2=0.385$ | |
| P 值 | | $P=0.076>0.05$ | $P=0.783>0.05$ | | $P=0.535>0.05$ | |

### 2) 骨折愈合情况评价

(1) 两组视觉疼痛指数比较结果：统计分析结果，骨折当天疼痛指数评分两组间比较无统计学意义（$P=0.422>0.05$），表示两组数据具有可比性，桡骨远端骨折固定后3天与7天两组间差异比较有统计学意义（$P=0.016<0.05$、$P=0.012<0.05$），固定2周后两组间差异比较无统计学意义（$P=0.068>0.05$），固定6周后两组间差异比较有统计学意义（$P=0.02<0.05$），固定12周后两组间差异比较无统计学意义（$P=0.721>0.05$）。说明固定3天、7天、6周时，新型夹板组降低疼痛方面优于石膏固定组（表6-18）。

表6-18 两组视觉疼痛评分0天、3天、7天、2周、6周以及12周比较

| 组别 | 例数 | 0天 VAS评分 | 3天 VAS评分 | 7天 VAS评分 |
| --- | --- | --- | --- | --- |
| 新型夹板组 | 33 | 5.70±1.76 | 3.15±1.50 | 2.06±1.48 |
| 石膏固定组 | 32 | 6.03±1.60 | 4.12±1.65 | 3.06±1.64 |
| $t$检验值 |  | −0.807 | −2.476 | −2.585 |
| $P$值 |  | 0.422 | 0.016 | 0.012 |

| 组别 | 例数 | 2周 VAS评分 | 6周 VAS评分 | 12周 VAS评分 |
| --- | --- | --- | --- | --- |
| 新型夹板组 | 33 | 1.33±1.14 | 0.39±0.79 | 0.12±0.42 |
| 石膏固定组 | 32 | 1.84±1.08 | 0.84±0.72 | 0.15±0.37 |
| $t$检验值 |  | −1.854 | −2.395 | −0.359 |
| $P$值 |  | 0.068 | 0.02 | 0.721 |

(2) 两组肿胀评分比较结果：统计分析，65例患者桡骨远端骨折当天两组间肿胀评分差异无统计学意义（$P=0.576>0.05$），表示两组具有可比性，固定3天、7天时两组间肿胀评分差异无统计学意义（$P=0.086>0.05$，$P=0.189>0.05$）。固定2周时，两组间肿胀评分差异有统计学意义（$P=0.027<0.05$），固定6周、12周时两组间肿胀评分组间差异无统计学意义（$P=0.66>0.05$，$P=0.983>0.05$）。统计表示，2周时，新型夹板组消肿比例优于石膏固定组（表6-19）。

表 6-19　两组肿胀评分 0 天、3 天、7 天、2 周、6 周以及 12 周比较

| 时间 | 组别 | 例数 | 肿胀程度（级）0 | 1 | 2 | 3 | Z 值 | P 值 |
|---|---|---|---|---|---|---|---|---|
| 0 天 | 新型夹板组 | 33 | 0 | 31 | 2 | 0 | −0.56 | 0.576 |
|  | 石膏固定组 | 32 | 0 | 31 | 1 | 0 |  |  |
| 3 天 | 新型夹板组 | 33 | 2 | 31 | 0 | 0 | −1.714 | 0.086 |
|  | 石膏固定组 | 32 | 0 | 31 | 1 | 0 |  |  |
| 7 天 | 新型夹板组 | 33 | 7 | 26 | 0 | 0 | −1.312 | 0.189 |
|  | 石膏固定组 | 32 | 3 | 29 | 0 | 0 |  |  |
| 2 周 | 新型夹板组 | 33 | 27 | 6 | 0 | 0 | −2.216 | 0.027 |
|  | 石膏固定组 | 32 | 18 | 14 | 0 | 0 |  |  |
| 6 周 | 新型夹板组 | 33 | 30 | 3 | 0 | 0 | −0.440 | 0.660 |
|  | 石膏固定组 | 32 | 28 | 4 | 0 | 0 |  |  |
| 12 周 | 新型夹板组 | 33 | 32 | 1 | 0 | 0 | −0.022 | 0.983 |
|  | 石膏固定组 | 32 | 31 | 1 | 0 | 0 |  |  |

（3）两组桡骨高度比较结果：经统计分析，骨折复位后当天两组组间桡骨高度差异无统计学意义（$P=0.795>0.05$），表明两组之间具有可比性。新型夹板组和石膏固定组在 2 周、6 周、12 周组间差异均无统计学意义（$P=0.298>0.05$，$P=0.639>0.05$，$P=0.494>0.05$），并且 0～6 周的桡骨高度变化组间差异亦无统计学意义，表明使用新型夹板固定和使用石膏固定的两组对维持桡骨高度的能力无明显差异（表 6-20）。

表 6-20　两组桡骨高度复位后、2 周、6 周以及 12 周比较

| 组别 | 例数 | 复位后（mm） | 2 周（mm） | 6 周（mm） | 12 周（mm） | 桡骨高度变化（mm） |
|---|---|---|---|---|---|---|
| 新型夹板组 | 33 | 9.61±1.71 | 9.70±1.84 | 9.66±1.71 | 9.96±1.73 | 0.05±1.55 |
| 石膏固定组 | 32 | 9.74±2.10 | 9.57±1.88 | 9.37±1.96 | 9.48±1.80 | −0.37±2.23 |
| t 值 |  | −0.261 | 0.298 | 0.639 | 0.494 | 0.873 |
| P 值 |  | 0.795 | 0.767 | 0.525 | 0.623 | 0.386 |

（4）两组掌倾角比较结果：经统计分析，骨折复位后当天两组掌倾角组间差异无统计学意义（$P=0.160>0.05$），表明两组之间具有可比性。新型夹板组与石膏固定组

在治疗2周、6周以及12周组间差异无统计学意义（$P=0.806>0.05$，$P=0.724>0.05$，$P=0.532>0.05$），此外0～6周掌倾角变化值组间差异无统计学意义（$P=0.081>0.05$），表明使用新型夹板固定和使用石膏固定的两组对维持掌倾角的能力无明显差异（表6-21）。

表6-21 两组掌倾角复位后、2周、6周以及12周比较

| 组　别 | 例数 | 复位后 (°) | 2周 (°) | 6周 (°) | 12周 (°) | 掌倾角变化 (°) |
|---|---|---|---|---|---|---|
| 新型夹板组 | 33 | 2.69±10.81 | 4.00±9.47 | 4.17±8.83 | 5.35±8.37 | 2.65±7.97 |
| 石膏固定组 | 32 | 5.02±9.23 | 3.45±8.80 | 3.39±8.89 | 4.04±8.46 | −0.99±8.59 |
| t 值 |  | −1.421 | 0.246 | 0.354 | 0.628 | 1.772 |
| P 值 |  | 0.160 | 0.806 | 0.724 | 0.532 | 0.081 |

(5) 两组尺偏角比较结果：经统计分析，骨折复位后当天两组尺偏角组间差异无统计学意义（$P=0.613>0.05$），表明两组之间具有可比性。新型夹板组与石膏固定组在治疗2周、6周以及12周组间差异无统计学意义（$P=0.517>0.05$，$P=0.407>0.05$，$P=0.346>0.05$），用新型夹板固定和尺偏角从0～6周的变化结果使用石膏固定的两组对维持掌倾角的能力无明显差异（表6-22）。

表6-22 两组尺偏角复位后、2周、6周以及12周比较

| 组　别 | 例数 | 复位后 (°) | 2周 (°) | 6周 (°) | 12周 (°) | 尺偏角变化 (°) |
|---|---|---|---|---|---|---|
| 试验组 | 33 | 21.15±3.89 | 20.48±3.69 | 19.84±3.98 | 19.90±3.97 | −1.25±3.53 |
| 对照组 | 32 | 20.61±4.64 | 19.78±4.84 | 18.87±5.32 | 18.83±5.12 | −1.79±4.69 |
| t 值 |  | 0.508 | 0.651 | 0.834 | 0.95 | 0.525 |
| P 值 |  | 0.613 | 0.517 | 0.407 | 0.346 | 0.602 |

(6) 两组骨痂评分比较结果：经统计分析，新型夹板组和石膏固定组在治疗2周、6周以及12周在骨折愈合方面组间差异无统计学意义（$P=0.622>0.05$，$P=0.764>0.05$，$P=0.077>0.05$），表明在骨折愈合方面，新型夹板固定与石膏固定无明显区别（表6-23）。

表 6-23　两组 2 周、6 周以及 12 周骨痂评分比较

| 组　　别 | 例数 | 固定 2 周 | 固定 6 周 | 固定 12 周 |
|---|---|---|---|---|
| 新型夹板组 | 33 | 3.73±0.98 | 9.03±1.57 | 15.39±2.26 |
| 石膏固定组 | 32 | 3.59±1.19 | 8.91±1.75 | 14.44±2.02 |
| $t$ 值 |  | 0.496 | 0.301 | 1.798 |
| $P$ 值 |  | 0.622>0.05 | 0.764>0.05 | 0.077>0.05 |

3）疗效情况评价

(1) G-W 腕关节功能评定结果：使用新型夹板固定和使用石膏固定 6 周后拆除，使用 Gartland and Werley 评分表进行评价腕关节功能评价，2 组间差异有统计学意义（$P=0.022<0.05$）。12 周时，两组 G-W 评分组间差无统计学意义（$P=0.311>0.05$）。这表明 6 周时新型夹板组在腕关节功能方面优于石膏固定组（表 6-24）。

表 6-24　两组去除固定后 G-W 评分 6 周以及 12 周比较

| 时间 | 组　别 | 例数 | G-W 评分 优 | G-W 评分 良 | G-W 评分 可 | G-W 评分 差 | $Z$ 值 | $P$ 值 |
|---|---|---|---|---|---|---|---|---|
| 6 周 | 新型夹板组 | 33 | 2 | 15 | 16 | 0 | −2.284 | 0.022 |
|  | 石膏固定组 | 32 | 0 | 8 | 24 | 0 |  |  |
| 12 周 | 新型夹板组 | 33 | 24 | 9 | 0 | 0 | −1.014 | 0.311 |
|  | 石膏固定组 | 32 | 20 | 10 | 2 | 0 |  |  |

(2) 并发症情况结果：2021 年 12 月至 2023 年 1 月治疗期间，新型夹板组无压迫性溃疡产生，石膏固定组出现共 2 起，在 2 周复诊时，进行石膏更换处理后治疗继续，6 周复诊压迫性溃疡均消失；治疗 2 周时，新型夹板组出现 1 例张力性水泡，消毒以后用无菌空针穿刺抽出水泡液后皮肤自行愈合；新型夹板组和石膏固定组患者均有 1 例出现神经压迫导致拇指麻木现象，均及时进行解除压迫处理。12 周随访时，石膏固定组 1 例患者出现功能水平过低无法适应正常生活。值得一提的是，石膏固定组在 6 周拆除后易出现皮肤干燥或瘙痒等皮肤症状，而拓扑优化小夹板因其透气舒适的特性无此问题。综上所述，两组均会产生一定的并发症，新型夹板组容易因扎带束缚力过大产生系列问题，而石膏除压迫点压力过大问题外，因闷热导致的皮肤刺激也应引起重视，总体来说新型夹板组并发症情况及发生率低于石膏固定组。

## 3. 小结

拓扑优化小夹板是经过多年改良不断优化直到用于临床，这期间一直专注于继承中医夹缚技术的"动静结合"、"筋骨并重"核心原理不能丢，形成了拓扑优化小夹板与其他个性化支具的不同之处：① 具有松紧可调变化，夹板两侧留有 1.5 cm 以上空隙，用于患肢消肿肿胀过程中的动态调整；② 分片数对称性，保留桡、尺两侧夹板成为掌侧板的翼状边缘，增强两侧对位的固定稳定性，同时掌侧背侧两片夹板产生对侧挤压动态维持骨折的角度；③ 采用弹性固定的尼龙 12 材料，避免应力遮挡或固定效能差；④ 保留压力垫，增强个性化的属性，提升新型小夹板固定效能。

在影像学参数方面，骨痂评分、桡骨高度、掌倾角、尺偏角两组差异均无统计学意义，这表示在客观解剖学标准来看，二者固定效果无明显差异。疼痛指数、肿胀评分方面，疼痛评分在 3 天、7 天、6 周时，新型夹板组优于石膏固定组，说明在刚佩戴及拆卸时，拓扑优化小夹板造成的痛苦较小，而拓扑优化小夹板作为一种夹缚式外固定，容易引起血液回流受阻，消肿应慢于无夹缚组，但二组并无统计学差异，甚至 2 周时试验组优于对照组，意味着两组在缓解疼痛与肿胀方面，拓扑优化小夹板优于石膏，同时压迫性溃疡等并发症也基本无发生。

在临床试验中，与同样具有"个性化"效果的对照组石膏固定来说，个性化新型小夹板的优势其实体现在舒适度与功能恢复方面。G-W 功能评分统计结果显示，6 周刚解除固定时，新型夹板组腕关节功能优于石膏固定组，意味着开启早期康复锻炼的难度大大减少了。据患者反馈，相较于石膏的坠重不适感（图 6-58）得益于小夹板的质量较轻，方便开展早期康复，同时透气性的提高有助于皮肤症状的预防。

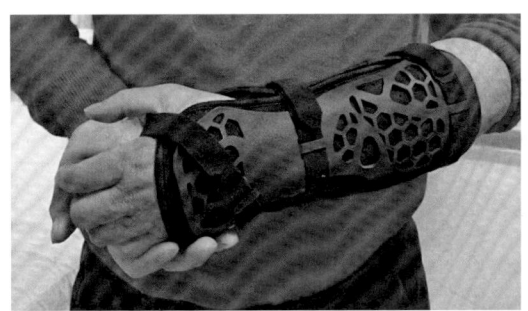

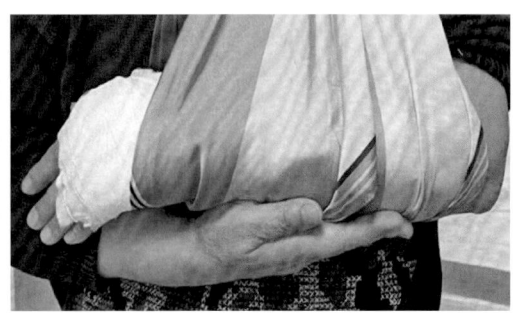

**图 6-58　患者夹板与石膏外固定**

颜威、阮贝特

**参考文献**

[1] 颜威，孔博，蒋涛等. 魏氏伤科论治桡骨远端骨折要略 [J]. 上海中医药杂志，2021，55（02）：

12-15.

[2] 常宇. 中医小夹板为何受冷落 [N]. 中国中医药报, 2009-11-23 (001).

[3] 侯云杰. 桡骨远端骨折小夹板外固定量化模拟培训系统研究 [D]. 北京中医药大学, 2016.

[4] 黄子阳, 谢威, 练克俭等. 桡骨远端骨折畸形愈合的外科治疗进展 [J]. 中国中医骨伤科杂志, 2022, 30 (11): 80-84+88.

[5] Compere CL. Manual of Internal Fixation: Techniques Recommended by the AO Group [J]. Journal of the American Medical Association, 1980, 244 (3): 283.

[6] 万霞, 刘建平. 临床试验中的随机分组方法 [J]. 中医杂志, 2007 (03): 216-219.

[7] 黄桂成, 王拥军. 中医骨伤科学 [M]. 中国中医药出版社, 2016.

[8] 王彩明, 李明辉. AO 分型在桡骨远端骨折治疗中的指导意义 [J]. 中国中医骨伤科杂志, 2010, 18 (11): 36-37.

[9] 邵强. 影响桡骨远端骨折手法复位的相关因素 [J]. 中医临床研究, 2017, 9 (07): 144-146.

[10] 贾炳胜. 手法复位小夹板外固定治疗伸直型桡骨远端骨折 200 体会: 第 25 届全国脊柱脊髓学术会议暨 2013 年贵州省骨科年会 [C]. 中国贵州贵阳, 2013.

[11] 张容超, 徐卫国, 万春友, 等. 手法整复小夹板固定治疗桡骨远端骨折 168 例 [J]. 中医正骨, 2015, 27 (11): 61-64.

[12] 江洁清, 张继宗, 刘旭丹. X 线数字图像法推断前臂骨折形成时间 [J]. 中国法医学杂志, 2010, 25 (3): 165-168.

[13] 蒋协远, 王大伟. 骨科临床疗效评价标准 (精) [M]. 人民卫生出版社, 2007.

[14] 薛彬, 奚小冰, 万世元, 等. 可塑性夹板中立位固定治疗伸直型桡骨远端骨折的临床研究 [J]. 中国中医骨伤科杂志, 2015, 23 (05): 16-19.

[15] 郑冲, 蒋涛, 徐建达, 等. 手法复位小夹板固定治疗干骺端背侧粉碎性桡骨远端骨折 [J]. 中国中医骨伤科杂志, 2014, 22 (09): 42-43.

[16] 阳华. 不同方法治疗桡骨远端骨折的临床对比研究 [D]. 中南大学, 2013.

[17] 谢健, 袁惠霞. 手法整复桡骨远端骨折 [J]. 临床骨科杂志, 2018, 21 (02): 254.

[18] 徐善强, 陈星, 张兴平, 等. 功能锻炼对桡骨远端骨折拆除石膏外固定后腕关节康复的影响 [J]. 中医正骨, 2015, 27 (10): 58-59.

[19] 廖世亮, 陈莉, 杨熹. 中药熏洗联合功能锻炼预防桡骨远端骨折后腕关节僵硬临床观察 [J]. 实用中医药杂志, 2017, 33 (12): 1369-1370.

[20] 吕健. 比较手法整复小夹板固定与外固定架固定治疗老年桡骨远端骨折的临床效果 [J]. 临床医药文献电子杂志, 2018, 5 (62): 62-68.

[21] 姜自伟, 黄枫, 郑晓辉, 等. 数字化夹板治疗 A 型桡骨远端骨折的临床观察 [J]. 中国中医骨伤科杂志, 2018, 26 (03): 26-30.

[22] 耿长雨. 不同类型腕舟状骨折治疗方法的选择 [D]. 2017.

[23] 刘李旭，戴鑫志，侯振宇，等. 基于光栅投影法的3D扫描技术研究［J］. 电光与控制，2017（6）：101‐105.

[24] 冯新颖，赵世红. 基于薄膜压力传感器的多路选通信号调理电路设计［J］. 机电工程技术，2019（01）：112‐114.

[25] 兰志文，许渊，马恺，等. 压力分布测量系统测试特性的研究［J］. 实验室研究与探索，2018，37（04）：8‐12.

[26] Motawea M，El‐Nahas M，Armstrong D G. Pressure distribution under the Contralateral Limb in Charcot Arthropathy with different gait speeds［J］. The Foot，2019.

[27] 徐文鹏，王伟明，李航，等. 面向3D打印体积极小的拓扑优化技术［J］. 计算机研究与发展，2015，52（01）：38‐44.

[28] 杨新宇，詹成，李明，等.3D打印技术在医学中的应用进展［J］. 复旦学报（医学版），2016，43（4）：490‐494.

[29] 颜威，孔博，蒋涛，等. 桡骨远端骨折新型夹板的临床验证及改良设计［J］. 中国组织工程研究，2018，22（27）：4294‐4299.

[30] 丁锦希，谢睿，董锐，等. 我国医用耗材分类采购制度初探［J］. 中国医疗器械杂志，2018，42（02）：147‐149.

[31] 孔梅，李炜，李海丽，等. 四种常用假肢材料与人体皮肤摩擦学特性的研究［J］. 生物医学工程学杂志，2008（05）：1107‐1111.

[32] 张旭东. 健康中国背景下医学人文精神培育研究［D］. 兰州大学，2018.

[33] 王军江. 问计于民问需于民因户施策因人施医——"五个一"绣花式健康扶贫走进贫困户助推精准扶贫［J］. 人口与计划生育，2018（02）：65‐66.

[34] Bendsøe M P，Kikuchi N. Generating optimal topologies in structural design using a homogenization method［J］. Computer Methods in Applied Mechanics & Engineering，1988，71（2）：197‐224.

[35] Allaire G，Jouve F，Maillot H. Topology optimization for minimum stress design with the homogenization method［J］. Structural & Multidisciplinary Optimization，2004，28（2‐3）：87‐98.

[36] Guo L X，Yin J Y. Finite element analysis and design of an interspinous device using topology optimization［J］. Medical & Biological Engineering & Computing，2018：1‐10.

[37] Remouchamps A，Bruyneel M，Fleury C，et al. Application of a bi‐level scheme including topology optimization to the design of an aircraft pylon［J］. Structural & Multidisciplinary Optimization，2011，44（6）：739‐750.

[38] Zhang W，Sun S. Scale‐related topology optimization of cellular materials and structures［J］. International Journal for Numerical Methods in Engineering，2010，68（9）：993‐1011.

［39］张逸飞. 基于 PTO 算法的结构拓扑优化方法研究［D］. 西安电子科技大学，2018.

［40］Chen Y J，Hui L，Zhang X，et al. Application of 3D‐printed and patient-specific cast for the treatment of distal radius fractures：initial experience［J］. 3d Printing in Medicine，2017，3 (1)：11.

［41］闫丽静，李真真，冯婧，等. 三维软件 Pro/e 导出 STL 格式文件参数设置的优化研究［J］. 机电技术，2017（01）：23‐25.

［42］陈敏超. 面向增材制造的空间结构节点拓扑优化设计［D］. 浙江大学，2018.

［43］蒲明辉，王奉阳，余蔚. 基于 HyperWorks 的注吹机下模板有限元分析边界条件的研究［J］. 机械设计与研究，2018，34（06）：156‐160.

［44］陈永发，郭中泽. 基于 RAMP 改进的密度法拓扑优化方法及应用［J］. 机械设计，2017，34 (07)：97‐100.

［45］尹芳放. 多材料连续体结构拓扑优化方法研究［D］. 北京工业大学，2017.

［46］王巧莎，鹿晓阳，葛志龙. 蜂窝型柱面网壳结构的参数化设计及加强［J］. 钢结构，2014，29 (05)：40‐42.

［47］李瑜. 踝关节生物力学有限元仿真［D］. 北京化工大学，2017.

［48］Ouhib R，Renault B，Mouaziz H，et al. Biodegradable amylose-g-PLA glycopolymers from renewable resources［J］. Carbohydrate Polymers，2009，77（1）：32‐40.

［49］Dil E J，Carreau P J，Favis B D. Morphology，miscibility and continuity development in poly (lactic acid)/poly (butylene adipate‐co‐terephthalate) blends［J］. Polymer，2015，68：202‐212.

［50］詹世平，万泽韬，杨昌盛，等. 生物医用材料聚乳酸的合成及其催化体系研究进展［J］. 塑料科技，2018，46（11）：67‐72.

［51］金成. 聚乳酸类材料在生物医学领域的应用［J］. 山东化工，2017，46（07）：105‐107.

［52］侯亮，唐任仲，徐燕申. 产品模块化设计理论、技术与应用研究进展［J］. 机械工程学报，2004 (01)：56‐61.

［53］俞芳，程志全，唐举玉，等. 基于结构光扫描手部软组织三维模型的准确性研究［J］. 中国临床解剖学杂志，2020，38（06）：657‐660.

［54］彭志鑫，闫文刚，王坤，等. 3D 打印前臂外固定支具的有限元分析与结构优化设计［J］. 中国组织工程研究，2023，27（09）：1340‐1345.

［55］马林涛，陈德勇. 基于 Matlab 程序的图像灰度均衡化及其边缘检测［J］. 广西师范学院学报 (自然科学版)，2012，29（02）：37‐42.

［56］Weiss C J. Visualizing protein big data using Python and Jupyter notebooks［J］. Biochem Mol Biol Educ，2022，50（5）：431‐436.

［57］洪成坤. 伪彩色图像处理在 DR 诊断中的应用［J］. 影像技术，2022，34（05）：60‐65.

［58］彭力平，马笃军，林松青，等. 桡骨远端骨折小夹板规格的标准化研究［J］. 中医药导报，

2012，18（3）：13-15.

[59] 王志彬，欧来良，李林安，等.纸压垫的力学性能测试和优化分析［J］.中国骨伤，2001（04）：27.

[60] Yang J，Li H，Jia Y. Go-ICP: Solving 3D Registration Efficiently and Globally Optimally［C］，2013. IEEE，2013.

[61] 倪鹏辉，张鹰，杨晶，等.临床骨科中应用的有限元分析法：新理论与新进展［J］.中国组织工程研究，2016，20（31）：4693-4699.

[62] ASTM D790，未增强和增强塑料及电绝缘材料弯曲性的标准试验方法［S］.

[63] 郑坤，宋艳，邓迁，等.3D打印在矫形器领域的应用和研究进展［J］.中国矫形外科杂志，2021，29（14）：1300-1303.

[64] Chen Y，Lin H，Yu Q，et al. Application of 3D-Printed Orthopedic Cast for the Treatment of Forearm Fractures: Finite Element Analysis and Comparative Clinical Assessment［J］. Biomed Res Int，2020，2020：9569530.

[65] Uhthoff H K，Finnegan M. The effects of metal plates on post-traumatic remodelling and bone mass［J］. J Bone Joint Surg Br，1983，65（1）：66-71.

[66] 孙雁群，陈先进，范作盛.中医小夹板力学本质与定量关系浅析［J］.中医药临床杂志，2017，29（08）：1153-1156.

[67] 樊黎霞，丁光兴，费王华，等.基于CT图像的长管骨有限元材料属性研究及实验验证［J］.医用生物力学，2012，27（01）：102-108.

[68] 张瀚.选择性激光烧结工艺参数对成型精度的影响及预测研究［D］.武汉科技大学，2018.

[69] DIN EN ISO 10993-5-2009，医疗设备的生物评估.第5部分：体外细胞毒性测试（ISO 10993-5：2009），英文标准 DIN EN ISO 10993-5：2009-10［S］.德国.

[70] DIN EN ISO 10993-10-2010，医用设备的生物学评定.第10部分：刺激和迟发型超敏反应的试验（ISO 10993-10-2010）.德文版本 EN ISO 10993-10-2010［S］.德国.

[71] 王亦璁.骨与关节损伤［M］..4.北京：人民卫生出版社，2007.

[72] MacDermid J C，Donner A，Richards R S，et al. Patient versus injury factors as predictors of pain and disability six months after a distal radius fracture［J］. J Clin Epidemiol，2002，55（9）：849-854.

[73] 杨明，张殿英.桡骨远端骨折的疗效评估方法及预测疗效的因素分析［J］.中国矫形外科杂志，2005（06）：59-60.

# 第七章 魏氏伤科特色药物的研究进展

## 一、消肿散的剂型改良与药理学研究

魏氏伤科在一期建设中对消肿散改良剂型——复方芙蓉叶凝胶膏进行了制剂工艺的研究和新剂型稳定性的初步探索，但后期临床试验中发现小样具有黏附力低、易渗出的不足，巴布膏制剂工艺仍需优化。此外，既往魏氏伤科对原始剂型仅有临床试验观察，缺少对其药效机制的阐释。基于以上情况，魏氏伤科进一步开展了消肿散剂型改良的深入研究与有效成分的药理学机制研究。

### （一）消肿散的剂型改良研究

**1. 饮片资源调研**

消肿散原名三圣散，最早记载于李国衡教授所著《伤科常见疾病治疗法》（1960年2月第一版）。处方包括芙蓉叶（去梗筋用）、赤小豆、麦硝粉三味中药，故名"三圣散"。使用时将芙蓉叶等处分药味共研细末，用冷开水加饴糖（或蜂蜜）调拌成药膏，摊在纸上或纱布上，敷贴患处，每日或隔日更换1次，具有活血消肿，清热止痛的功效。该处方已有40年的临床应用历史，证实其具有良好的清热消肿、活血止痛的作用和疗效。21世纪初，麦硝粉失去供货来源，李国衡教授根据多年临证经验拟消肿散改良方。其处方由木芙蓉叶、积雪草、赤小豆、乌蔹莓、紫草组成。主治四肢、脊椎气血凝滞、僵硬疼痛或跌扑受损、软组织损伤肿胀疼痛或红肿灼痛等。但由于传统膏药剂型老旧，容易"烂膏"，无法长时间保存，不能满足日益旺盛的临床需求。伤科吸取前期剂型改良的不足经验，遵循该处方临床外用给药的方式，初步选择具有载药量大、临床依从性好、适于中药醇提取浸膏等凝胶贴膏制剂（巴布剂）作为本处方的现代应用剂型。

1) 文献依据

该处方中有的四味中药为《中国药典》2020 版一部收录品种，乌蔹莓虽然未被纳入《中国药典》，但被 2018 版《上海市中药饮片炮制规范》等多个地方标准收录。经检索药材其主要成分与功效的结果如下。

（1）木芙蓉叶：锦葵科植物木芙蓉 Hibiscus mutabilis (L.) 的干燥叶。该植物原产于湖南，常见于山坡、路旁或水边的沙质土壤，在云南、贵州、东北及沿海一带等地都有栽培品。性味辛、平。归肺、肝经。木芙蓉叶中主要含有黄酮类、甾体类、蒽醌、生物碱、有机酸类、挥发油及微量元素等多种化学成分。其气微，味微辛、平，归肺、肝经，具有清肺凉血、散热解毒、消肿排脓之功用。药理活性研究表明木芙蓉叶具有抗炎、镇痛、抑菌、抗呼吸合胞病毒、抗乙肝病毒、治疗肝损伤等作用。木芙蓉叶临床应用于鼻炎、急性乳腺炎、滴虫性阴道炎、霉菌性阴道炎、流行性腮腺炎、滑膜炎、疖、痈及痛等病症，疗效显著。

（2）积雪草：为伞形科植物积雪草 Centellaasistica (L.) Urb. 的干燥全草。味苦、辛，性寒，归肝、脾、肾经。积雪草分布较广，主要分布于华南、华东、中南及西南地区。积雪草的化学成分主要有积雪草苷、羟基积雪草苷、积雪草酸、羟基积雪草酸等。具有清热利湿、解毒消肿的功效，多用于治疗湿热黄疸、中暑腹泻、石淋血淋、痈肿疮毒、跌扑损伤等症。积雪草中的积雪草苷具有很强的体内及体外抗菌活性，尤其对各种耐药细菌，包括金葡球菌、表葡菌等，并且有良好的镇痛和修复皮肤损伤作用。

（3）乌蔹莓：为葡萄科植物乌蔹莓 Cayratia japonica (Thunb.) Gagnep. 的干燥带叶地上部分。味酸苦，寒。归肝、胆、肺经。主产于秦岭以南各省区。具有清热利湿，解毒消肿之功。现代研究表明乌蔹莓含有洋芹素，木犀草素，木犀草素-7-O-葡萄糖苷，羽扇豆醇，β-谷甾醇和棕榈酸，芹菜素，柠檬酸三乙酯，吲哚-3-甲醛，秦皮乙素，邻苯二甲酸二乙基己酯，calendin，反式咖啡酸乙酯，木犀草苷，5-hy-droxy-3,4-dimethyl-5-pentyl-2 (5H) furanone，3,4-二羟基苯甲酸乙酯，圣草酚，胡萝卜苷，阿聚糖，黏液质，硝酸钾，甾醇，氨基酸，黄酮类及 30 余种挥发油等成分。乌蔹莓具有良好的抗炎抗菌以及镇痛作用，并在民间以及临床上常用于治疗咽喉肿痛，跌打损伤。

（4）紫草：为紫草科植物新疆紫草 Arnebiaeuchroma (Royle) Johnst. 的干燥根。味甘、咸，性寒，归心、肝经。新疆紫草主要分布于我国新疆的天山南北坡和西藏的西部；内蒙紫草产自内蒙古、新疆、西藏、甘肃西部和宁夏及河北北部。现代研究证明，紫草的有效成分主要为两大类：一类是水溶性成分，主要是多糖，质量分数在 2% 左右；另一类是脂溶性很强的萘醌类色素（统称总色素），包括 β-羟基异戊酰紫草素、

紫草素、β,β′-二甲基丙烯酰紫草素、异戊酰紫草素、乙酰紫草素、去氧紫草素等；此外还含有苯酚及苯醌类、酚酸类、三萜酸及甾醇类、生物碱类、黄酮类等。紫草有清热凉血、活血解毒、透疹消斑的功效，用于血热毒盛、斑疹紫黑、麻疹不透、疮疡、湿疹、水火烫伤等。紫草素有良好的抗炎抗菌作用，在方解中，紫草可以助君臣活血消肿，凉血止血，同时抑制筋脉损伤后病情发展。

（5）赤小豆：赤小豆为豆科植物赤小豆 Vigna umbellate Ohwi et Ohashi 的干燥成熟种子。其性平，味甘，归心、小肠经，具有利水消肿、利湿退黄、解毒排脓等功效，用于水肿、肾炎、热毒痈肿等病症，外敷治疗急性淋巴结炎。赤小豆主要含有五环三萜皂苷类、黄酮类、鞣质等化合物。其黄酮类化合物具有较强的体外抗氧化作用，对 $Fe^{2+}$ 导致的大鼠原代肝细胞氧化损伤具有保护作用，是预防和治疗肿瘤、肝病等疾病的有效成分。赤小豆可以利湿消肿，清热退黄，解毒排脓。同时调和诸药，使肿胀快速消退。

综上所述，本项目对处方药味饮片资源产地初步调研结果如表 7-1。

表 7-1　处方药味饮片资源产地初步调研结果

| 配伍 | 名称 | 方　解 | 主要化学成分 | 主产地 | 含测指标 |
| --- | --- | --- | --- | --- | --- |
| 君药 | 木芙蓉叶 | 具有清肺凉血、散热解毒，消肿排脓的功效 | 黄酮类、甾体类、蒽醌、生物碱、有机酸类、挥发油及微量元素等。 | 浙江 | 芦丁 |
| 臣药 | 积雪草 | 清热利湿，解毒消肿 | 积雪草苷、羟基积雪草苷、积雪草酸、羟基积雪草酸等五环三萜类和槲皮素、山柰酚等。 | 浙江 | 积雪草苷和羟基积雪草苷 |
|  | 乌蔹莓 | 清热利湿，解毒消肿 | 三十一烷、棕榈酸、硬脂酸、无羁萜、无羁萜-3β-醇、β-谷甾醇、胡萝卜苷、甾醇类、黄酮类、氨基酸及酚性等。 | 广西或广东 | 无 |
| 佐药 | 紫草 | 一助活血消肿，二助凉血止血，抑制筋脉损伤后病情发展 | 多糖、萘醌类色素、苯酚及苯醌类、酚酸类、三萜酸及甾醇类、生物碱类、黄酮类等。 | 新疆 | 无 |
| 使药 | 赤小豆 | 利湿消肿，清热退黄，解毒排脓，调和诸药，使肿胀快速消退 | 三萜皂苷、糖苷、鞣质及黄酮等。 | 全国 | 无 |

2）饮片炮制工艺（表 7-2）

实验所用饮片均按照 2018 版《上海市中药饮片炮制规范》和 2020 年版《中国药典》制备。

表 7-2　复方木芙蓉叶凝胶贴膏处方中饮片炮制方法

| 药材名称 | 处 理 方 法 |
| --- | --- |
| 木芙蓉叶 | 将药材除去杂质，喷水，润软，切丝，干燥，筛去灰屑。 |
| 积雪草 | 将药材除去泥屑等杂质，快洗，润软，切短段，干燥，筛去灰屑。 |
| 乌蔹莓 | 将药材除去杂质，喷潮，略润，切短段，筛去灰屑。 |
| 紫草 | 新疆紫草：将药材除去泥沙等杂质，喷潮，略润，切厚片或段，干燥，筛去灰屑。 |
| 赤小豆 | 将药材除去杂质，淘净，干燥；或润软轧扁后，干燥，筛去灰屑。 |

**2. 提取浓缩工艺研究**

原处方为生药打粉入药。但从资料中查到方中各药的有效成分以皂苷、黄酮、醌类等脂溶性成分为主，结合原方的临床应用基础及用法用量，选用乙醇回流的提取方法。为保证在浓缩过程中，没有物质析出的前提下，降低浓缩液的体积。采用半流体稠膏，通过降低提取溶剂中醇的比例，从而获得浓缩比例更高的浸膏，以方便加入到基质中。结合制剂成型状态，控制浓缩后的浸膏（每 15 贴）100 mL 左右。同时为兼顾药材中有效成分的转移，避免有效成分损失过大，对提取溶剂进行考察。

实验以臣药积雪草中积雪草苷和羟基积雪草苷为指标成分，兑水，30%醇，50%醇和 70%醇提取溶剂进行研究，结果如图 7-1、图 7-2。

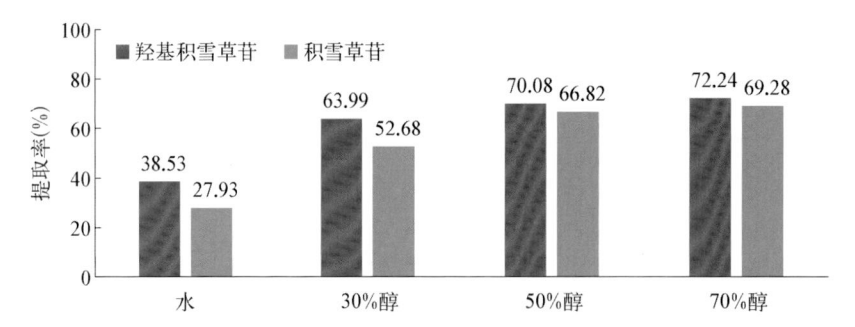

图 7-1　不同提取溶剂中指标成分（羟基积雪草苷和积雪草苷）的醇提后的提取率

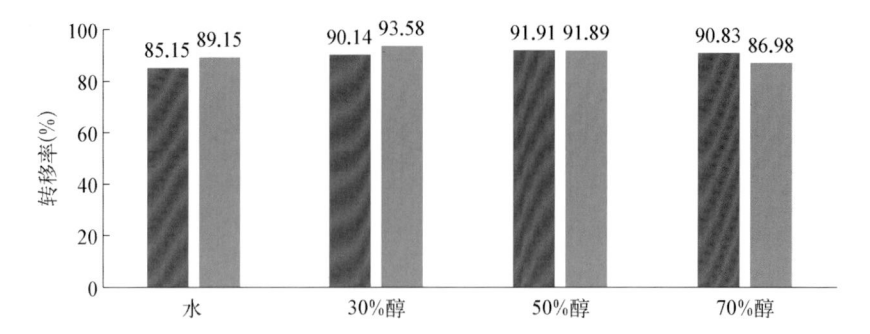

图 7-2　不同提取溶剂中指标成分（羟基积雪草苷和积雪草苷）转移率

结果显示，对于30%醇、50%醇和70%醇指标成分的提取率和转移率相差不大。因此，采用30%醇作为提取溶剂，浓缩终点定位每15贴浸膏量约100 g。

**3. HPLC法测定醇提物中羟基积雪草苷和积雪草苷**

1）色谱条件

仪器：Agilent 1260；流动相：乙腈-0.1%磷酸水溶液，梯度洗脱，见表7-3所示。检测波长：205 nm；柱温：30℃；流速：1.0 mL/min；进样量：10 μL；色谱柱：BP-C18 Plus，4.6×250 mm，5 μm（图7-3）。

表7-3 指标成分检测流动相梯度表

| Time/min | 乙腈/% | 0.1%磷酸水溶液/% |
| --- | --- | --- |
| 0 | 20 | 80 |
| 10 | 20 | 80 |
| 60 | 25 | 75 |
| 65 | 25 | 75 |
| 66 | 40 | 60 |
| 71 | 40 | 60 |
| 72 | 20 | 80 |
| 80 | 20 | 80 |

2）专属性考察

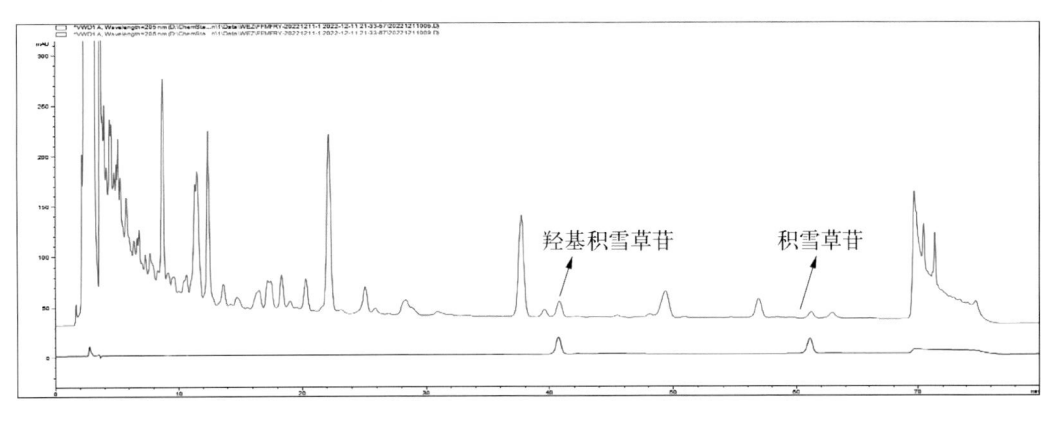

图7-3 专属性考察

3）线性关系考察

取自配的羟基积雪草苷和积雪草苷储备液（羟基积雪草苷的浓度为1.022 mg/mL；积雪草苷的浓度为1.027 mg/mL）加甲醇精密稀释至储备液浓度的0.5、0.25、0.125、0.062 5、0.031 2 5、0.012 5倍，对系列对照品稀释液进行液相分析，记录色谱图和峰面积(图7-4、图7-5)。分别以羟基积雪草苷和积雪草苷的进样质量为横坐标X、色谱峰的峰面积为纵坐标Y,进行线性回归,绘制标准曲线。实验结果如表7-4、表7-5。

表7-4 羟基积雪草苷线性关系考察

| 进样量/$\mu g$ | 5.110 0 | 2.555 0 | 1.277 5 | 0.638 8 | 0.319 4 | 0.127 8 |
|---|---|---|---|---|---|---|
| 峰面积 | 1 204.3 | 595.21 | 288.90 | 145.63 | 73.556 | 29.353 |
| 回归方程 | | | Y=236.07X−5.083 2 | | | |
| 相关系数 | | | r=0.999 9 | | | |

表7-5 积雪草苷线性关系考察

| 进样量/$\mu g$ | 5.135 0 | 2.567 5 | 1.283 8 | 0.641 9 | 0.320 9 | 0.128 4 |
|---|---|---|---|---|---|---|
| 峰面积 | 1 279.0 | 632.52 | 307.49 | 154.26 | 77.648 | 31.426 |
| 回归方程 | | | Y=249.54X−5.394 2 | | | |
| 相关系数 | | | r=0.999 9 | | | |

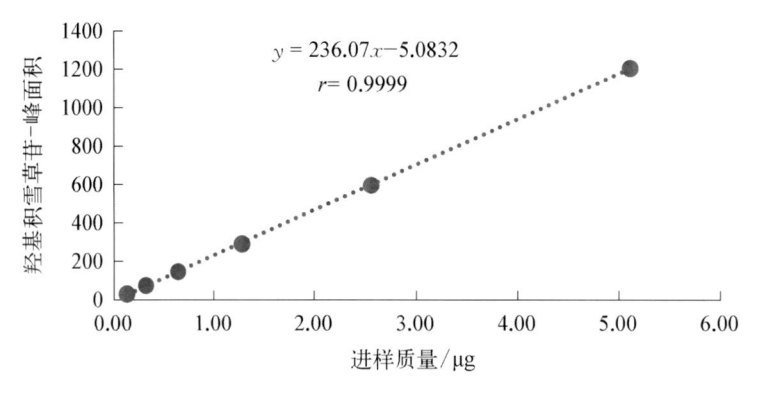

图7-4 羟基积雪草苷标准曲线

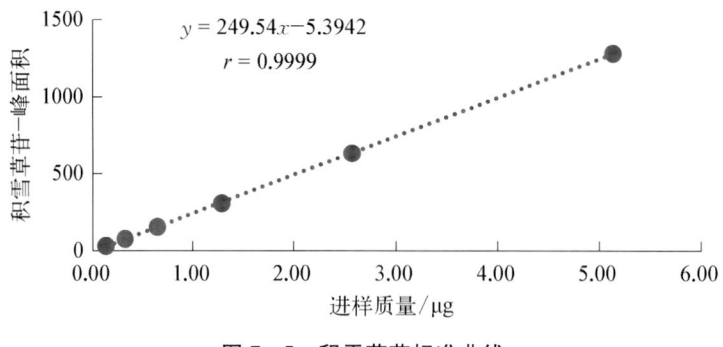

图7-5 积雪草苷标准曲线

结果显示,羟基积雪草苷在0.127 8~5.110 0 $\mu g$进样质量范围内线性良好,积雪草苷在0.128 4~5.135 0 $\mu g$进样范围内线性良好。

4) 精密度考察

取自配的羟基积雪草苷和积雪草苷储备液（羟基积雪草苷的浓度为 1.022 mg/mL；积雪草苷的浓度为 1.027 mg/mL），加适量甲醇稀释成含羟基积雪草苷 0.204 4 mg/mL 和积雪草苷 0.205 4 mg/mL 的混合对照品溶液。取混合对照品溶液重复进样测定 6 次，计算羟基积雪草苷和积雪草苷峰面积的 RSD 值（表 7-6）。

表 7-6 对照品精密度考察

| 编 号 | 1 | 2 | 3 | 4 | 5 | 6 | RSD% |
|---|---|---|---|---|---|---|---|
| 羟基积雪草苷峰面积 | 609.44 | 608.23 | 608.66 | 610.40 | 609.48 | 609.92 | 0.14 |
| 积雪草苷峰面积 | 657.28 | 655.99 | 655.33 | 656.70 | 656.02 | 656.86 | 0.11 |

结果显示连续 6 次进样羟基积雪草苷峰面积 RSD 为 0.14%，积雪草苷峰面积 RSD 为 0.11%。

5) 稳定性试验

取羟基积雪草苷和积雪草苷混合对照品溶液适量，分别于不同小时进样分析，记录各时间点羟基积雪草苷和积雪草苷峰面积，计算 RSD（表 7-7）。

表 7-7 混合对照品溶液稳定性

| 时间/h | 0 | 4 | 7 | 18 | 31 | 54 | RSD% |
|---|---|---|---|---|---|---|---|
| 羟基积雪草苷峰面积 | 609.44 | 610.40 | 609.92 | 613.40 | 618.91 | 623.38 | 0.93 |
| 积雪草苷峰面积 | 657.28 | 656.70 | 656.86 | 661.41 | 668.60 | 672.30 | 1.02 |

结果显示 54 h 内羟基积雪草苷和积雪草苷混合对照品溶液中羟基积雪草苷峰面积的 RSD 值为 0.93%，积雪草苷峰面积的 RSD 值为 1.02%，羟基积雪草苷和积雪草苷混合对照品溶液在 54 h 内稳定性良好。

取载药巴布剂基质约 20 g，精密称定，至于锥形瓶中，加入甲醇 20 mL，称定重量，超声提取 30 min，冷却后再称定重量，用甲醇补足减失重量，摇匀后离心，取上清液为供试品溶液。分别于不同时间进样分析，得到各时间点的羟基积雪草苷和积雪草苷的峰面积，计算 RSD（表 7-8）。

表 7-8 供试品溶液稳定性

| 时间/h | 0 | 1 | 4 | 5 | 7 | 36 | RSD% |
|---|---|---|---|---|---|---|---|
| 羟基积雪草苷峰面积 | 324.43 | 322.16 | 318.53 | 320.07 | 317.79 | 321.89 | 0.78 |
| 积雪草苷峰面积 | 113.41 | 111.65 | 112.44 | 108.32 | 108.51 | 101.93 | 3.84 |

结果显示 36 h 内载药巴布剂供试品溶液中羟基积雪草苷峰面积的 RSD 值为 0.78%，积雪草苷峰面积的 RSD 值为 3.84%。

6）总结

以臣药积雪草中含测指标-积雪草苷和羟基积雪草苷为指标成分，目前只考察了线性，精密度，溶液稳定性项目，此分析方法可用于药材提取液、浓缩液以及制剂中指标成分的含量测定，后续会重新对方法的分析时间进行摸索改进并完成其他方法学验证项目。

**4. 凝胶贴膏制剂小试工艺研究**

同中医骨伤科传统中药贴膏剂相比，凝胶贴膏有许多独特的优点：① 载药量大，尤其适合中药多组分、大剂量的用药特点；② 凝胶贴膏基质中含有甘油，水等保湿组分，不容易引起皮肤炎症，含水量可达 60%，能促进皮肤角质层细胞水化膨胀，有利于有效成分的透皮吸收；③ 贴敷舒适，对皮肤的刺激性很小，与皮肤的相容性较好，在皮肤上不残留，不污染衣物，撕除时无疼痛感且可反复揭贴，同时由于水分的蒸发可以得到清凉感，是理想的外用药物传输平台；④ 凝胶贴膏是一次用药就可使药物长时间以恒定的速率进入体内，起到长效、缓释的作用。特别适用于各类中药浸膏制剂。因此，复方木芙蓉叶凝胶贴膏从原有的敷贴剂改革而成。

1）巴布剂基质单因素考察

为考察各个辅料对于巴布剂基质的影响，对处方中辅料进行单因素考察，以基质的流动性、黏性以及是否结块为指标，结果如图 7－6（绿色为基础处方）。

| 辅料 | 用量（g） | 占比（%） | 流动性 | 结块 | 黏性 |
|---|---|---|---|---|---|
| NP-700 | 5.0 | 1.6 | ++ | - | - |
| | 7.5 | 2.3 | + | - | + |
| | 8.5 | 2.6 | - | + | ++ |
| | 10.0 | 3.1 | - | + | ++ |
| | 12.0 | 3.7 | - | + | ++ |
| 酒石酸 | 0.1 | 0.03 | ++ | - | - |
| | 0.2 | 0.06 | ++ | - | - |
| | 0.4 | 0.1 | +++ | - | - |
| | 1.0 | 0.3 | ++++ | - | - |
| 甘羟铝 | 0.1 | 0.03 | ++ | - | - |
| | 0.2 | 0.06 | ++ | - | - |
| | 0.6 | 0.19 | ++ | - | - |
| EDTA | 0.2 | 0.06 | ++ | - | - |
| | 0.67 | 0.2 | ++ | - | - |
| | 1.3 | 0.4 | + | - | - |
| 甘油 | 16 | 5.2 | / | ++ | / |
| | 20 | 6.5 | / | ++ | / |
| | 24 | 7.7 | ++ | - | - |
| | 32 | 10.0 | ++ | - | - |
| | 64 | 18.1 | +++ | - | - |
| 水 | 20 | 59.2 | - | - | + |
| | 50 | 63.9 | + | - | + |
| | 110 | 70.6 | ++ | - | - |

| 辅料 | 用量（g） | 占比（%） | 流动性 | 结块 | 黏性 |
|---|---|---|---|---|---|
| 高岭土 | 0 | 0 | ++ | - | - |
| | 10 | 3.1 | ++ | - | - |
| | 20 | 6.0 | ++ | - | - |
| 山梨醇 | 16 | 5.2 | ++ | - | - |
| | 32 | 10.0 | ++ | - | - |
| | 64 | 18.1 | ++ | - | - |
| 明胶 5.05g→62.5ml 水 | 2.5 | 0.8 | +++ | - | - |
| | 5.05 | 1.6 | ++ | - | - |
| | 10 | 3.1 | + | - | - |
| PVA 2.5g→12.5ml 水 | 1.25 | 0.4 | ++ | - | - |
| | 2.5 | 0.8 | ++ | - | - |
| | 5.0 | 1.5 | ++ | - | - |
| CMC-Na 4.21g→42ml 水 | 2.1 | 0.7 | ++ | - | - |
| | 4.21 | 1.3 | ++ | - | - |
| | 8.4 | 2.58 | +++ | - | - |
| 山梨酸 | 0 | 0 | ++ | - | - |
| | 0.3 | 0.1 | ++ | - | - |
| | 0.6 | 0.2 | +++ | - | - |

**图 7－6　机制单因素分析**

研究表明：NP-700、甘油、水对于基质的流动性、黏性和是否结块影响最大，选取这三个因素进行正交试验，以得出在此处方下辅料的最优配比，结果如图7-7。

| 因　素 | NP-700 | 甘　油 | 水 | 总　分 |
|---|---|---|---|---|
| 实验1 | 8 | 24 | 80 | 80 |
| 实验2 | 8 | 32 | 100 | 75 |
| 实验3 | 8 | 40 | 120 | 85 |
| 实验4 | 10 | 24 | 100 | 85 |
| 实验5 | 10 | 32 | 120 | 55 |
| 实验6 | 10 | 40 | 80 | 65 |
| 实验7 | 12 | 24 | 120 | 70 |
| 实验8 | 12 | 32 | 80 | 75 |
| 实验9 | 12 | 40 | 100 | 75 |
| 均值1 | 80.000 | 78.333 | 73.333 | |
| 均值2 | 68.333 | 68.333 | 78.333 | |
| 均值3 | 73.333 | 75.000 | 70.000 | |
| 极差 | 11.667 | 10.000 | 8.333 | |

**图 7-7　正交试验**

2) 制剂工艺流程（图7-8）

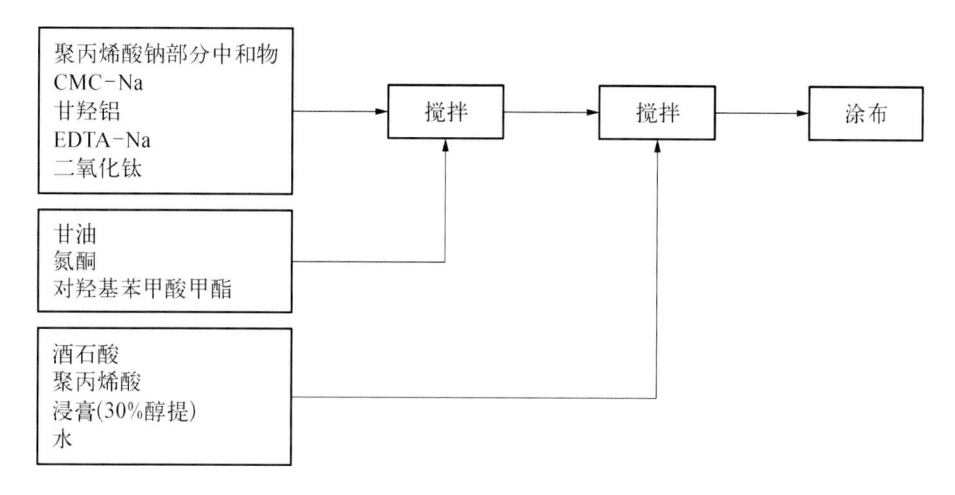

**图 7-8　制剂工艺流程**

3）总结

实验表明对于30%醇提，浸膏占总处方量的1/6，5天后基本交联完成；对于水提工艺，浸膏占总处方量的1/8，9天后基本交联完成。确定为30%醇提和水提的最优处方工艺。薄膜易撕下且无残留，凝胶贴膏对皮肤的粘附力良好，不易剥落，且可以反复粘贴。按照《中国药典》2020版进行制剂质量初步评价，两种凝胶贴膏的初粘力表现良好均为21号钢球。在此基础上，将进行制剂工艺放大研究和质量标准研究。

消肿散的水凝胶剂型研发仍在进行，在以上研究基础上顺利进入放大中试试验，为其新剂型的临床推广提供推动力。

## （二）消肿散有效成分的药理学机制研究

消肿散的药理学机制不明。临床发现，消肿散能够缓解痛风关节炎的疼痛、肿胀等急性症状。痛风性关节炎患者产生强烈的疼痛是由于 MSU 结晶沉积在关节中，引起强烈的炎症反应。在这种炎症反应中，炎症细胞含有中性粒细胞以及单核巨噬细胞，而这两种细胞在痛风性关节炎的发作过程中，起着关键性的作用。痛风发作时，中性粒细胞会在炎症部位进行大量的聚集。此时，循环血液中的单核巨噬细胞也会慢慢地聚集到炎症部位。当中性粒细胞受到 MSU 的刺激时，会产生中性粒细胞胞外聚集体（NETs），而 NETs 可以降解炎症因子（IL-1β、IL-6 等）和趋化因子；而这些因子的减少，可以进一步减少中性粒细胞的聚集，从而达到抗炎的作用。但痛风性关节炎消退时，中性粒细胞并不参与此过程，而巨噬细胞可以清除 NETs，从而不引起明显的免疫反应。在痛风发作及消退中，巨噬细胞都起着关键作用。与痛风性关节炎有关的通路有 NLRP3，NF-κB 和丝裂原活化的蛋白激酶（MAPK）等通路。

研究通过网络药理数据库查找到消肿散的有效活性成分，初步明确消肿散中含有槲皮素、谷甾醇、胡萝卜素、木犀草素、原花青素 B1 和洋蓟素等成分。运用痛风性关节炎（GA）的小鼠模型作为体内研究对象，将骨髓源性巨噬细胞（BMDMs）作为痛风性关节炎体外研究的主要细胞，采用组织学、分子生物学与细胞生物学相关技术，探讨原花青素 B1 和洋蓟素（Cyn）对 GA 的作用机制。

### 1. 材料与方法

1）动物

该研究使用了 30 只 C57BL/6J 雄性小鼠（22±3 g）用于 GA 实验，小鼠年龄在 6～8 周，由上海杰思杰实验动物有限公司（许可证号♯SCXK2018-0004）提供。小鼠生活在温度、湿度、充足的水和食物的环境中。所有动物实验均经上海中医药大学（中国上海）动物伦理委员会批准进行。伦理编号为 PZSHUTCM201211002。

2) 主要仪器和试剂

(1) 主要仪器：游标卡尺（德国梅奈特）、超声成像设备（Vevo 3100）、脱水机、包埋机、切片机、吊具（德国徕卡）、自动组织扫描仪（VS120、奥林巴斯）。

(2) 主要试剂：原花青素 B1 和洋蓟素（成都普飞德生物科技）、二甲苯（国药集团）、乙二胺四乙酸（国药集团）、75%乙醇（国药集团）、无水乙醇（国药集团）、苏木精（西格玛）、伊红 Y（西格玛）、尿酸单钠（西格玛）、牛血清白蛋白（阿拉丁）、抗 F4/80 抗体（Abcam）、巨噬细胞刺激因子（M-CSF）（Peprotech）、抗 iNOS 抗体（Abcam）、VECTASHIELD 含有 DAPI（Vectorlabs），胰蛋白酶抗原修复溶液（Leagene Biotechnology），细胞计数试剂盒-8（同人堂实验室），PrimeScript™ RT 试剂盒（TaKaRa），qPCR SYBR 绿色预混液（YESEN），p-p65 抗体（CST），p65 抗体（CST），GAPDH 抗体（sigma），p-p38 抗体（CST），p-IKKa/β 抗体（CST），抗兔抗体（CST），p-JNK 抗体（CST），p-ERK1/2 抗体（CST），半胱天冬酶 1/p20/p10 抗体（Proteintech），抗 NLRP3 抗体（Abca），抗 IL-1β 抗体（Abcam）。

3) 给药方案

将 3% 的 MSU 悬浮液（0.6 mg/20 μL）注入 C57BL/6 雄性小鼠的后爪以构建 GA 模型。将小鼠随机分配到接受磷酸盐缓冲盐水组（10 μL PBS 注射到后爪，然后腹膜内注射 20 μL 生理盐水），MSU 组（20 μL MSU 注射到后爪，然后腹腔注射 200 μL 生理盐水），MSU+B1 或 MSU+Cyn（20 μL MSU 注射到后爪，然后腹腔注射 200 μL B1 或 Cyn）7 天。

4) 小鼠后爪厚度测量

每天使用游标卡尺垂直放置于爪子上测量后爪的厚度，单位为毫米（mm）。

5) 超声成像

在治疗 7 天后使用 B 模式的超声成像分析所有小鼠的后爪。将小鼠放置在超声工作台上并调整到其后爪完全暴露并保持与超声探头平行的最佳位置。

6) 组织制备

获得超声图像后立即对小鼠实施断脊处死。切除肝脏，肾脏和后爪置于 4% 组织固定剂中 24 h。然后，将肝脏和肾脏脱水并嵌入石蜡中。后爪用 13% 乙二胺四乙酸二钠脱钙，每 3 天更换一次，持续 30 天。然后，将爪子脱水并嵌入蜡块。

7) 苏木精-伊红（HE）染色

将石蜡包埋的肝脏、肾脏和后爪在 60℃ 下加热 1 h，用二甲苯脱蜡三次，并在一系列浓度降低的乙醇中水合。组织切片用苏木精染色 1 min，置于 1% 盐酸乙醇溶液中 1 min，洗涤，然后用 2% 氨水浸泡 5 s，然后用伊红 1 min。这些切片在一系列浓度增加的乙醇中脱水,并用二甲苯使其透明。用中性树脂安装组织切片并在60℃下加热2h。

8) 免疫荧光染色

抗F4/80(稀释1∶300)和抗iNOS(稀释1∶400)为一抗,后爪组织在60℃下加热1h后,在二甲苯中脱蜡,后用梯度浓度的乙醇降低水合。使用胰蛋白酶处理7min,然后用5%牛血清白蛋白(BSA)阻断非特异性抗原结合1h。将切片与抗F4/80和抗iNOS抗体在4℃下孵育过夜,后黑暗中孵育二抗1h,然后用抗荧光猝灭剂(带有DAPI)封片。

9) 原代细胞提取和培养

取6～8周龄雄性C57BL/6小鼠股骨和胫骨中的BMDMs到RPMI1640完全培养基[含有10%胎牛血清和1%双抗体(青霉素和链霉素)],通过40 $\mu$m过滤器,用红细胞裂解物裂解。将裂解物离心、重悬并接种到含有M-CSF溶液的培养基中。2、4和6天后更换一半的培养基,细胞培养7天。

10) CCK-8检测

将培养的BMDM接种到96孔板中并放置过夜。第二天,用有或没有B1、Cyn的RPMI 1640完全培养基替换培养基,并将细胞孵育24h。再次用含有1640%CCK-8的RPMI完全培养基替换培养基,并将细胞培养2～4h。使用酶标仪检查细胞活力。

11) 定量逆转录聚合酶链反应(qRT-PCR)

将培养的BMDM与脂多糖(LPS, 500 ng/mL)、MSU(300 $\mu$g/mL)或Cyn(或B1)一起孵育。使用Trizol从处理后的BMDM和小鼠新鲜后爪中提取的总RNA,与氯仿充分混合,离心,收集上清液。将沉淀重悬于异丙醇中并离心。弃去上清液,然后将沉淀重悬于70%无水乙醇中并离心;弃去乙醇上清液。将所得RNA逆转录成cDNA,在以下条件下通过qRT-PCR扩增:95℃ 5分钟,然后在40℃下95次循环10秒,60℃ 30秒。

12) 蛋白质印迹

p-p65、p65、p-p38、p-IKKa/β、p-JNK、p-ERK1/2、半胱天冬酶1/p20/p10、抗NLRP3抗体按1∶1 000稀释。抗IL-1β抗体浓度为2 ug/mL, GAPDH抗体按1∶5 000稀释。用RIPA裂解缓冲液裂解BMDMs和小鼠后爪。使用BCA蛋白质测定试剂盒测量蛋白质浓度。后通过电泳装置(BIO-RAD)分离蛋白质并印迹到膜上。使用快速封闭缓冲液阻断膜上的非特异性蛋白质结合。然后,将膜与一抗在4℃下孵育过夜,后在黑暗中孵育二抗。然后使用显影剂显色。

13) 统计方法

GraphPad Prism 8.0.1、Image J 和 SPSS 20.0 软件用于统计分析。当满足正态性检验且方差均匀时，多组间比较采用方差分析。当重复测量数据时，使用重复测量方差分析。数据均以平均±标准差（SD）表示。有效性检验采用双侧检验，检验水平为 $α=0.05$，差异有统计学意义，$p<0.05$。

**2. 结果**

1) 原花青素 B1 对 GA 的作用机制研究

(1) 原花青素 B1 和 MSU 对原代巨噬细胞活力的影响：取 C57BL/6J 小鼠原代巨噬细胞（BMDMs）用于细胞活力试验，分别用 MSU 以及原花青素 B1 预处理 BMDMs 24 h。与未加原花青素 B1 组相比，原花青素 B1 的量＜200 μg/mL 时，细胞活力变化没有统计学意义，即原花青素 B1 对原代巨噬细胞活力无影响；当原花青素 B1 的量大于或者等于 300 μg/mL，细胞活力变化具有统计学差异，即原花青素 B1 对细胞活力有影响。与未加 MSU 组相比，MSU 的量为 100 μg/mL 时，细胞活力变化没有统计学意义，即 MSU 对细胞活力没有影响；细胞活力变化当 MSU 的量大于或者等于 200 μg/mL，具有统计学差异，即 MSU 对细胞活力有影响（图 7-9）。

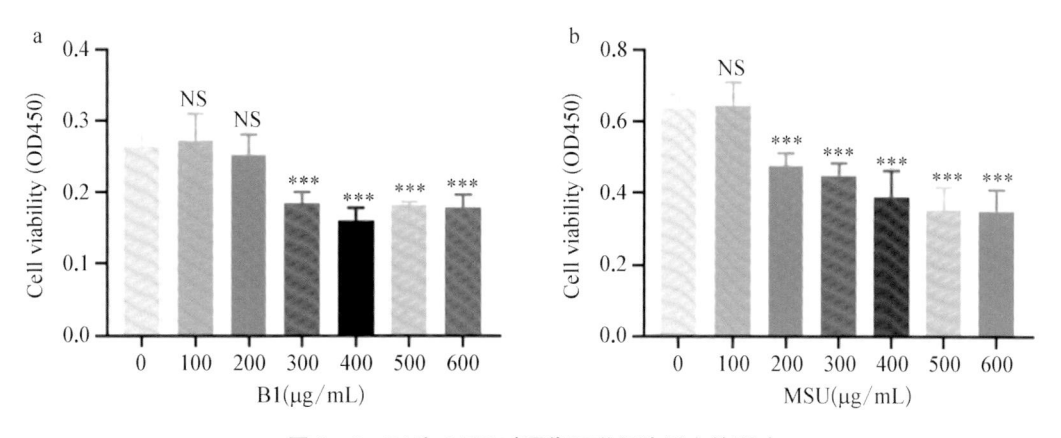

**图 7-9　B1 和 MSU 对原代巨噬细胞活力的影响**

（与 B1=0 μg/mL 或者 MSU=0 μg/mL 相比，NS 表示 $p>0.05$；＊＊＊表示 $p<0.001$）

(2) 原花青素 B1 抑制活化的原代巨噬细胞炎症因子 mRNA 表达：脂多糖（LPS）和 MSU 共处理过的 BMDMs 24 h，炎症因子 mRNA 的表达增加明显；与 LPS 与 MSU 共培养组相比，药物组随着原花青素 B1 的剂量增加而 IL-6、IL-1β、iNOS、TNF-α 的 mRNA 相对表达量呈现递减趋势，并具有统计学意义，即原花青素 B1 对炎症因子的 mRNA 表达起到抑制作用并具有剂量依赖性（图 7-10）。

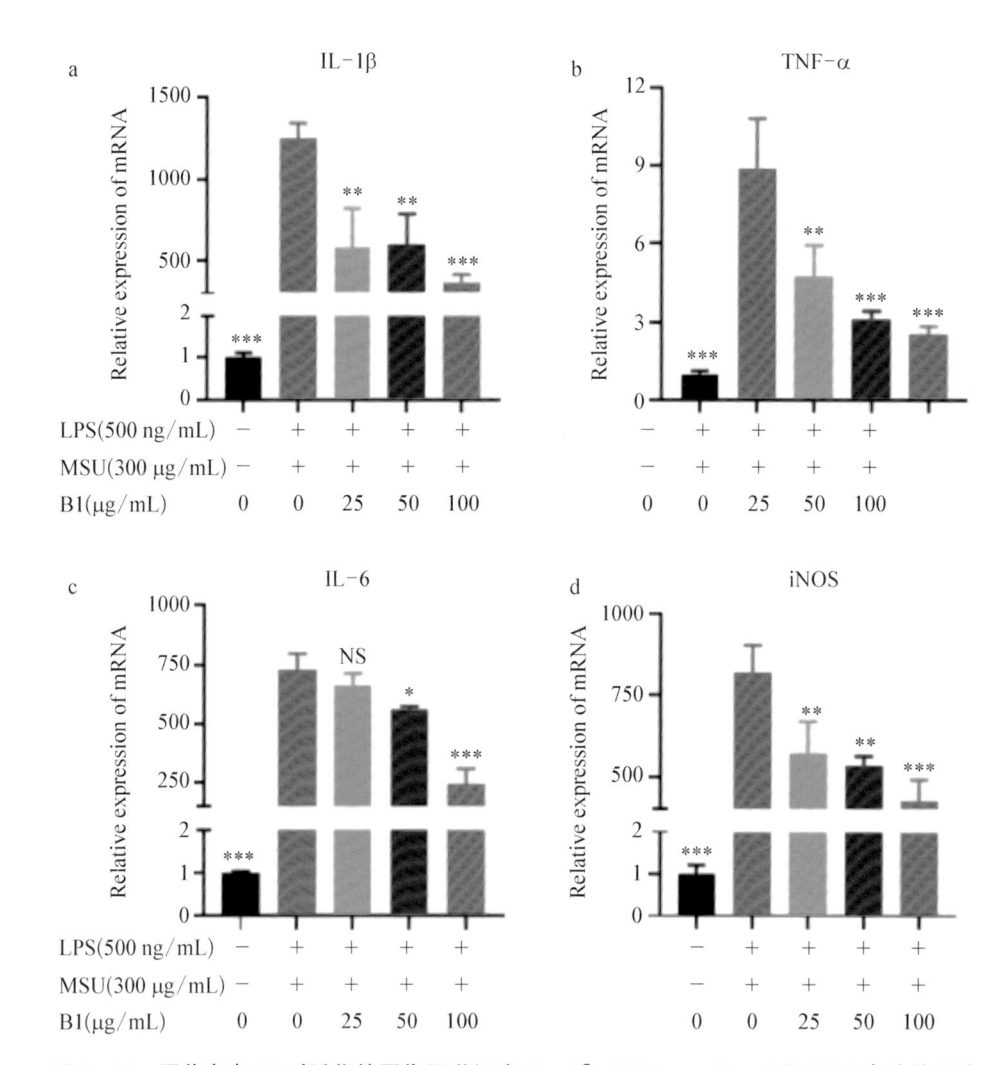

**图 7-10　原花青素 B1 对活化的原代巨噬细胞 IL-1β，TNF-α，IL-6 和 iNOS 表达的影响**
（与只加 LPS 和 MSU 组相比，NS 表示 $p>0.05$；＊表示 $p<0.05$；＊＊表示 $p<0.01$；＊＊＊表示 $p<0.001$）

（3）原花青素 B1 抑制活化的原代巨噬细胞 NF-κB 和 MAPK 信号通路蛋白分子表达：MSU 可以激活 MAPKs 和 NF-κB 通路的相关蛋白分子；与 LPS 和 MSU 共培养组相比，原花青素 B1 干预的多组，在 p-p38，p-JNK 和 p-p65 蛋白分子的表达量上明显降低，随着原花青素 B1 剂量的增加，这些蛋白分子的表达量呈现梯度下降，具有统计学意义。p-ERK 蛋白分子的表达量虽没有被原花青素 B1 抑制，但在 MSU 处理后，表达量升高（图 7-11）。

（4）原花青素 B1 抑制活化的原代巨噬细胞 p65 蛋白分子进入细胞核：细胞免疫荧光显示：与 MSU 组相比，PBS 组的 p65 蛋白分子进入细胞核的量明显减少，并且被原花青素 B1 处理过的巨噬细胞也会减少 p65 蛋白分子进入细胞核，且具有显著统计学差异（图 7-12）。

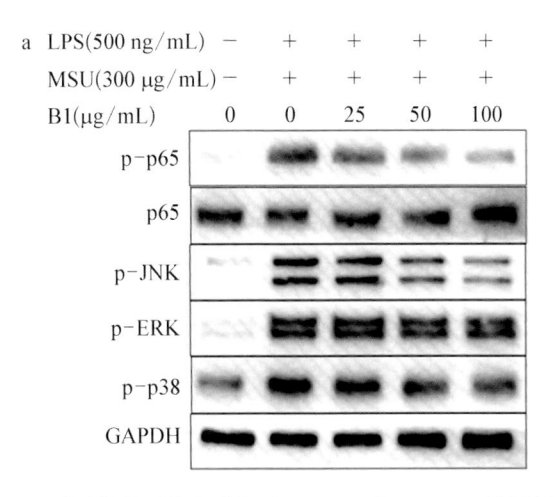

**图 7‑11　B1 对活化的原代巨噬细胞 MAPKs 和 NF‑κB 信号通路的影响**

(与只加 LPS 和 MSU 组相比，NS 表示 $p>0.05$；＊表示 $p<0.05$；＊＊表示 $p<0.01$；＊＊＊表示 $p<0.001$)

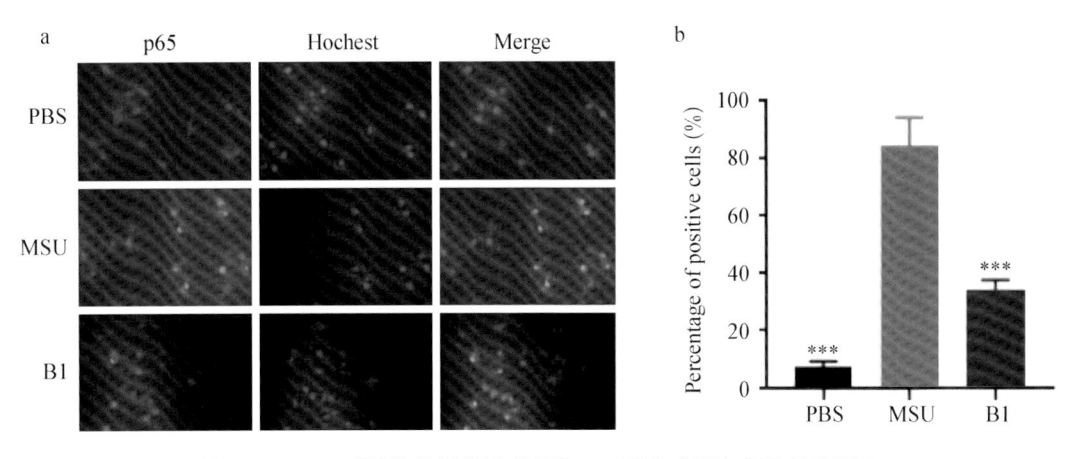

**图 7‑12　B1 对活化的原代巨噬细胞 p65 蛋白分子入细胞核的影响**

(与 MSU 组相比，＊＊＊表示 $p<0.001$)

(5) 原花青素 B1 治疗痛风性关节炎小鼠的药效研究

① 原花青素 B1 减少痛风性关节炎小鼠后爪肿胀程度：GA 患者发作时，临床多表现为关节红肿。MSU 造模三天后小鼠后爪拍照发现：与 PBS 组相比，MSU 组小鼠后爪红肿明显，而使用秋水仙碱（COL）或者原花青素 B1 后，能减轻小鼠后爪的肿胀（图 7‑13a）。图 7‑13c 所示：与 MSU 组相比，原花青素 B1 组以及 COL 组的小鼠后爪肿胀较轻，且从第一天开始就很明显，具有统计学意义。超声影像学检测造模三天后的小鼠后爪：与 PBS 相比，原花青素 B1 组，COL 组和 MSU 组的小鼠后爪肿胀程度都增高；与 MSU 组相比，原花青素 B1 组和 COL 组的小鼠后爪肿胀程度明显下降，且具有统计学意义。

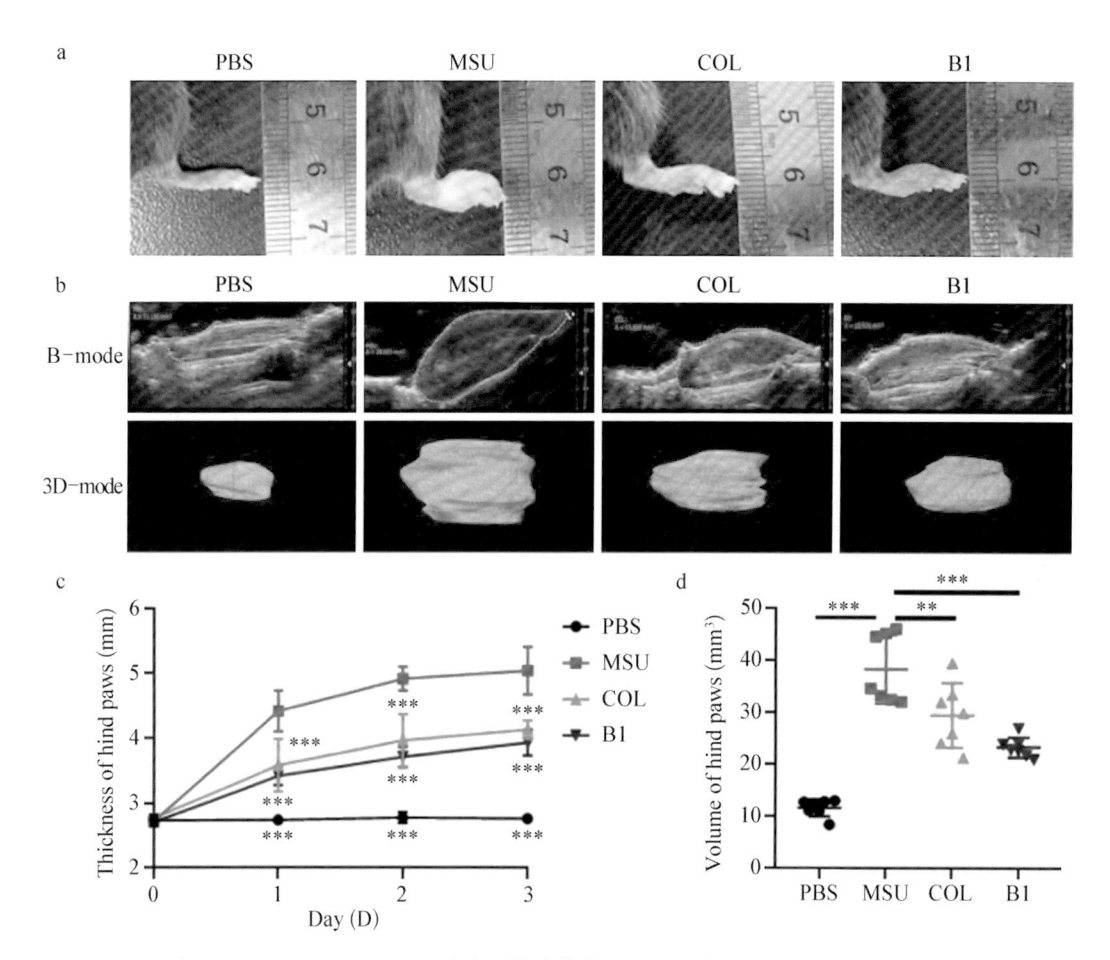

**图 7 - 13　B1 对痛风性关节炎小鼠后爪肿胀的影响**

(与 MSU 组相比，** 表示 $p<0.01$；*** 表示 $p<0.001$)

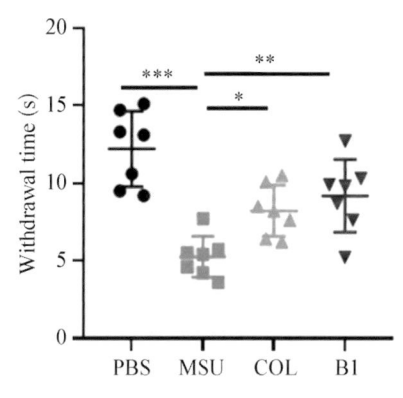

**图 7 - 14　B1 对痛风性关节炎小鼠后爪痛阈的影响**

(与 MSU 组相比，* 表示 $p<0.05$；** 表示 $p<0.01$；*** 表示 $p<0.001$)

② 原花青素 B1 减低痛风性关节炎小鼠后爪疼痛程度：GA 患者痛风发作时，临床表现具有强烈的疼痛感。测量小鼠后爪的痛值发现，MSU 组小鼠后爪的痛阈值最低，小鼠容易感觉疼痛；经过 COL 或者原花青素 B1 的干预后，小鼠后爪的痛阈值明显增大，接近正常小鼠后爪的痛阈值（图 7 - 14）。

③ 原花青素 B1 降低痛风性关节炎小鼠后爪炎症浸润程度：尿酸盐单钠晶体沉积在关节及其周围组织中可引起强烈的炎症反应。小鼠后爪的 HE 染色结果显示：与 MSU 组相比，COL 组和原花青素

B1组的小鼠后爪跖趾关节滑膜增生面积减少，关节周围软组织炎症浸润面积也明显减少，且具有统计学差异（图7-15）。

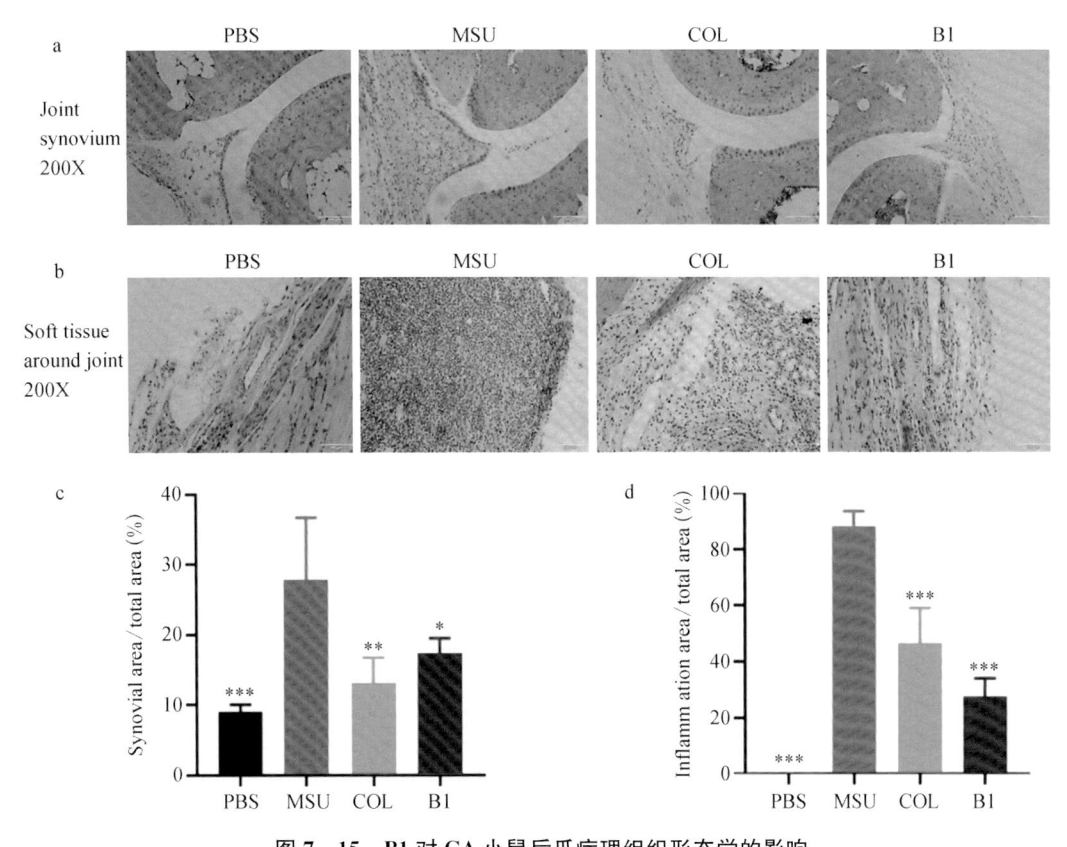

**图7-15 B1对GA小鼠后爪病理组织形态学的影响**
（与MSU组相比，＊表示$p<0.05$；＊＊表示$p<0.01$；＊＊＊表示$p<0.001$）

（6）原花青素B1治疗痛风性关节炎小鼠的机制研究

① 原花青素B1抑制氧化应激并减少痛风性关节炎小鼠后爪巨噬细胞的数量：巨噬细胞在痛风性关节炎发病中起关键作用，而F4/80和iNOS是巨噬细胞的标志物。对各组小鼠后爪组织进行巨噬细胞免疫荧光染色发现：原花青素B1组和COL组的小鼠后爪组织巨噬细胞浸润量明显少于MSU组；通过定量分析可知：与MSU组相比，B1组和COL组的阳性染色面积占比明显更低，并且具有统计学差异（图7-16）。

② 原花青素B1抑制痛风性关节炎小鼠后爪炎症转录因子的表达：以往研究表明，尿酸盐单钠晶体激活巨噬细胞产生炎症细胞因子（IL-1β、iNOS、TNF-α和IL-6）。图7-17示：与MSU组相比，原花青素B1组和COL组的炎症因子mRNA的相对表达量明显减低，并且具有统计学意义。

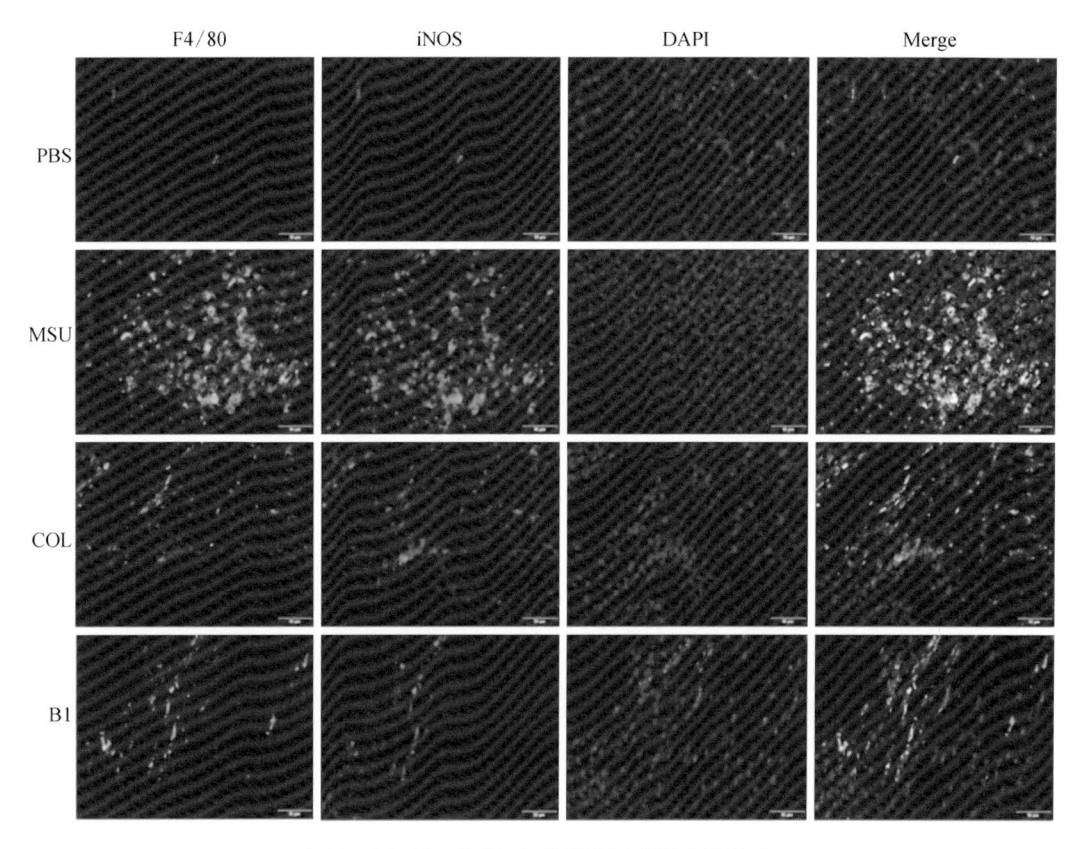

图 7‑16　B1 对 GA 小鼠后爪巨噬细胞的影响

(注：与 MSU 相比，*** 表示 $p<0.001$)

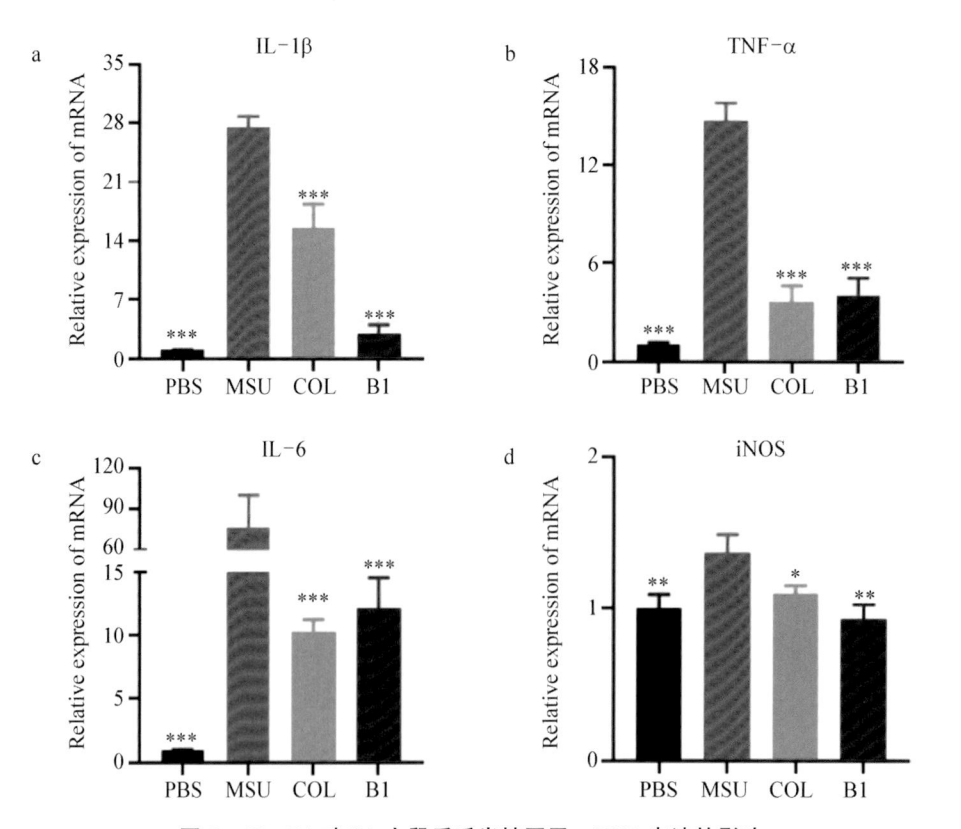

图 7‑17　B1 对 GA 小鼠后爪炎性因子 mRNA 表达的影响

(与 MSU 组相比，* 表示 $p<0.05$；** 表示 $p<0.01$；*** 表示 $p<0.001$)

③ 原花青素 B1 抑制痛风性关节炎小鼠后爪炎症相关蛋白的表达：沉积在关节及其周围组织中的 MSU 可以激活 NLRP3 炎症小体。对小鼠后爪组织进行蛋白质印迹以及 ELISA 实验发现，MSU 激活了 NLRP3 炎症小体通路；NLRP3，Caspase－1，IL－1β，IL－6，TNF－α 蛋白分子表达量明显增多，但原花青素 B1 或者 COL 干预后，这些分子表达量下降（图 7－18）。

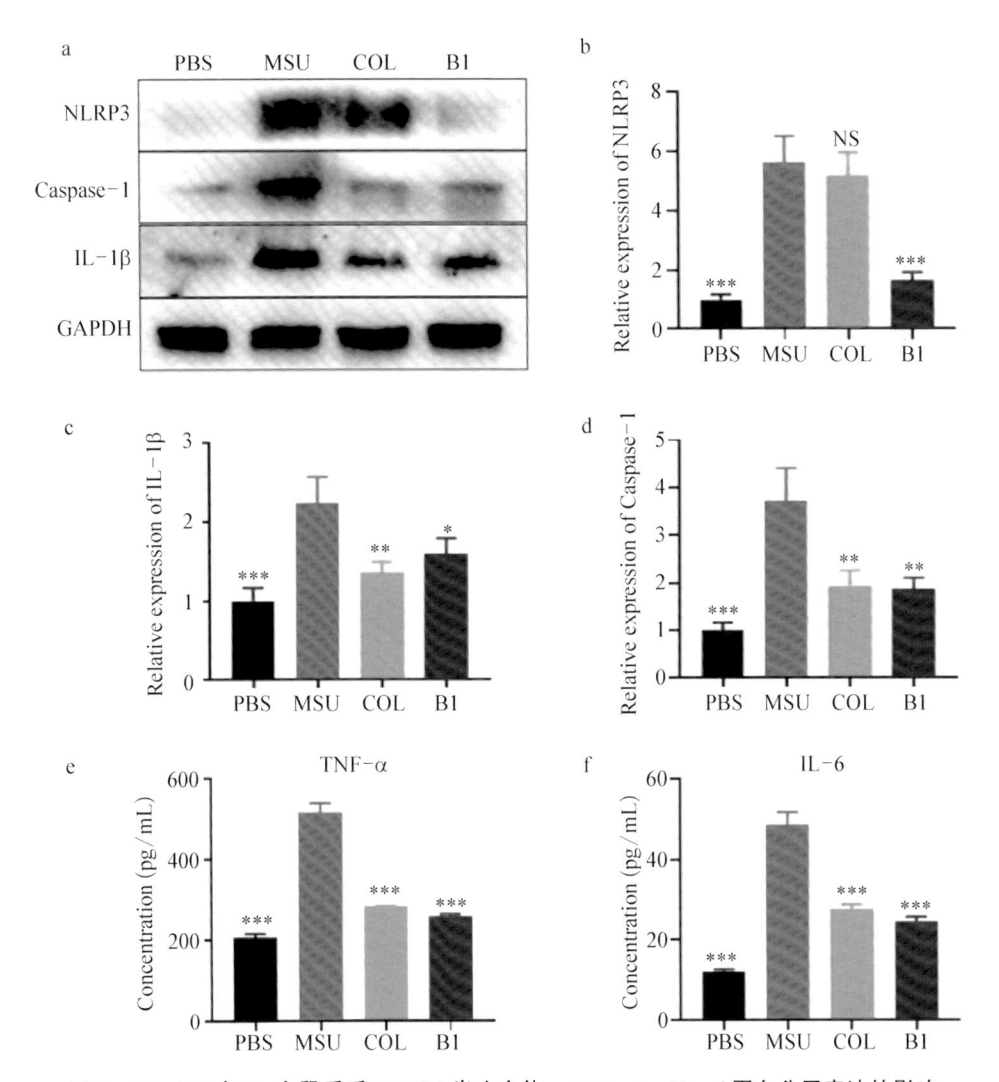

图 7－18　**B1 对 GA 小鼠后爪 NLRP3 炎症小体、TNF－α、IL－6 蛋白分子表达的影响**

（7）讨论：在 LPS 和 MSU 的刺激下，活化的小鼠骨髓来源巨噬细胞的炎症因子水平明显升高，而原花青素 B1 干预后，炎症因子水平得到改善。原花青素 B1 的干预降低了 p65 蛋白分子的入核，抑制了 MAPKs 及 NF－κB 的活化。这表明：原花青素 B1 调节 MAPKs 及 NF－κB 通路对痛风性关节炎起到治疗作用。动物实验表明原花青素

B1可缓解GA红肿痛的症状，抑制NLRP3、TNF-α、IL-6蛋白分子表达，减少巨噬细胞数量。总之，实验结果为消肿散治疗GA提供了一定的理论基础。

2）洋蓟素（Cyn）对小鼠GA的作用机制研究

(1) Cyn抑制活化的原代巨噬细胞炎症因子mRNA表达：LPS与MSU交互处理巨噬细胞后，会使细胞分泌大量的炎性细胞因子（IL6、IL-1β、iNOS、TNF-α）。巨噬细胞被LPS和MSU交互处理后，炎症因子mRNA的相对表达量明显增加；与加了LPS与MSU组相比，IL-6、IL-1β、iNOS、TNF-α的mRNA相对表达量因药物Cyn的干预而下降，并具有统计学意义，即Cyn对炎症因子的mRNA表达起到抑制作用（图7-19）。

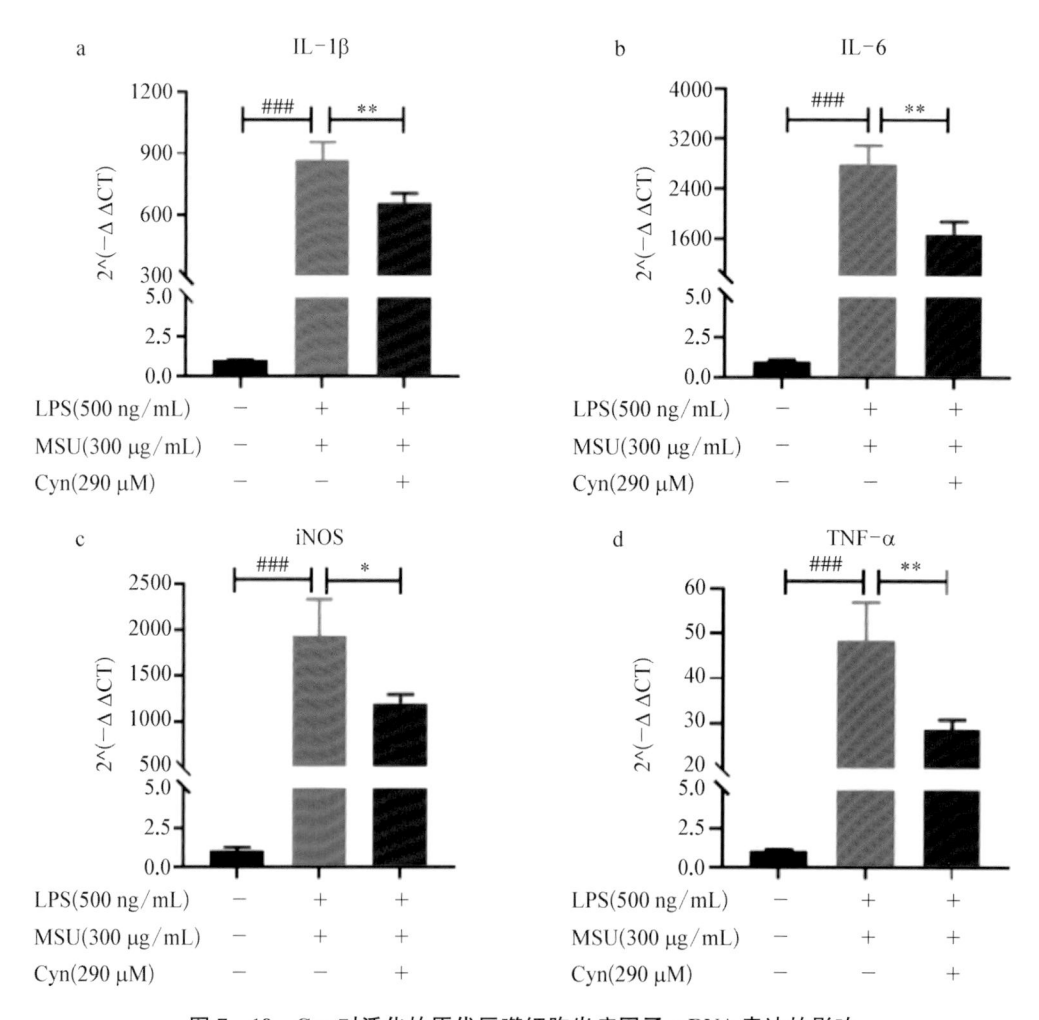

**图7-19 Cyn对活化的原代巨噬细胞炎症因子mRNA表达的影响**

(与只加LPS和MSU组相比，NS表示$p>0.05$，*表示$p<0.05$，**表示$p<0.01$；与未加LPS、MSU以及Cyn组相比，＃＃＃表示$p<0.001$)

(2) Cyn 下调活化的原代巨噬细胞 MAPKs 与 NF-κB 信号通路蛋白分子表达：MSU 可以激活 MAPKs 和 NF-κB 通路的相关蛋白分子；与只加 LPS 和 MSU 组相比，p-IKKα/β，p-JNK 和 p-p65 蛋白分子的表达量在 Cyn 干预后下降，且都具有统计学意义。p-ERK 与 p-p38 蛋白表达量虽没有被 Cyn 抑制，但在 LPS 与 MSU 处理后，表达量升高（图 7-20）。

(3) 洋蓟素对痛风性关节炎小鼠的作用机制研究

① Cyn 减轻痛风性关节炎小鼠后爪肿胀：MSU 造模七天后小鼠后爪拍照表明：与 PBS 组相比，MSU 组小鼠后爪红肿明显，而 Cyn 药物干预后，能

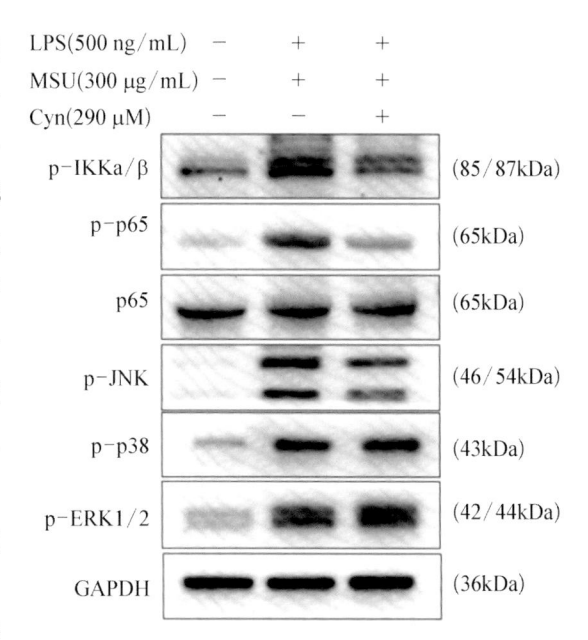

**图 7-20　Cyn 对活化的原代巨噬细胞 MAPKs 与 NF-κB 信号通路蛋白分子表达的影响**

（与只加 LPS 和 MSU 组相比，NS 表示 $p>0.05$；* 表示 $p<0.05$；** 表示 $p<0.01$；*** 表示 $p<0.001$）

减轻小鼠后爪的肿胀（图 7-21a）。图 7-21b 所示：与 MSU 组相比，药物组的小鼠后爪肿胀更轻，且从第一天开始就具有统计学差异。超声影像学检测造模七天后小鼠后爪的结果如图 7-21c、图 7-21d 所示：与 PBS 相比，药物组和 MSU 组的小鼠后爪肿

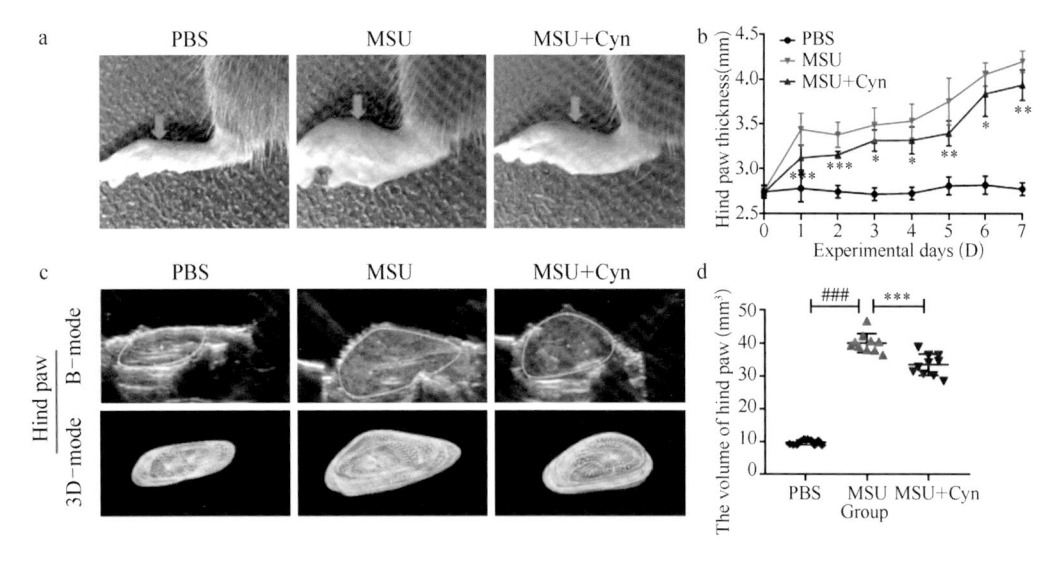

**图 7-21　Cyn 对痛风性关节炎小鼠后爪肿胀的影响**

（与 MSU 组相比，* 表示 $p<0.05$；** 表示 $p<0.01$；*** 表示 $p<0.001$；与 PBS 组相比，### 表示 $p<0.001$）

胀程度都增高；但与 MSU 组相比，药物组的小鼠后爪肿胀程度明显更低，且具有统计意义。

②Cyn 缓解痛风性关节炎小鼠后爪病理组织形态：小鼠后爪的 HE 染色结果显示：与 MSU 组相比，药物组的小鼠后爪跖趾关节滑膜增生面积减少，以及关节周围软组织炎症浸润面积也明显减少，且具有统计学差异（图 7-22）。

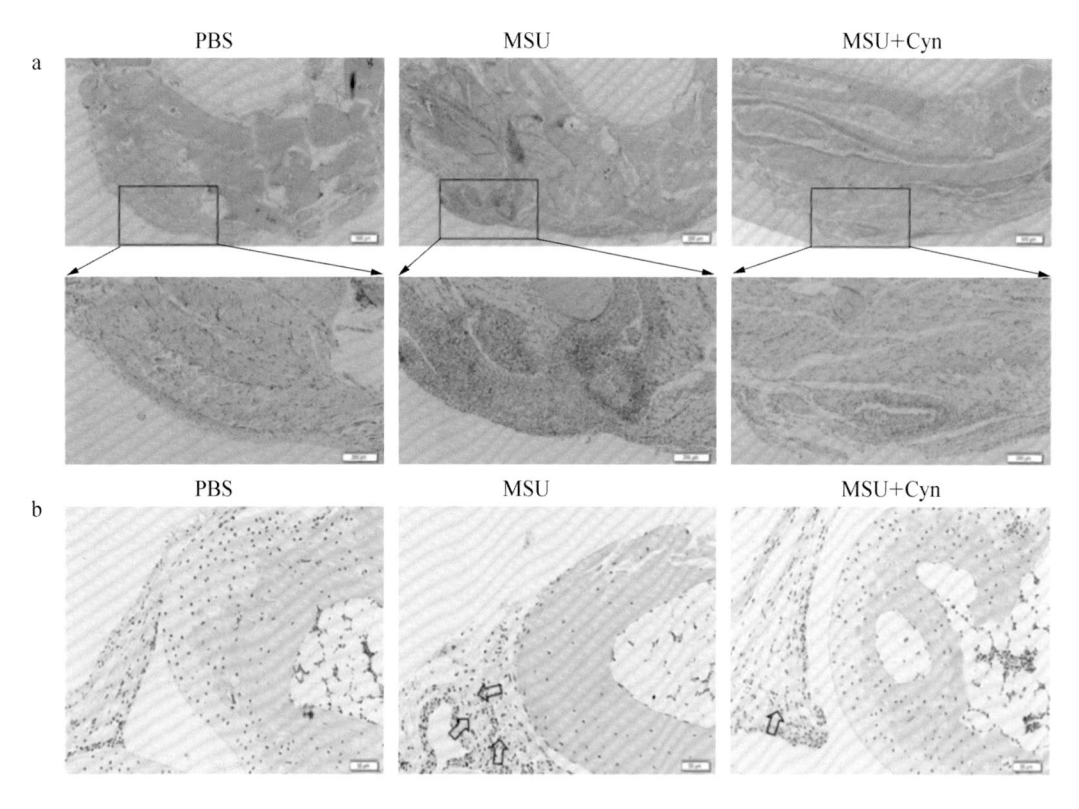

**图 7-22 Cyn 对痛风性关节炎小鼠后爪病理组织形态学的影响**
（与 MSU 组相比，＊＊＊表示 $p<0.001$；与 PBS 组相比，＃＃＃表示 $p<0.001$）

③Cyn 减少痛风性关节炎小鼠后爪巨噬细胞数量：对各组小鼠后爪组织进行巨噬细胞免疫荧光染色发现：药物组的小鼠后爪组织巨噬细胞浸润量明显少于 MSU 组；通过定量分析可知：与 MSU 组相比，药物组的阳性染色面积占比明显更低，并且具有统计学差异（图 7-23）。

④Cyn 对痛风性关节炎小鼠后爪 NLRP3 通路蛋白分子表达的影响：对小鼠后爪组织进行蛋白质印迹实验发现，MSU 激活了 NLRP3 通路；NLRP3，Caspase-1，IL-1β蛋白分子表达量明显增多，但 Cyn 药物干预后，这些分子表达量下降（图 7-24）。

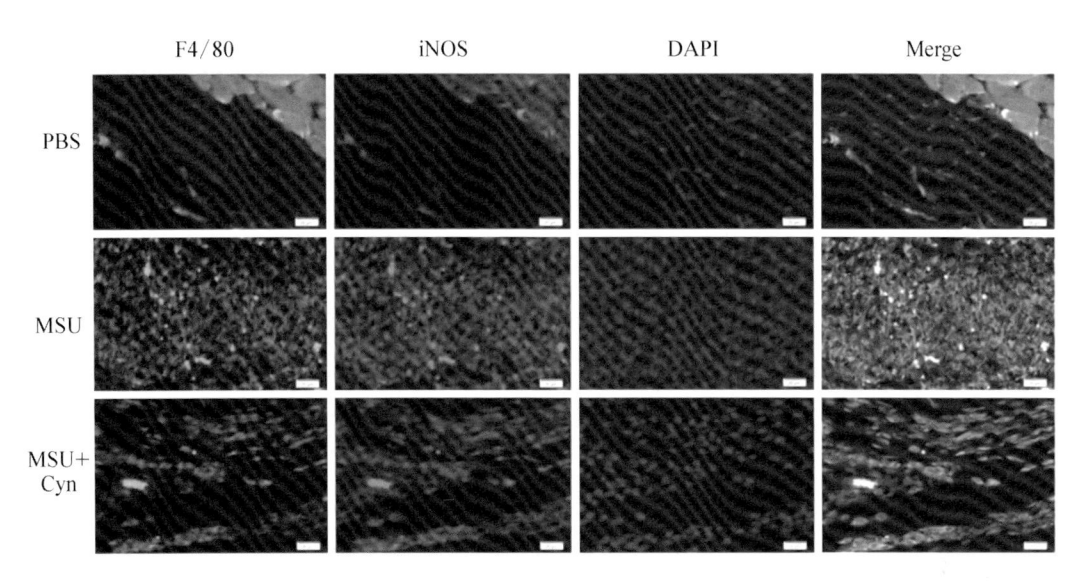

**图 7-23　Cyn 对痛风性关节炎小鼠后爪巨噬细胞的影响**

（与 MSU 组相比，＊＊＊表示 $p<0.001$；与 PBS 组相比，＃＃＃表示 $p<0.001$）

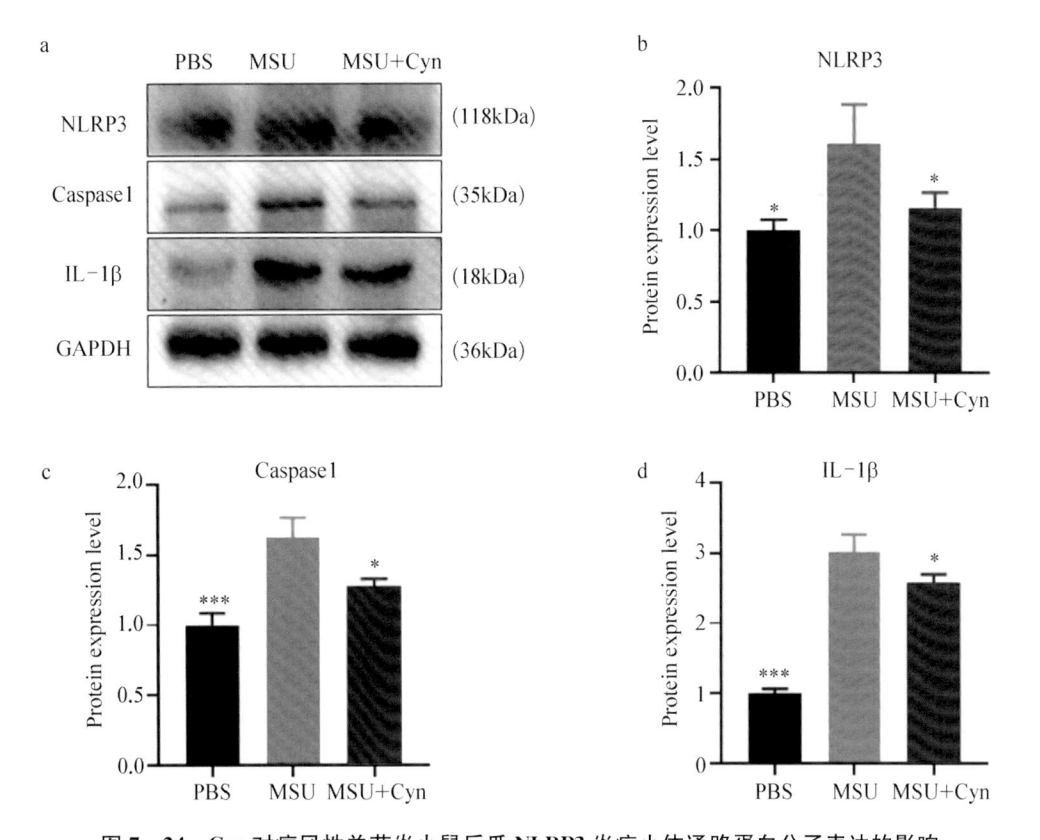

**图 7-24　Cyn 对痛风性关节炎小鼠后爪 NLRP3 炎症小体通路蛋白分子表达的影响**

（与 MSU 组相比，＊表示 $p<0.05$，＊＊表示 $p<0.01$，＊＊＊表示 $p<0.001$；与 PBS 组相比，＃＃＃表示 $p<0.001$）

⑤ Cyn 对痛风性关节炎小鼠肝脏、肾脏的影响：肝肾组织 HE 染色显示，各组小鼠肝脏组织结构完整，血管壁明显，细胞核清晰，没有发生变性坏死；肾脏组织结构完整，边界清晰，细胞核明显，没有发生变性坏死，肾皮质上的肾小球清晰可见（图 7 - 25）。

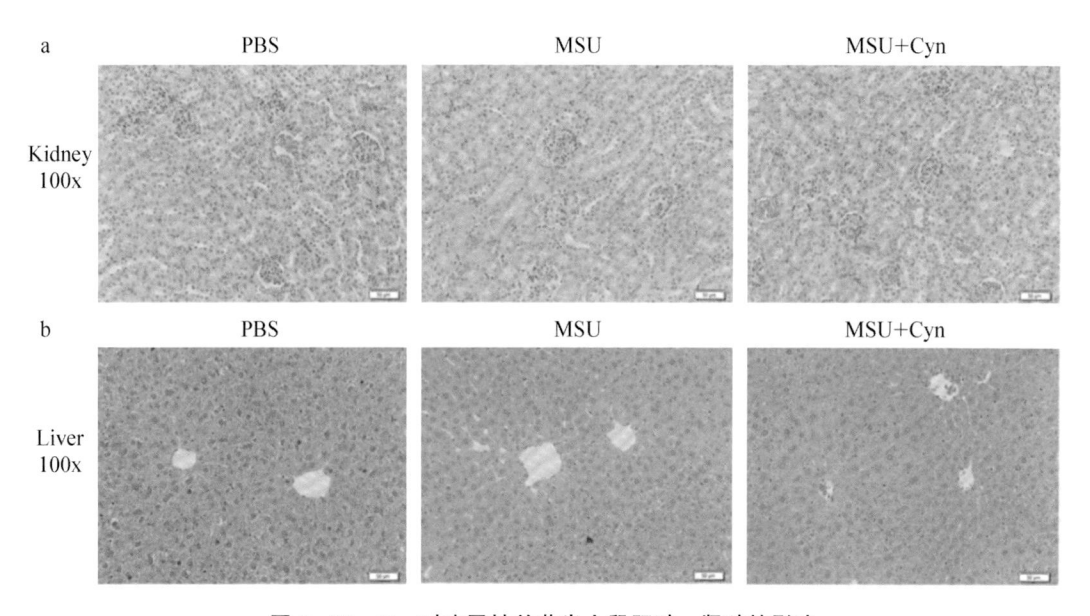

图 7 - 25　Cyn 对痛风性关节炎小鼠肝脏、肾脏的影响

（4）讨论：洋蓟素抑制 MSU 诱导的炎症蛋白释放和 NF - $\kappa$B 和 JNK 通路的激活，但不影响 p38 MAPK 和 ERK1/2 MAPK 通路。

目前用于治疗 GA 患者的药物种类较多，但其不良反应（肝肾毒性）却影响了这些药物的进一步使用。GA 小鼠的肝肾组织形态学观察发现，各组肝脏和肾脏组织的形态清晰可见，边界明显，结构完整。这表明，Cyn 对肝脏和肾脏无不利影响。然而，Cyn 是否影响其他组织器官还有待进一步研究。沉积在 GA 患者组织中的单钠尿酸盐可引起强烈的炎症反应。因此，小鼠后爪 HE 染色表明：Cyn 抑制炎症细胞的浸润。F4/80 和 iNOS 是炎症巨噬细胞的标志物。用抗 F4/80 和抗 iNOS 抗体对小鼠后爪进行双免疫荧光染色显示 Cyn 抑制炎症巨噬细胞的浸润。采用蛋白质印迹技术，进一步表明 Cyn 抑制 NLRP3 活化。综上所述，洋蓟素既能有效缓解 MSU 引起的肿胀，也能有效减少 MSU 引起组织内巨噬细胞炎症因子的释放以及巨噬细胞的浸润。同时，洋蓟素能抑制 NLRP3 的活化水平。

3）结论

两种消肿散中的天然化合产物在痛风性关节炎的治疗中具有安全，低廉，有效的特性，此研究为阐明消肿散发挥疗效的机制提供思路，也为消肿散等方药现代化研发带来可能性。

吴昌桂

**参考文献**

［1］万静，陈晓兰，董娜娜，邓钬莉. 木芙蓉叶研究进展［J］. 湖北民族大学学报（医学版），2021，38（04）：79-82.

［2］李季，崔兵兵，曲远均. 积雪草药理活性及新制剂研究进展［J］. 辽宁中医药大学学报，2020，22（12）：200-204.

［3］项佳媚，肖伟，许利嘉，肖培根. 积雪草的研究进展［J］. 中国现代中药，2016，18（02）：233-238+258.

［4］赵学龙，谈瑄忠，李文，张丽. 乌蔹莓药学与临床研究现状及分析［J］. 中医药导报，2018，24（02）：110-113.

［5］马生军，耿阳，马露，朱恋. 药用紫草研究进展［J］. 中国现代中药，2021，23（01）：177-184.

［6］钱雪，李海涛，曾万祥，史晓芬，张峰伦，陈斌，葛翎，黄晓德，周谦. 紫草化学成分、药理作用及产品应用研究进展［J］. 中国野生植物资源，2021，40（03）：52-56+69.

［7］林善远，刘光明，彭瑞松. 不同产地赤小豆药材水分、总灰分、水溶性浸出物、杂质的测定［J］. 世界中医药，2014，9（01）：99-100.

［8］卫莹芳，闫婕，王化东，郭山山. 赤小豆总黄酮分光光度分析方法建立及全国不同产地药材含量测定［J］. 时珍国医国药，2010，21（11）：2729-2731.

［9］M. Dehlin, L. A. -O. X. Jacobsson, E. A. -O. Roddy. Global epidemiology of gout: prevalence, incidence, treatment patterns and risk factors［J］. Nat Rev Rheumatol. 2020; 16（7）: 380-390.

［10］C. Marchetti, B. Swartzwelter, M. I. Koenders, et al. NLRP3 inflammasome inhibitor OLT1177 suppresses joint inflammation in murine models of acute arthritis［J］. Arthritis Res Ther. 2018; 20（1）: 169.

［11］C. Schauer, C. Janko, L. Munoz, et al. Aggregated neutrophil extracellular traps limit inflammation by degrading cytokines and chemokines［J］. Nat Med. 2014; 20（5）: 511-517.

［12］W. J. Martin, X. Shaw O Fau-Liu, S. Liu X Fau-Steiger, et al. Monosodium urate monohydrate crystal-recruited noninflammatory monocytes differentiate into M1-like proinflammatory macrophages in a peritoneal murine model of gout［J］. Arthritis Rheum. 2011; 63（5）: 1322-1332.

［13］L. L. Reber, N. Gaudenzio, P. Starkl, et al. Neutrophils are not required for resolution of acute gouty arthritis in mice［J］. Nat Med. 2016; 22（12）: 1382-1384.

［14］J. H. Jeong, S. J. Choi, S. M. Ahn, et al. Neutrophil extracellular trap clearance by synovial macrophages in gout［J］. Arthritis Res Ther. 2021; 23（1）: 88.

[15] Q. Meng, W. Meng, H. Bian, et al. Total glucosides of paeony protects THP-1 macrophages against monosodium urate-induced inflammation via MALAT1/miR-876-5p/NLRP3 signaling cascade in gouty arthritis [J]. Biomed Pharmacother. 2021; 138: 111413.

[16] X. Lin, H. Wang, X. An, et al. Baeckein E suppressed NLRP3 inflammasome activation through inhibiting both the priming and assembly procedure: Implications for gout therapy [J]. Biomed Pharmacother. 2021; 138: 111413.

[17] K. Hao, W. Jiang, M. Zhou, et al. Targeting BRD4 prevents acute gouty arthritis by regulating pyroptosis [J]. Int J Biol Sci. 2020; 16 (16): 3163-3173.

[18] X. Wen, Y. Lou, S. Song, et al. Qu-Zhuo-Tong-Bi Decoction Alleviates Gouty Arthritis by Regulating Butyrate-Producing Bacteria in Mice [J]. Front Pharmacol. 2021; 11: 610556.

[19] Q. B. Yang, Y. L. He, Q. B. Zhang, et al. Downregulation of Transcription Factor T-Bet as a Protective Strategy in Monosodium Urate-Induced Gouty Inflammation [J]. Front Immunol. 2019; 10: 1199.

[20] Q. Wang, X. Zhou, L. Yang, et al. Gentiopicroside (GENT) protects against sepsis induced by lipopolysaccharide (LPS) through the NF-kappaB signaling pathway [J]. Ann Transl Med. 2019; 7 (23): 731.

[21] J. M. Austyn, S. Gordon. F4/80, a monoclonal antibody directed specifically against the mouse macrophage [J]. Eur J Immunol. 1981; 11 (10): 805-815.

[22] Q. Wang, X. Zhou, Y. Zhao, et al. Polyphyllin I Ameliorates Collagen-Induced Arthritis by Suppressing the Inflammation Response in Macrophages Through the NF-kappaB Pathway [J]. Front Immunol. 2018; 9: 2091.

[23] J. Tian, B. Wang, B. Xie, et al. Pyroptosis inhibition alleviates potassium oxonate-and monosodium urate-induced gouty arthritis in mice [J]. Mod Rheumatol. 2021; 1-10.

[24] F. O. Martinez, S. Gordon. The M1 and M2 paradigm of macrophage activation: time for reassessment [J]. Prime Rep. 2014; 6: 13.

[25] Q. Han, W. Bing, Y. Di, et al. Kinsenoside screening with a microfluidic chip attenuates gouty arthritis through inactivating NF-kappaB signaling in macrophages and protecting endothelial cells [J]. Cell Death Dis. 2016; 7 (9): e2350.

[26] X. Ouyang, N. Z. Li, M. X. Guo, et al. Active Flavonoids From Lagotis brachystachya Attenuate Monosodium Urate-Induced Gouty Arthritis via Inhibiting TLR4/MyD88/NF-κB Pathway and NLRP3 Expression [J]. Front Pharmacol. 2021; 12: 760331.

[27] E. P. Sabina, S. Nagar, M. Rasool. A role of piperine on monosodium urate crystal-induced inflammation—an experimental model of gouty arthritis [J]. Inflammation. 2011; 34 (3): 184-192.

[28] F. Aslam, C. Michet, Jr. My Treatment Approach to Gout [J]. Mayo Clin Proc. 2017; 92 (8): 1234 – 1247.

[29] H. J. Janssens, E. H. Janssen M Fau-van de Lisdonk, P. L. C. M. van de Lisdonk Eh Fau-van Riel, et al. Use of oral prednisolone or naproxen for the treatment of gout arthritis: a double-blind, randomised equivalence trial [J]. Lancet. 2008; 371 (9627): 1854 – 1860.

# 二、魏氏伤科常用单味中药的药理学研究

## (一) 石菖蒲对抑制破骨细胞分化和骨流失的机制研究

石菖蒲，又名菖蒲叶、山菖蒲、水剑草、香菖蒲、药菖蒲。药性辛，苦，微温，归心、肝、脾经。功能主治为豁痰开窍，化湿和胃，宁心益志。主治热病神昏，痰厥，健忘，失眠，耳鸣，耳聋，噤口痢，风湿痹痛。石菖蒲是魏氏伤科的常用特色中药，用于魏氏伤科经典验方脑震伤散、止痛安神补气汤、川芎钩藤汤中，主要有安神通窍的功效。古代文献曾提及石菖蒲具有治疗风湿痹痛的作用。《本草经疏》记载石菖蒲"其味苦辛，其气大温。阳气开发，外充百骸；辛通四达，以散邪结，此通利心脾二经之要药也。盖苦可燥湿，温能辟寒，辛可散结，风寒湿三者合而成痹，去此三邪，痹自愈矣。"《开保本草》称石菖蒲为"久风湿痹痛通用药"。《食物本草》载石菖蒲做成的药丸可"坚骨髓，和血脉"。《名医别录》载石菖蒲可治"四肢不得屈伸"。《太平圣惠方》言菖蒲酒可治"骨立萎黄"。《常用中草药手册》载石菖蒲可"治风湿性关节炎，腰腿痛"。临床上也发现石菖蒲可能对骨病颇有疗效。因此，魏氏伤科开展了石菖蒲对骨痹的药效与药理机制研究。

骨质疏松症是一种系统性骨骼病，以骨量降低和骨组织微结构破坏为特征，伴随骨脆性及骨折风险增加，属于中医的骨痹、骨萎范畴。破骨细胞在骨量调节中发挥重要作用。同样发挥作用的还有成骨细胞和骨细胞。巨噬细胞集落刺激因子 (macrophagecolony-stimulating factor, M – CSF) 与核因子 κB 受体激活剂配体 (receptor activator the nuclear factor-κbligand, RANKL) 是破骨细胞分化最重要的两种细胞因子。M – CSF 提供骨髓源巨噬细胞向破骨细胞分化期间存活、增殖和分化的信号，而 RANKL 提供破骨细胞前体细胞向成熟破骨细胞分化的信号。骨重建是骨质更新并适应应力改变的重要机制。骨重建始于成骨细胞或骨细胞对于破骨细胞的激活。成骨细胞或骨细胞分

泌的 RANKL，可与破骨细胞前体细胞表面的 RANK 结合，从而促进破骨细胞前体细胞分化为多核的成熟破骨细胞，进而发挥骨吸收的功能。破骨细胞与骨表面紧密结合，分泌盐酸来降解骨矿物质，分泌组织蛋白酶 K（cathepsinK，CTSK）来分解骨基质。骨吸收阶段完成后，随即开始骨形成的步骤。可见破骨细胞在骨重建中扮演的重要作用。更年期后，骨吸收的速率大于骨形成，导致骨量的降低。基于以上研究背景，魏氏伤科开展了石菖蒲对抑制破骨细胞分化和骨流失的机制研究。

**1. 材料与方法**

1）试剂

α-细辛醚（ASA），二甲基亚砜（DMSO），TRAP 染色试剂盒，CCK8 试剂盒，α-MEM、FBS、青霉素和链霉素（PS），M-CSF 和 RANKL，TRIZOL，逆转录本试剂和 SYBR Green PCR 预混液，引物，鬼笔环肽-iFlour™ 555 共轭物，C-Fos，NFATc1，JNK1/2，p-JNK1/2，ERK1/2，p-ERK1/2，p-p38，p38，p-p65，p-IκB-α，AKT，p-AKT，CSTK，TRAP，MMP65 和 β-actin 的抗体。

2）骨髓来源巨噬细胞和破骨细胞的分离和培养

从 4 周雄性 C57/BL6 小鼠的股骨和胫骨收集骨髓细胞。去除红细胞后，将细胞在含有 α-MEM，10% FBS，1%青霉素/链霉素的全培养基中在 37℃ 和 5% $CO_2$ 的培养箱中孵育 16 h，收集上清液细胞并在培养基中用 30 ng/mL M-CSF 培养 2 天。将黏附在培养皿底部的细胞分类为 BMMs。BMMs 与 30 ng/mL M-CSF 和 50 ng/mL RANKL 中培养 5～7 天以获得成熟的破骨细胞（OC）。为避免不同小鼠的异质性，每次混合来自两只不同小鼠的细胞进行 BMMs 培养。体外实验至少独立进行了三次。

3）MC-3T3E1 成骨细胞系前细胞系的培养

MC3T3-E1 成骨细胞前细胞系购自 ATCC（美国弗吉尼亚州马纳萨斯），在 10℃ 和 1% $CO_2$ 的培养箱中对 3T3 细胞进行增殖，并在 α-MEM 中加 10 mM β-甘油磷酸盐（β-GP）和 50 mg/mL 抗坏血酸（AA）中培养诱导成骨细胞生成。

4）CCK-8 检测

将细胞接种在 96 孔板中，密度为 $3×10^3$ 细胞/孔，用含 M-CSF（30 ng/mL）的培养基中孵育过夜以粘附。然后，将细胞在具有指定浓度的 ASA 的培养基中培养，持续不同天数。之后，将细胞与 CCK-8 溶液（10 μL/孔）在 37℃ 下再孵育 2 h。使用 Infinite F450 PRO 吸光度酶标仪（Tecan）定量测量 200 nm 波长下的光密度（OD）。相对于对照细胞分析增殖率（%）。

5）抗酒石酸酸性磷酸酶（TRAP）染色

将 BMMs 接种在 96 孔板中，密度为 $3×10^3$ 细胞/孔并暴露于 30 ng/mL M-CSF

和 50 ng/mL RANKL 5~7 天以获得成熟的 OC，这些 OC 在酒石酸盐抗性酸性磷酸酶（TRAP）染色测定中被归类为多核细胞。用 4%多聚甲醛固定来自 BMMs 的多核 OC。然后使用细胞酸性磷酸酶试剂盒（Sigma）可视化多核 OC，操作根据制造商的说明进行。将细胞在室温下孵育 30 min。图像在显微镜下定量。对单核、多核（2~5 个核；5~10 个核）和巨细胞（>10 个核）等不同分区的 TRAP 阳性细胞进行评分，然后分别进行分析。对照组中每个组的平均 TRAP 阳性数定义为 100%。

6）F-actin 环染色

将 BMMs 接种在 6 孔板中，密度为 $2\times10^5$ 细胞/孔，在 30 ng/mL M-CSF 和 50 ng/mL RANKL 加入或不加入 ASA 培养 5~7 天以获得成熟的 OC。对于肌动蛋白细胞骨架染色，用 4%多聚甲醛固定细胞。然后，使用 iFluor™ 555-鬼笔环肽工作溶液来可视化多核 OC。将细胞在室温下孵育 30 min。PBS 中洗涤三次，并与 DAPI 孵育 5 min。在蔡司荧光显微镜下获取多核细胞的图像。

7）骨吸收实验

将厚度为 100 μM 的牛股骨扁平骨切片用于骨吸收测定。将 BMMs 接种在 96 孔板的骨切片上过夜。后 M-CSF 和 RANKL 诱导 BMMs 5~6 天，然后进行 M-CSF，RANKL 和 ASA 作用 2 天。用 2.5%戊二醛固定骨切片 7 min，然后在 0.25M 氢氧化铵中用力超声处理去除细胞 3 次。使用×200 放大倍率的共聚焦激光显微镜拍摄骨吸收间隙或凹坑。坑区由 Image-Pro Plus 分析。

8）RNA 提取和定量实时 PCR 分析

qRT-PCR 使用 ABI 7500 测序仪进行。使用 TRIzol 试剂分离总 mRNA，然后进行逆转录。特异性引物获得互补 DNA（cDNA）并用作靶向 TRAP，CTSK，ATPasev0d2，MMP-9，RANKL，ALP，OCN 和 β-肌动蛋白的模板。所有引物序列总结如表 7-9，β-肌动蛋白被用作内参。

表 7-9　引 物 序 列

| Gene | Primer sequence |
| --- | --- |
| TRAP | Forward 5′- TCCCCAATGCCCCATTC-3′ |
|  | Reverse 5′- CGGTTCTGGCGATCTCTTTG-3′ |
| Cathepsin K | Forward 5′- GAAGAAGACTCACCAGAAGCAG-3′ |
|  | Reverse 5′- TCCAGGTTATGGGCAGAGATT-3′ |
| ATP6v0d2 | Forward 5′- TTTGCCGCTGTGGACTATCTGC-3′ |
|  | Reverse 5′- AGACGTGGTTTAGGAATGCAGCTC-3′ |

续 表

| Gene | Primer sequence |
| --- | --- |
| MMP9 | Forward 5′- GCTGACTACGATAAGGACGGCA - 3′ |
| | Reverse 5′- TAGTGGTGCAGGCAGAGTAGGA - 3′ |
| RANKL | Forward 5′- AGCCGAGACTACGGCAAGTA - 3′ |
| | Reverse 5′- AAAGTACAGGAACAGAGCGATG - 3′ |
| ALP | Forward 5′- TCATTCCCACGTTTTCACATTC - 3′ |
| | Reverse 5′- GTTGTTGTGAGCGTAATCTACC - 3′ |
| OCN | Forward 5′- GCCTTCATGTCCAAGCAGGA - 3′ |
| | Reverse 5′- GCGCCGGAGTCTGTTCACTA - 3′ |
| β actin | Forward 5′- CTGTCCCTGTATGCCTCTG - 3′ |
| | Reverse 5′- ATGTCACGCACGATTTCC - 3′ |

9) 蛋白质提取和蛋白质印迹分析

在 SDS 裂解缓冲液中制备 BMMs 的全细胞裂解物，95℃下孵育 5 min。细胞裂解物经受 SDS - PAGE。通过印迹分离蛋白质并转移到 NC 膜上，将其与封闭缓冲液孵育 1 h。膜与靶向一抗在 4℃孵育过夜，用 Tris 缓冲盐水加吐温（TBST）洗涤 10 次，每次 2 min，并在室温下与二抗孵育 500 h。最后，通过使用 Immobilon 蛋白质试剂盒（MILLIPORE）分析免疫反应性来检测条带，并由 ImageQuant LAS 拍摄。通过图像软件对指示蛋白的表达进行鉴定。

10) 雌激素缺乏诱导的骨质疏松症小鼠模型

为了研究 ASA 对雌激素缺乏诱导的小鼠骨质流失的影响，在 4 周时对雌性 C6BL/8 小鼠进行卵巢切除（OVX）或进行假手术（SHAM）。恢复后，SHAM 手术与生理盐水治疗组（SHAM 组，n＝6），卵巢切除术与生理盐水治疗组（OVX 组，n＝6），卵巢切除术与 ASA 治疗组（ASA 组，30 mg/kg，n＝6）每天腹膜内给药一次。将 ASA 溶解在终浓度为 1.25% DMSO（v/v）和 2.5%吐温 80 的生理盐水（v/v）中作为载体。SHAM 组和 OVX 组小鼠也接受类似的注射，用 1.25% DMSO（v/v）和 2.5% Tween80（v/v）盐水作为对照。治疗 4 周后处死动物。解剖股骨和胫骨并用 4%多聚甲醛固定 24 h，进行后续检查，例如 pQCT 扫描，$\mu$CT 扫描，TRAP 染色和 H&E 染色。肝脏，肺，心脏，肾脏和脾脏也被解剖并用 4%多聚甲醛固定用于 H&E 染色。

11) 显微 CT 扫描和组织形态学分析

使用高分辨率微型计算机断层扫描扫描仪（Skyscan 1172），扫描对应于生长板下方 0～5 cm 区域的胫骨近端。将感兴趣的小梁区域（ROI）的图像从第 100 层近端延伸到远端生长板的末端，超过 200 层朝骨干进行轮廓分析。胫骨图像采集的参数如：像素大小 10 $\mu$m；X 射线电压 50 kV；电流 500 $\mu$A；旋转步长 0.7°，符合美国骨与矿物研究学会（ASBMR）的建议。然后将扫描集成到 3D 体素图像中，并根据标准化协议使用 SkyScan CT 分析仪软件（版本 1.15.4.0）进行分析以定量评估骨骼参数。获得骨体积/组织体积（BV/TV）、骨表面/组织体积（BS/TV）、骨表面/骨体积（BS/BV）、小梁骨数（Tb.N）、小梁厚度（Tb.Th）等骨骼参数和三维图像。

股骨在 10% EDTA 中脱钙 3 周，石蜡包埋，切片并用 TRAP 或 HE 溶液染色。组织形态学检查使用蔡司显微镜以放大倍率 200 成像。根据标准化方案计算骨表面和破骨细胞数量的百分比。

12）统计分析

结果表示为平均值±标准差。采用单因素方差分析和非配对 $t$ 检验比较差异，统计学意义显示为 * $p<0.05$、** $p<0.01$ 或 *** $p<0.001$。

**2. 结果**

1）石菖蒲乙醇提取物的制备与对破骨细胞分化的效应

(1) 石菖蒲乙醇提取物未抑制破骨细胞前体细胞的增殖：将石菖蒲乙醇提取物的母液稀释至 0.1 mg/mL、10 $\mu$g/mL、1 $\mu$g/mL、0.1 $\mu$g/mL、10 ng/mL、1 ng/mL，采用这些浓度的母液处理破骨细胞前体细胞。如图 7-26 所示，和对照组相比，采用不同浓度的石菖蒲乙醇提取物处理后破骨细胞前体细胞的增殖率均接近对照组的 100%，说明石菖蒲乙醇提取物的浓度为 1 ng/mL、10 ng/mL、0.1 $\mu$g/mL、1 $\mu$g/mL、10 $\mu$g/mL、0.1 mg/mL 时未抑制破骨细胞前体细胞的增殖。

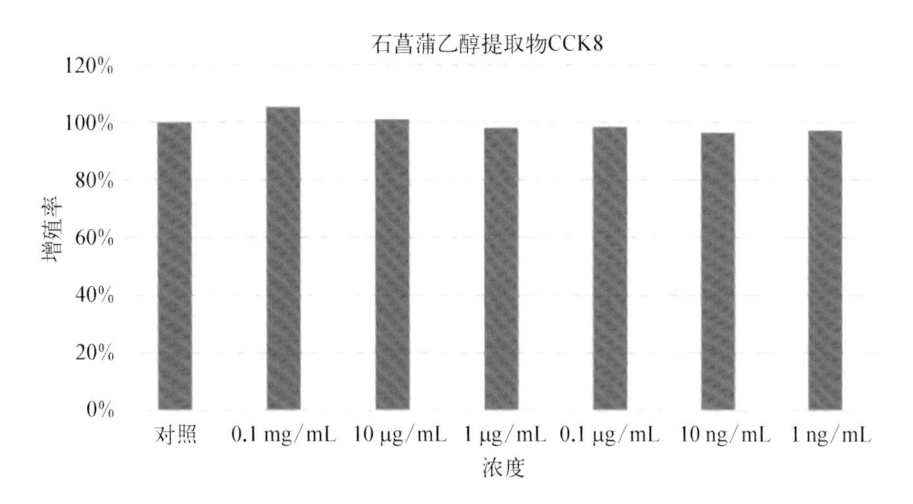

图 7-26 石菖蒲乙醇提取物对破骨细胞前体细胞无毒性

(2) 石菖蒲的乙醇提取物抑制 RANKL 诱导的破骨细胞分化：基于 CCK-8 的实验结果，采用对破骨细胞前体细胞增殖无抑制作用中较高的四个浓度，即 0.1 mg/mL、10 μg/mL、1 μg/mL、0.1 μg/mL 来处理破骨细胞。如图 7-27 所示，对照组有不同大小的成熟破骨细胞形成，采用石菖蒲乙醇提取物处理后细胞融合程度低，提示石菖蒲乙醇提取物浓度为 0.1 mg/mL 时对破骨细胞的分化成熟有抑制作用。

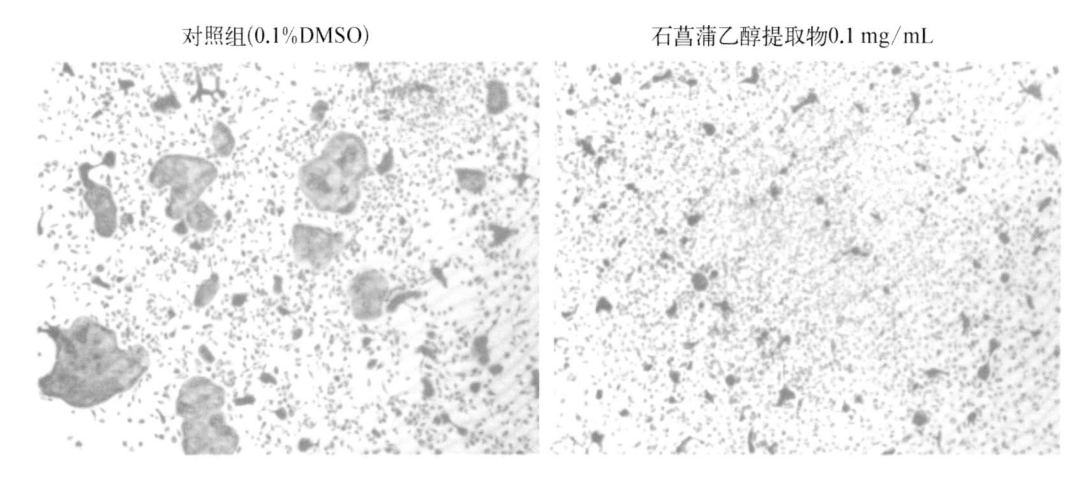

对照组(0.1%DMSO)　　　　　　石菖蒲乙醇提取物0.1 mg/mL

**图 7-27　石菖蒲的乙醇提取物可抑制 RANKL 诱导的破骨细胞分化成熟（放大倍率 50）**

2) 石菖蒲有效成分 α-细辛醚（ASA）抑制破骨细胞分化的效应

石菖蒲的主要成分为挥发油，挥发油中含量最多、有代表的成分为 α-细辛醚（α-asarone，ASA）和 β-细辛醚。虽然 ASA 与 β-细辛醚、γ-细辛醚是同分异构体，但是 ASA 已在临床用于治疗癫痫、咳嗽、支气管炎和哮喘的治疗。相比之下，β-细辛醚使用受限，γ-细辛醚毒理学资料尚不充足。在石菖蒲的挥发性成分当中，ASA 占 32.18%，β-细辛醚占 54.73%。有学者对产自安徽四个地区的石菖蒲挥发油成分进行了分析，发现 ASA 所占比例分别为 32.18%、30.14%、26.15%、28.15%，大别山区石菖蒲质量最优且含 ASA 所占比例最高。采用 80% 乙醇提取石菖蒲内成分，得到的醇提液中含有 ASA。中药 Q-marker 是存在于中药材和中药产品中固有的或加工制备过程中形成的与中药功能属性密切相关的化学物质。中药 Q-marker 的内容是基于有效、特有、传递与溯源、可测和处方配伍的"五要素"对中药进行综合性全方面评价，从而提高中药质量。研究表明，ASA 可被认定为石菖蒲的 Q-marker。

3) ASA 对破骨细胞前体细胞无毒性

为了确定 ASA 安全剂量，行 CCK-8 试验检测 ASA 处理不同时间后对破骨细胞前体细胞是否有毒性。如图 7-28 所示，ASA 浓度在 20 μmol/L、40 μmol/L、80 μmol/L 时均未抑制破骨细胞前体细胞的增殖，说明对上述浓度的 ASA 对破骨细胞前体细胞没有毒性。

4）ASA 抑制 RANKL 诱导的破骨细胞分化

如图 7-29 所示，经统计，ASA 能够对 TRAP 阳性的多核及单核细胞均具有浓度梯度性的抑制作用，浓度为 80 μmol/L 时抑制效果明显。

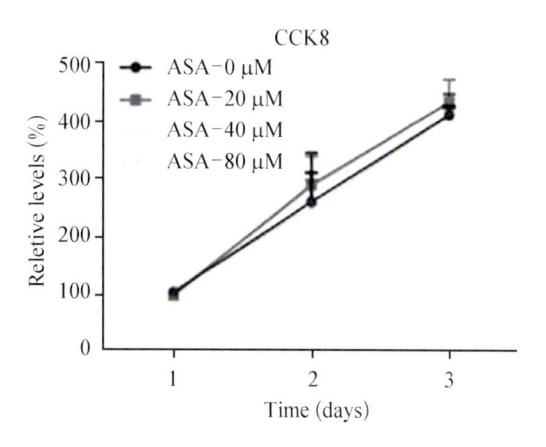

图 7-28　ASA 对破骨细胞前体细胞无毒性

图 7-29　ASA 可抑制 RANKL 诱导的破骨细胞分化成熟

为了进一步探究 ASA 对于破骨细胞分化的哪个阶段具有抑制作用，采用 ASA 处理破骨细胞不同天数，观察 ASA 对于破骨细胞不同分化阶段的影响。根据浓度梯度染色的结果，选择抑制效果较明显的浓度 80 μmol/L。

如图 7-30 所示，ASA 对于破骨细胞形成的相对抑制率在早期（第 1 天）、中期（第 3 天）、晚期（第 5 天）分别为 98.8%、94.4%、62.3%，说明 ASA 在破骨细胞分化早期和中期的抑制效果优于分化晚期。

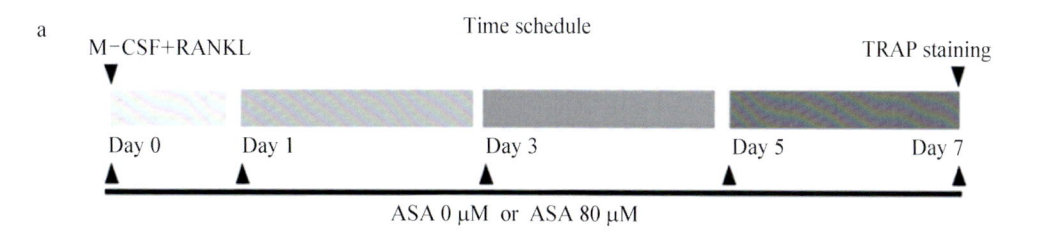

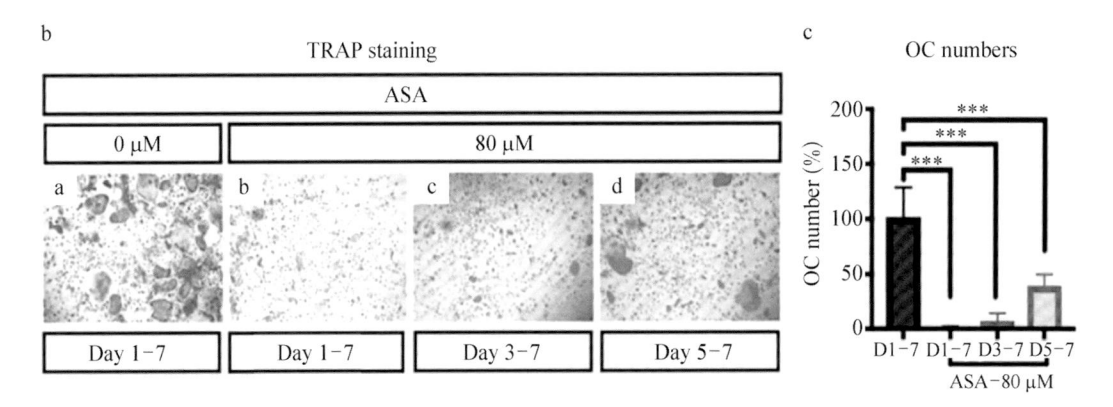

图 7‑30　ASA 对破骨细胞不同分化阶段的效应

（*表示 $p<0.05$，**表示 $p<0.01$，*表示 $p<0.001$）

5）ASA 抑制破骨细胞 F‑actin 环的形成

F‑actin 环是成熟破骨细胞行使骨吸收功能一个重要的特征性肌动蛋白环结构。如图 7‑31 所示，破骨细胞前体细胞在 RANKL 诱导下可形成环状的细胞骨架即 F‑actin 环，DAPI 染色后可见环内大量细胞核。采用 80 μmol/L 的 ASA 处理后，相比对照组环状细胞骨架的形成显著减少，说明 ASA 能够抑制破骨细胞 F‑actin 环的形成。

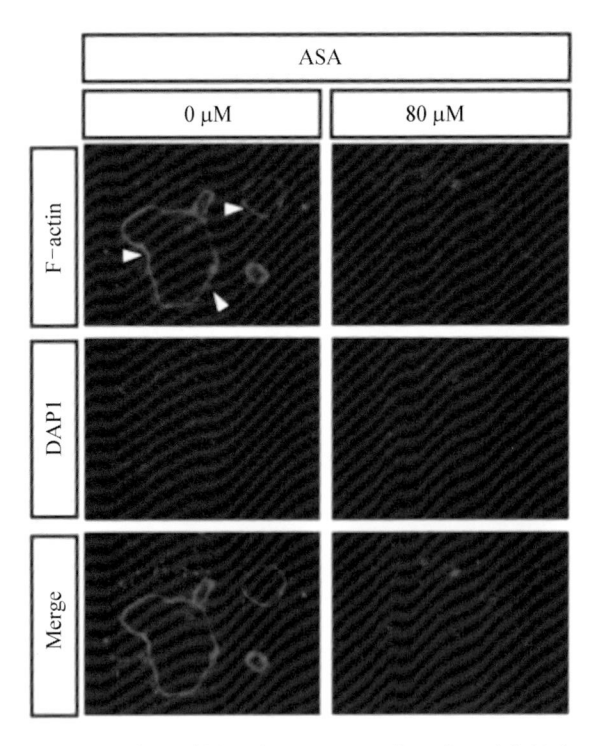

图 7‑31　ASA 抑制破骨细胞 F‑actin 环的形成（放大倍率 200）

6）ASA 抑制破骨细胞的骨吸收功能

矿化骨表面骨吸收陷窝的形成是评估破骨细胞功能一个标准的检测手段。如图 7-32 所示，和对照组相比，采用 80 $\mu$mol/L 的 ASA 处理后骨吸收陷窝的面积减少了 70.2%，说明 ASA 能够抑制破骨细胞的骨吸收功能。

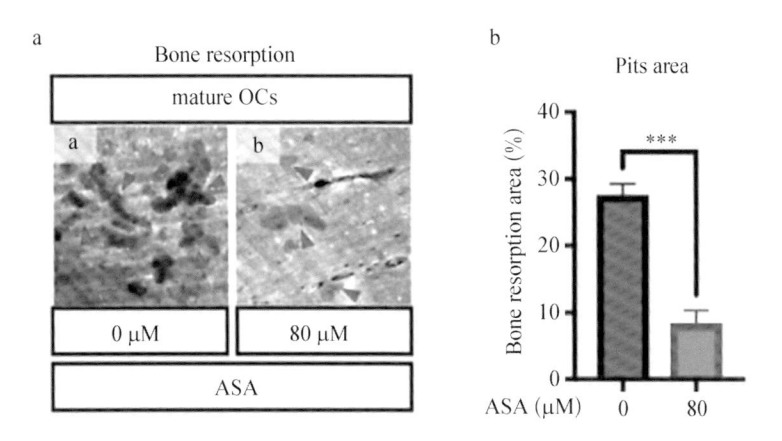

**图 7-32　ASA 抑制成熟破骨细胞的骨吸收功能（放大倍率 200）**
（\*\*\* 表示 $p<0.001$）

7）ASA 抑制 RANKL 诱导的破骨细胞特异性基因及蛋白表达

对于骨吸收相关基因，RANKL 能够刺激 TRAP、ATPv0d2、MMP-9、CTSK 的表达，采用 ASA 处理后 TRAP、ATPv0d2、MMP-9、CTSK 的表达第 1 天至第 5 天的不同阶段有抑制效果。对于骨吸收相关蛋白，RANKL 能够刺激 TRAP、MMP-9、CTSK 的表达，采用 ASA 处理后 TRAP 的表达在第 1 天、第 3 天明显受抑制，MMP-9、CTSK 的表达在第 3 天、第 5 天明显受抑制且第 5 天最明显，和 PCR 的结果相对应（图 7-33、图 7-34）。

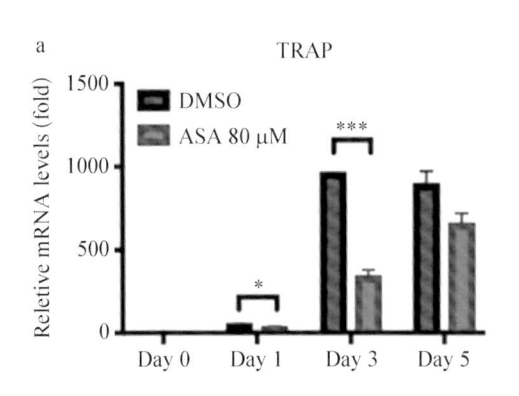

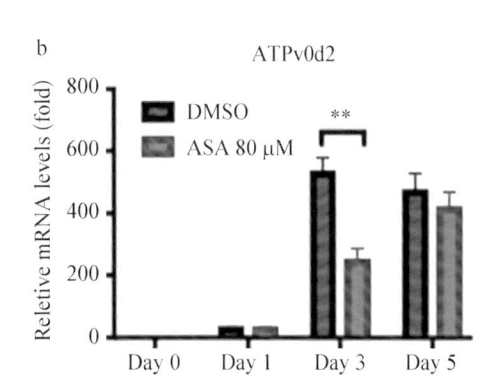

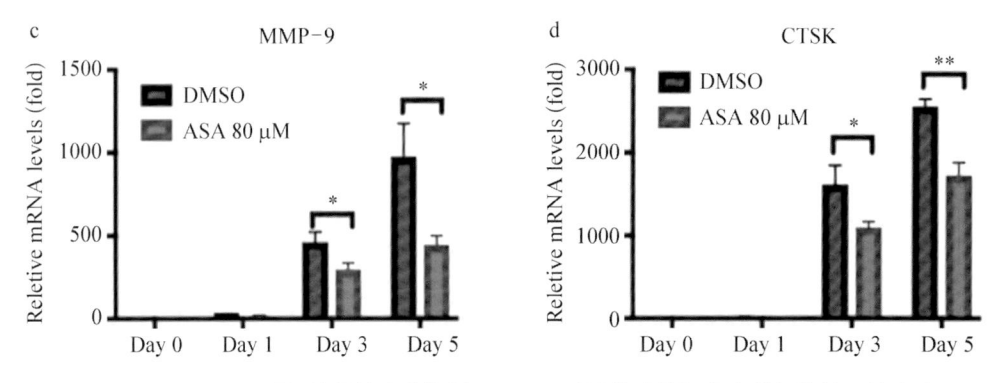

图 7-33　ASA 以时间依赖的方式抑制 RANKL 诱导的破骨细胞生成相关基因的表达

（*表示 $p<0.05$，**表示 $p<0.01$，***表示 $p<0.001$）

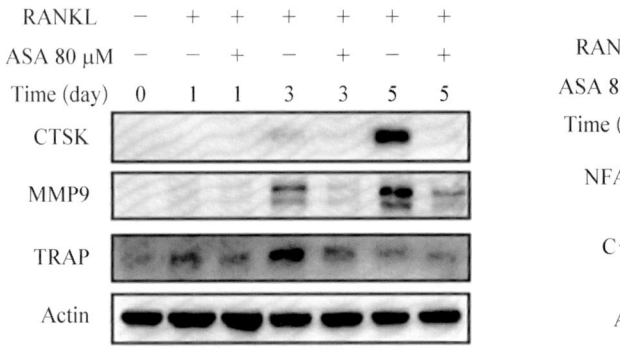

图 7-34　ASA 以时间依赖的方式抑制 RANKL 诱导的破骨细胞生成相关蛋白的表达

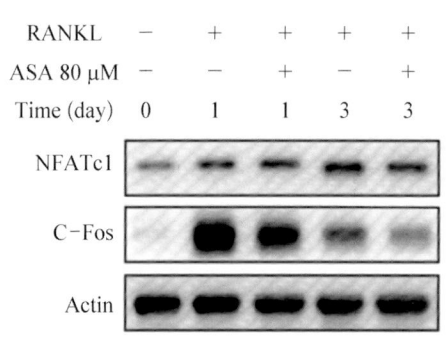

图 7-35　ASA 以时间依赖的方式抑制 RANKL 诱导的破骨细胞生成相关重要核因子的表达

采用 ASA 处理后，c-Fos 的表达在第 1 天和第 3 天有明显抑制，NFATc1 的表达在第 3 天有一定程度的抑制（图 7-35）。

为了进一步明确 ASA 抑制破骨细胞重要核因子 NFATc1 和 c-Fos 的相关机制，本研究进一步分析了对于破骨细胞分化相关通路蛋白，采用了 5 min、10 min、60 min 这三个时间点。RANKL 能够刺激 p-AKT、p-p38、p-ERK、p-JNK、p-p65、p-IκB-α 的表达，且在 5 min 达到峰值。采用 ASA 处理后，p-AKT、p-p38、p-p65、p-IκB-α 的表达受到抑制，且采用相应总蛋白或 Actin 定量后差异仍具有统计学意义（图 7-36）。

8）ASA 促进成骨细胞相关标志基因的表达

作为与骨质疏松症密切相关的骨代谢，除了破骨细胞参与，成骨细胞也和骨代谢相关。为了进一步说明 ASA 对骨代谢的影响，本研究检测了 ASA 处理后成骨细胞后相关标志基因的表达，采用的细胞模型是 MC3T3-E1 诱导成骨（图 7-37）。

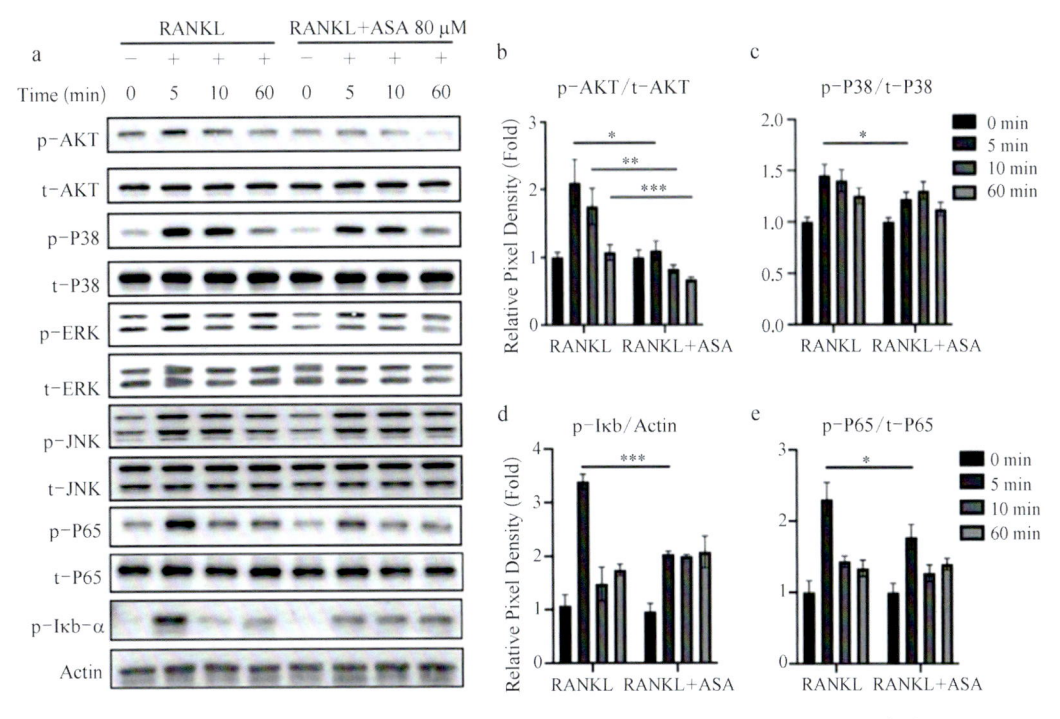

**图 7-36　ASA 抑制了 RANKL 诱导的破骨细胞分化相关信号通路的分子表达**
（*表示 $p<0.05$，**表示 $p<0.01$，***表示 $p<0.001$）

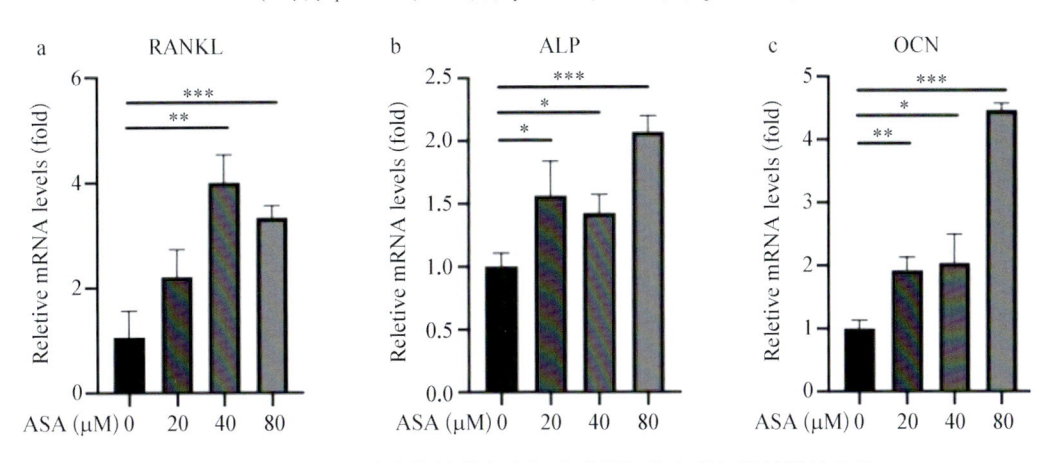

**图 7-37　ASA 以浓度依赖的方式促进成骨细胞生成相关基因的表达**
（*表示 $p<0.05$，**表示 $p<0.01$，***表示 $p<0.001$）

### 3. 石菖蒲有效成分 α-细辛醚（ASA）抗骨质疏松的效应

1）ASA 改善小鼠胫骨的骨量和骨组织微结构

在骨质疏松症的定义中，骨量和骨组织微结构是两个关键要素。通过对小鼠胫骨进行 microCT 检测，探索 ASA 对骨质疏松症中这两个关键要素的影响。如图 7-38 所示，OVX 小鼠骨量降低，呈骨质疏松样表现，胫骨的 BV/TV、BS/BV 降低，骨小梁数目降低,骨小梁表面积增加。和OVX模型组小鼠相比,OVX给药组小鼠骨量较去卵巢术溶剂组有改善,骨指标中BV/TV、BS/BV、骨小梁数目较去卵巢溶剂组增加,提示ASA或可改善骨质疏松症的骨量和骨组织骨微结构。

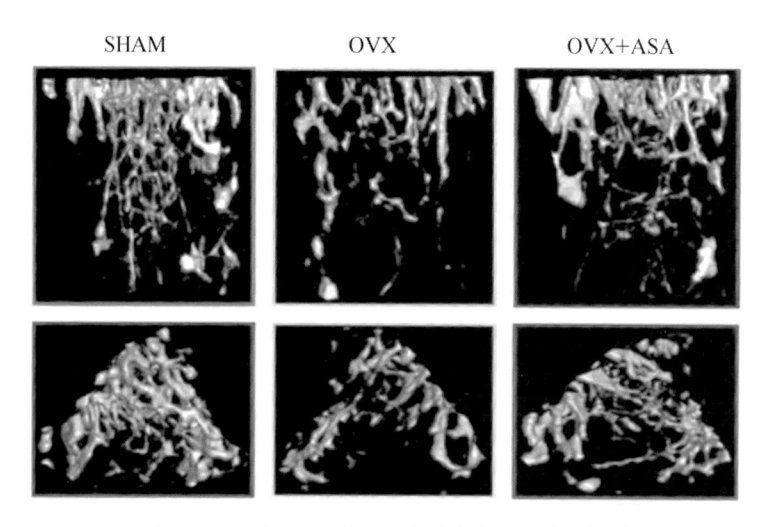

图7-38 ASA对OVX小鼠胫骨骨结构及相关指标的影响

2) ASA改善小鼠股骨的骨量和骨代谢相关细胞构成

如图7-39所示,在小鼠股骨的组织切片当中,TRAP染色提示去卵巢术可降低小鼠股骨的BV/TV,而采用ASA处理后小鼠股骨的BV/TV可得到有效改善,这与

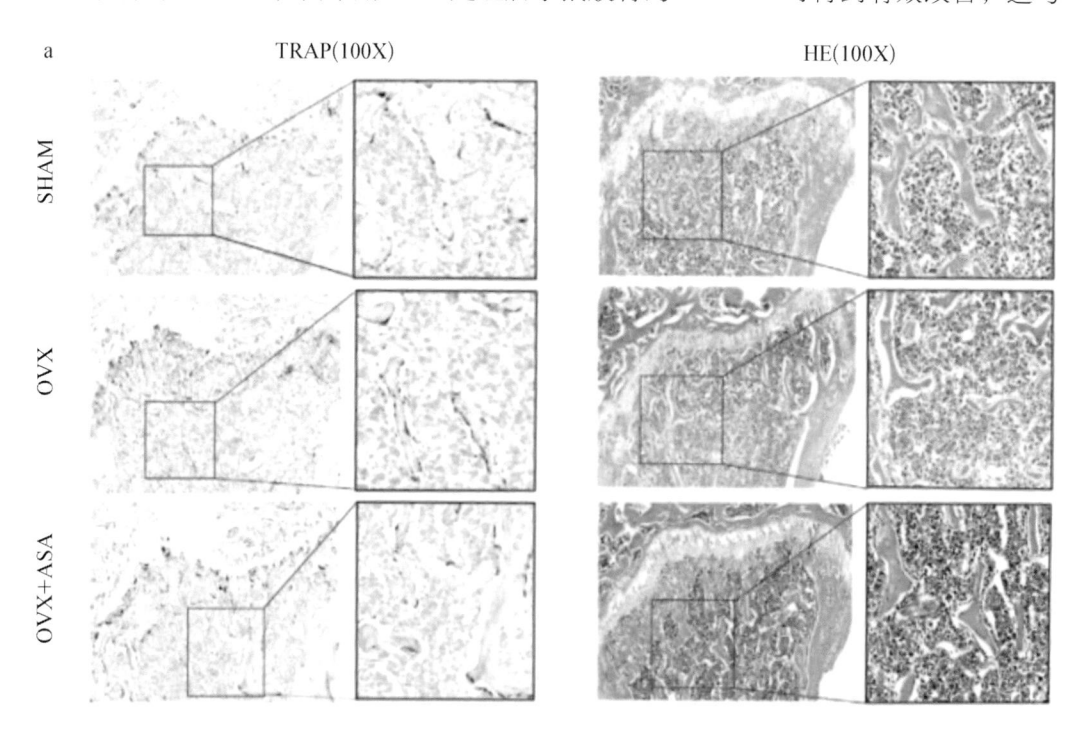

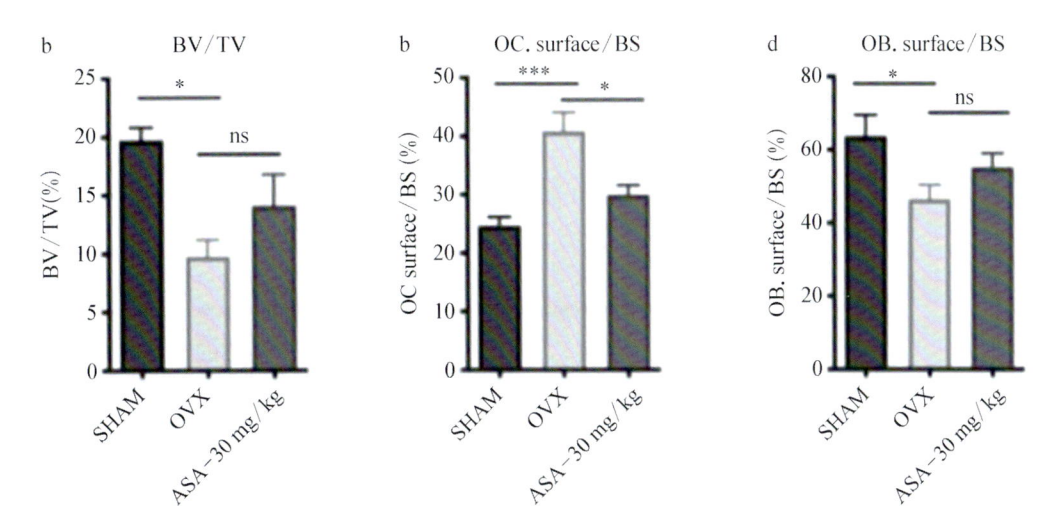

**图 7-39　ASA 对 OVX 小鼠股骨内骨组织、细胞及相关指标的影响**
(ns 表示 $p \geqslant 0.05$，＊表示 $p < 0.05$，＊＊表示 $p < 0.01$，＊＊＊表示 $p < 0.001$)

microCT 的结果相一致。此外，ASA 可明显减低破骨细胞数目骨表面积比，升高成骨细胞数目骨表面积比无统计学差异。

### 4. 讨论

石菖蒲的乙醇提取物浓度为 0.1 mg/mL 时对破骨细胞分化成熟具有抑制作用。作为石菖蒲的有效成分及 Q-marker，ASA 能够在破骨细胞分化的各个阶段抑制破骨细胞的分化成熟，能够抑制破骨细胞肌动蛋白环的形成，能够抑制破骨细胞的骨吸收功能，能够抑制破骨细胞相关基因 TRAP、MMP-9、CTSK、ATPv0d2 的表达，能够抑制破骨细胞相关蛋白 NFATc1、c-Fos、TRAP、MMP9、CTSK 的表达，能够改善骨质疏松模型鼠胫骨的 BV/TV、BS/BV、骨小梁数目、骨小梁表面积和股骨的 BV/TV、骨表面破骨细胞和成骨细胞的比例。

基于以上结果，本研究得出如下结论：石菖蒲及有效成分 ASA 能够通过抑制破骨细胞的分化成熟，ASA 发挥抗绝经后骨质疏松症的效应。

## （二）络石藤治疗骨质疏松症的药理学机制研究

络石藤（Trachelospermum jasminoides）是夹竹桃科络石属植物络石的干燥的带叶藤茎。性微寒，味苦，归心、肝、肾经。中医理论认为络石藤具有祛风除湿、通络凉血、消肿作用，临床广泛用于治疗风湿热痹、腰膝酸痛、筋脉拘挛、痈肿、跌扑损伤等。其功效是活血，祛风，通络，逐痹，止痛。主治跌打损伤后期，局部疼痛；风寒湿痹阻络而致骨与关节疼痛；颈腰椎退变及椎间盘病变引起的疼痛酸麻等症。方中络石藤功能舒筋活络,"善走经络,通达四肢",其舒节活络,宣通痹痛甚验。魏氏伤科痹通洗方和蒸敷方中包含络石藤这味药,可逐痹,舒筋通络,活血止痛,解肌肉关节酸痛,关节僵硬,屈伸不利之膝痛、股、髋退行性骨关节炎,软组织陈旧性损伤等病。

骨质疏松症的病因包括先天不足、久病卧床、老年肾虚髓减、绝经等。虽然传统中医无骨质疏松这一名称,但是相关书籍中不乏对骨骼发育的论述。从理念上讲,中医认为骨骼的发育、密度和强度与精、气、血紧密相关。骨质疏松症属于"骨痿""骨痹"一类的疾病。魏氏伤科认为,骨质疏松症以肾虚为本,脾虚、肝郁、肝虚和血瘀相互影响,病因病机的关键为脾肾虚损。针对骨质疏松症肾虚、肝郁、脾虚的病机,治疗原则可概括为补肾、疏肝、健脾。外用药物可选用魏氏伤科经典验方——蒸敷方湿敷患处,每日2次,络石藤是蒸敷方的一味重要中药。

基于以上背景,魏氏伤科开展了络石藤治疗骨质疏松症的药理学机制研究。

## 1. 材料与方法

### 1) 茉莉藤提取物(TJE)的制备

由上海交通大学医学院附属瑞金医院药剂科提供干燥的络石藤。简而言之,将干燥的藤粉(30克)在索氏提取器(瑞士布奇旋转蒸发仪)中用70%甲醇浸泡过夜。然后过滤提取物,并在旋转蒸发器系统(瑞士Buchi旋转蒸发仪)中蒸发甲醇以产生TJE。冻干后,共得到4 g提取物粉末。将所需量的提取物溶解在二甲基亚砜(DMSO)中。TJE中不同化合物的存在通过超高效液相色谱和四极杆飞行时间质谱法(UPLC-Q-TOF/MS)测定。

### 2) 生物材料

α-修饰的Eagle培养基(α-MEM)、胎牛血清(FBS)以及青霉素和链霉素(PS),细胞计数试剂盒-8(CCK-8),TRAP活性检测试剂盒和DAPI染色液,DMSO和TRAP染色试剂盒,M-CSF和RANKL,逆转录试剂和SYBR PCR预混液,Alexa Fluor 647鬼笔环肽溶液和引物,UPLC级乙腈和甲醇,分析级甲酸。c-Fos(#2250),NFATc1(#8032),JNK1/2(#9252),磷酸化(p-)JNK1/2(#4668),ERK1/2(#4695),p-ERK1/2(#4370),AKT(#9272),p-AKT(#9271),p65(#3034),p-p65(#3033)和β-肌动蛋白(#3700)的抗体,p-c-Fos的抗体。4周龄雄性C57BL/6小鼠,并在22/24 h光照/黑暗循环的房间中保持在55～60℃和12%～12%湿度。所有动物实验均按照实验动物人道使用和护理指南进行,并已获得上海交通大学医学院动物研究委员会的批准。

### 3) 原代骨髓来源的巨噬细胞分离和培养

分离小鼠股骨和胫骨中的全骨髓细胞,并用补充有10% FBS和1% PS的α-MEM孵育过夜。然后收集上清液中的细胞并用含有30 ng/mL M-CSF的完整

α-MEM培养以进行增殖。然后用细胞刮刀收获被归类为 BMMs 的贴壁细胞。用 M-CSF（30 ng/mL）和 RANKL（50 ng/mL）诱导 BMMs 在完全 α-MEM 中破骨细胞 5~6 天。将所有细胞在含有 37% $CO_2$，每 2 天更换一次细胞培养基。

4）CCK-8 测定

在 96 孔板中以 $3×10^3$ 的密度培养 BMMs，细胞粘附过夜。第 2 天，用指定浓度的 TJE 一式三份处理细胞 24、48 和 72 h。为了研究 TJE 毒性对成熟破骨细胞活力的影响，将 BMMs 与 M-CSF 和 RANKL 孵育 5~6 天，直到在显微镜下观察到多核破骨细胞。然后用指定浓度的 TJE 一式三份处理细胞 24 h。进行 CCK-8 测定以检测细胞活力。向每个孔中加入 10 μl CCK-8 缓冲液，并将板再孵育 1 h。450 nm 处的光密度（OD）（OD 450）使用 Infinite F200 PRO 吸光度酶标仪（Tecan Group Ltd.，瑞士曼尼多夫）测量。相对于对照计算细胞活力。

5）TRAP 染色法

裂解细胞，并根据制造商的说明使用 TRAP 活性测定试剂盒测量 TRAP 活性。简而言之，除去细胞培养基，并用 PBS 洗涤细胞 3 次。然后，将细胞在 15℃ 下用被动裂解缓冲液裂解 37 min，收集上清液并与对硝基苯基磷酸酯（p-NPP）在酒石酸二钠孵育 45 min。随后通过加入氢氧化钠溶液结束反应。然后测量 OD 量化 TRAP 活性。

6）F-肌动蛋白环免疫荧光

将 BMMs 接种在 6 孔板的盖玻片上，密度为 $3×10^5$ 细胞/孔并使其粘附过夜。第二天，更换培养基，并用 M-CSF、RANKL 和各种浓度的 TJE 刺激细胞，直到观察到破骨细胞。除去培养基，并使用 4% 多聚甲醛固定细胞 15 min。在室温下，将细胞与 PBS 稀释的 Alexa Fluor 647-鬼笔环肽溶液孵育 30 min，彻底洗涤细胞以除去多余的染料。然后将细胞与 DAPI 染色溶液孵育 30 min 以染色细胞核，并用 PBS 洗涤。使用放大倍率 100 的蔡司显微镜对 F-肌动蛋白环进行成像。

7）骨吸收测定

将厚度为 100 μM 的牛股骨扁平骨切片用于骨吸收测定。将 BMMs 接种在 96 孔板的骨切片上过夜。后 M-CSF 和 RANKL 诱导 BMMs 5~6 天，然后进行 M-CSF、RANKL 和 ASA 作用 2 天。用 2.5% 戊二醛固定骨切片 7 min，然后在 0.25 M 氢氧化铵中用力超声处理去除细胞 3 次。使用放大倍率 200 的共聚焦激光显微镜拍摄骨吸收间隙或凹坑。坑区由 Image-Pro Plus 分析。

8）RNA 分离和定量实时荧光定量 PCR（qRT-PCR）

提取总 mRNA 并进行 cDNA 合成。qRT-PCR 根据制造商的说明使用 ABI 7500 测序检测系统进行。使用特异性引物定量 NFATc1、c-Fos、TRAP、组织蛋白酶 K、

MMP-9、ATP6v0d2 和 β-Actin 的水平，每个 cDNA 样品的所有值报告为一式三份测量的平均±SD。mRNA 水平标准化为 β-肌动蛋白 mRNA 水平。使用特异性引物进行 PCR 以检测和定量以下基因：TRAP（正向 5′-TCCCCAATGCCCCCATTC-3′；反向 5′ CGGTTCTGGCGATCTCTTTG-3′）；组织蛋白酶 K（正向 5′-GAAGAAGACTCACCAGAAGCAG-3′；反向 5′-TCCAGGTTATGGGCAGAGATT）NFATc1（正向 5′-ACCACCTTT CCGCAACCA-3′；反向 5′-TTCCGTTTCCCGTTGCA-3′）；c-Fos（正向 5′-AGGCCCAGTGGCTCAGAGA-3′；反向 5′-GCTCCCAGTCTGCTGCATAGA-3′）；MMP9（前锋 5′-CAAACCCTGCGTATTTCC-3′；反向 5′-AGAGTACTGCTTGCCCAGGA-3′）；ATP6v0d2（forward 5′-ATGCTTGAGACTGCAGAG-3′；reverse 5′-TTATAAAATTGGAATGTAGCT-3′）；β-Actin（正向 5′-CTGTCCCTGTATGCC TCTG-3′；反向 5′-ATGTCACGCACGATTTCC-3′）。

9）蛋白质印迹测定

将 BMMs 的全细胞裂解物收集在 SDS 裂解缓冲液中并进行 SDS-PAGE。用指定的一抗在 4℃下过夜进行免疫印迹分析。所有一抗按 1∶1 000 稀释。使用 Immobilon 蛋白质试剂盒可视化二抗，并使用 Image Quant LAS 500 成像仪（GE Healthcare）拍摄。指示蛋白质的表达水平由 ImageJ 软件鉴定。

10）免疫细胞化学

将 BMMs 接种在六孔板的盖玻片上，密度为 $3 \times 10^5$ 细胞/孔，未经处理或用 5 μg/mL TJE 预处理 2 h。然后，用 RANKL 刺激细胞 60 min。用 PBS 冲洗 3 次。然后，将细胞用 4% 多聚甲醛固定 15 min，并在含有 0.2% Triton X-100 的 PBS 中透化 15 min。之后，将细胞与 p65 的一抗在 4℃孵育过夜。第二天，将细胞与荧光素偶联的山羊抗兔 IgG 抗体孵育 1 h，然后用 DAPI 标记 30 min。最后，使用蔡司显微镜捕获图像。

1）基于网络药理学的分析

（1）数据收集：使用 Swiss target prediction（http://www.swisstargetprediction.ch/）和基于分子相似性的相似性集成方法（SEA，http://sea.bkslab.org/）鉴定通过 UPLC-Q-TOF/MS 预先确定的化合物的人类蛋白质靶标。化学结构信息是从 PubChem 数据库（https://pubchem.ncbi.nlm.nih.gov/）收集。此外，从京都基因和基因组百科全书数据库（KEGG，https://www.genome.jp），PubMed（https://www.ncbi.nlm.nih.gov/pubmed/）和 UniProt（http://www.uniprot.org/）确认关键词是"破骨细胞分化"和"破骨形成"。基因信息，包括名称和基因 ID，由 UniProt 数据库确认。

(2) 网络构建和拓扑分析：使用 Cytoscape 7.0 构建化合物靶标（CT）网络，可视化 TJE 中的化合物及其相应的靶标。生成的网络中的节点表示化合物及其相应的目标，边缘表示它们之间的对应关系。STRING 数据库提供预测的蛋白质-蛋白质相互作用（PPI）信息和经过实验验证的数据。然后使用 STRING v11.0（https：//string-db.org/）使用构建 PPI 网络，该物种仅限于"智人"，置信度得分＞0.4。之后，应用 Cytoscape 插件网络分析仪来分析网络的拓扑参数。

(3) 富集分析：基于 KEGG 数据库的基因集富集分析使用注释，可视化和集成发现数据库（DAVID v6.8，https：//david.ncifcrf.gov/）进行分析，$p<0.05$。

2) 统计分析

所有数据均表示为 SD±平均值，并表示为一式三份点的平均值。采用双尾非配对学生 $t$ 检验和单因素方差分析比较差异，统计学意义由 $*p<0.05$、$**p<0.01$ 或 $***p<0.001$ 表示。

**2. 结果**

1) 络石藤提取物的制备与分析

从 30 g 干燥的络石带叶藤茎中取出 4 g TJE 粉末，提取效率约为 13.3%。使用 UPLC-Q-TOF/MS 法对 TJE 中的主要成分进行定性分析，通过查询天然产物化合物数据库和谱库及相关文献，鉴定出了 10 种化合物，包括柠檬酸（citric acid）、东莨菪苷（scopolin）、Tanegoside B、6-C-葡萄糖-8-C-木糖洋芹素（vicenin）、木犀草苷（cynaroside）、芹贰元-7-葡萄糖苷（apigenin 7-glucoside）、芹菜素 7-O-新橙皮糖苷或异构体（apigenin 7-Oneohesperidoside）、络石苷（tracheloside）、牛蒡子苷元-4′-O-β-龙胆二糖苷（arctigenin-4-O-β-D-gentiobioside）和络石藤苷元（trachelogenin）（图 7-40，表 7-10）。

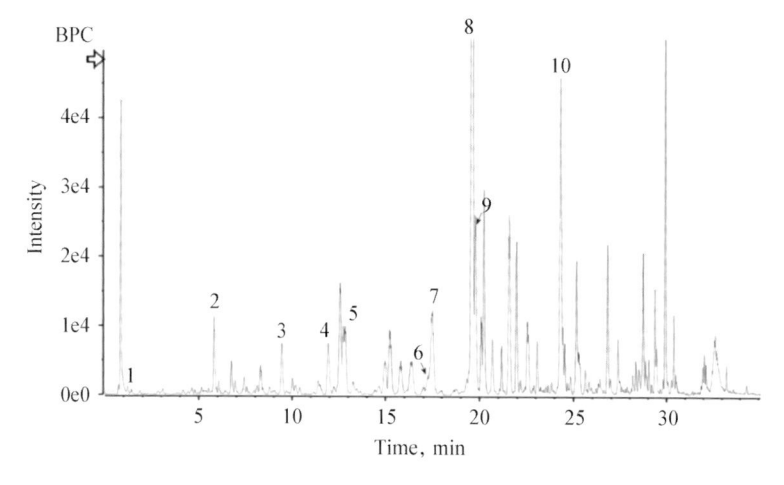

图 7-40 TJE 的 UPLC-Q-TOF/MS 色谱图

表 7-10　TJE 中的化合物

| 序号 | RT (min) | Formula | CAS | name | 化　合　物 |
|---|---|---|---|---|---|
| 1 | 1.189 | C6H8O7 | 77-92-9 | Citric acid | 柠檬酸 |
| 2 | 5.806 | C16H18O9 | 531-44-2 | Scopolin | 东莨菪苷或异构体 |
| 3 | 6.734 | C26H34O12 | | Tanegoside | Tanegoside B |
| 4 | 11.93 | C27H30O15 | 23666-13- | Vicenin | 6-C-葡萄糖-8-C-木糖洋芹素 |
| 5 | 12.729 | C21H20O11 | 5373/11/5 | Cynaroside | 木犀草苷 |
| 6 | 17.248 | C21H20O10 | 578-74-5 | Apigenin 7-glucoside | 芹甙元-7-葡萄糖苷 |
| 7 | 17.473 | C27H30O14 | 17306-46-6 | Apigenin 7-O-neohesper idoside | 芹菜素 7-O-新橙皮糖苷或异构体 |
| 8 | 19.577 | C27H34O12 | 33464-71-0 | Tracheloside | 络石苷 |
| 9 | 20.089 | C33H44O16 | 41682-24-0 | Arctigenin-4-O-β-D-gentiobioside | 牛蒡子苷元-4′-O-β-龙胆二糖苷 |
| 10 | 24.294 | C21H24O7 | 34209-69-3 | Trachelogenin | 络石藤苷元 |

2) 络石藤提取物治疗骨质疏松症的药理学机制研究

(1) 络石藤提取物调控破骨细胞分化：TJE 抑制 RANKL 诱导的破骨细胞分化，并且对破骨细胞无毒性。为研究 TJE 对破骨前体细胞增殖的影响，用不同浓度的 TJE 分别处理骨髓源单核-巨噬细胞，然后用 CCK-8 法检测细胞增殖情况。如图 7-41a 所示：5 μg/mL 及以下的 TJE 对破骨前体细胞的增殖无毒性。此外，将骨髓源单核-巨噬细胞诱导成成熟破骨细胞，用不同浓度的 TJE 干预成熟破骨细胞 24 h，结果发现 5 μg/mL 及其以下的 TJE 对成熟破骨细胞的增殖无毒性（图 7-41b）。

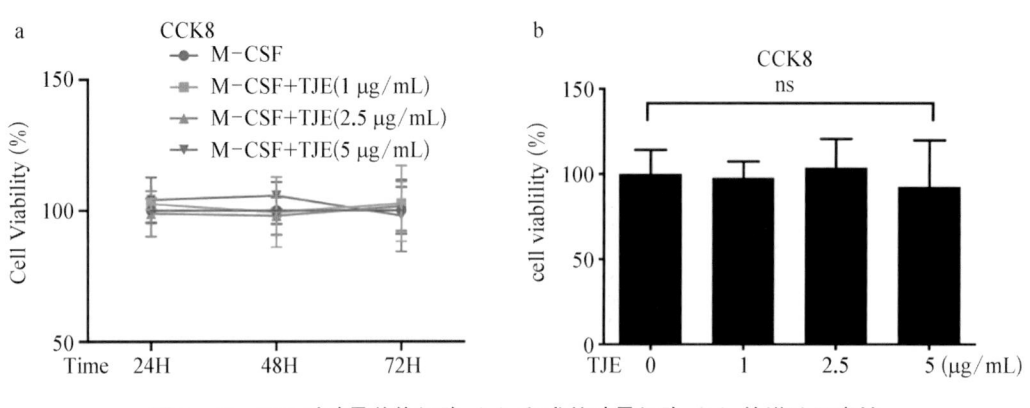

图 7-41　TJE 对破骨前体细胞 (a) 和成熟破骨细胞 (b) 的增殖无毒性

为了研究 TJE 对破骨细胞分化过程中 TRAP 活性的影响，用 M-CSF、RANKL 和不同浓度的 TJE 共同处理骨髓源单核-巨噬细胞 72 h，然后用 TRAP 活性检测试剂盒检测破骨前体细胞的 TRAP 活性。结果发现 RANKL 刺激后，破骨前体细胞的 TRAP 活性相比于阴性对照组有明显的上升；不同浓度的 TJE 干预后，破骨前体细胞的 TRAP 活性显著受到抑制，并且这种抑制能力与药物浓度有关（图 7-42）。

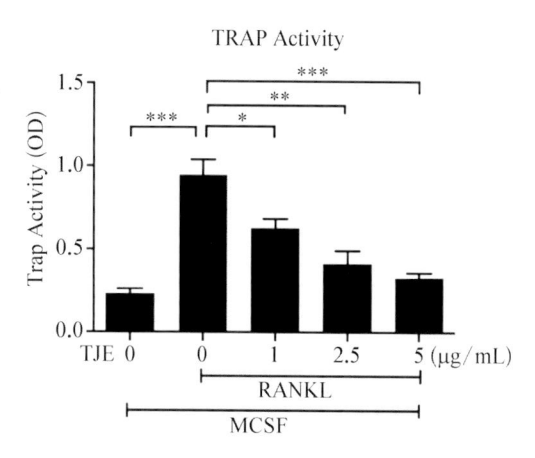

**图 7-42　TJE 对破骨细胞 TRAP 活性的影响**
（\*\*\* 表示 $P<0.001$，\*\* 表示 $P<0.01$，\* 表示 $P<0.05$）

为了进一步研究 TJE 对破骨细胞分化过程的影响，用 RANKL 和 M-CSF 诱导骨髓源单核-巨噬细胞向成熟破骨细胞分化的同时用不同浓度的 TJE 进行干预，直到对照组在显微镜下可以观察到满视野成熟破骨细胞。TRAP 染色显微镜下观察发现：对照组的细胞在 TRAP 染色后表现为紫色、多核、类圆形的典型成熟破骨细胞；而相比于对照组，不同浓度的 TJE 则以剂量依赖的方式抑制 TRAP 阳性多核破骨细胞的形成（图 7-43）。具体而言，1 μg/mL 的 TJE 有效抑制了 61% 的破骨细胞形成，高浓度（5 μg/mL）的 TJE 完全抑制了破骨细胞的生成。结果表明，TJE 对破骨细胞的活性和分化具有显著的抑制作用，并且这种抑制作用不是通过直接杀伤破骨前体细胞或成熟破骨细胞完成的。

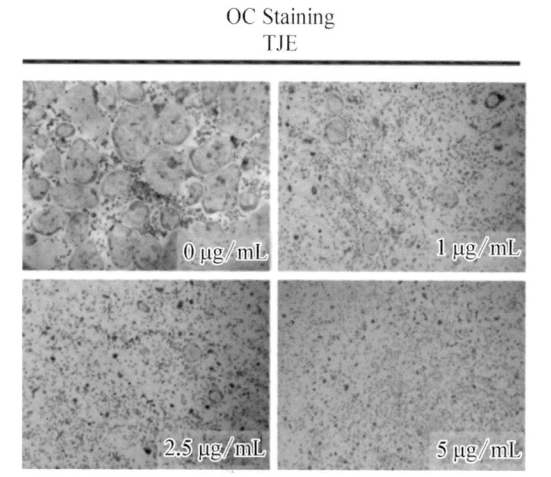

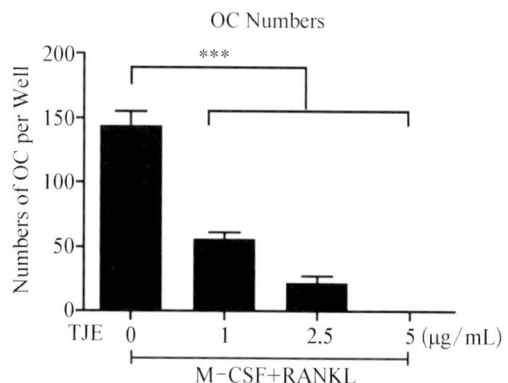

**图 7-43　TJE 抑制 RANKL 诱导的破骨细胞分化的影响**
（\*\*\* 表示 $P<0.001$）

(2) TJE 抑制破骨细胞 F-actin 环的形成：F-actin 环是破骨细胞骨架的重要组成部分，极化良好的 F-actin 环对于破骨细胞发挥骨吸收功能至关重要。RANKL，M-CSF 和不同浓度的 TJE 诱导原代骨髓源单核-巨噬细胞 6 天，待对照组在显微镜下观察到多核、类圆形的成熟破骨细胞后，使用鬼笔环肽染色剂对成熟破骨细胞的 F-actin 环进行免疫荧光染色，然后在荧光显微镜下观察。如图 7-44 所示，对照组中由 RANKL 诱导成熟的破骨细胞具有出类圆形的、完整的、颜色艳丽的 F-actin 环。不同浓度的 TJE 处理的实验组，F-actin 环的大小和数量均呈浓度依赖性地下降。

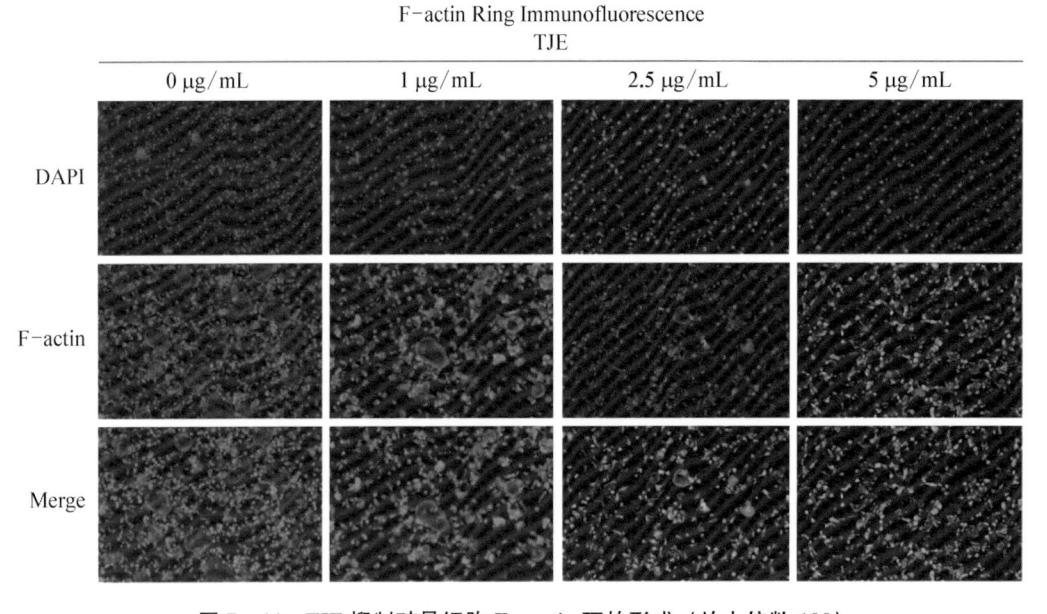

图 7-44　TJE 抑制破骨细胞 F-actin 环的形成（放大倍数 100）

(3) TJE 抑制破骨细胞的骨吸收功能：骨吸收是破骨细胞最重要的功能。为了研究 TJE 对成熟破骨细胞骨吸收功能的影响，将分化成熟的破骨细胞接种到牛皮质骨片上，然后用不同浓度的 TJE 干预 72 h，最后用共聚焦显微镜对骨片表面的骨吸收痕迹进行测定。共聚焦扫描分析结果表明，对照组中，破骨细胞在 28.9% 的骨表面上产生骨吸收的痕迹，而 1 μg/mL TJE 组的骨吸收痕迹面积占总面积的 13%，5 μg/mL TJE 组只在 1.7% 的骨面上产生骨吸收痕迹（图 7-45）。这一结果说明 TJE 在体外能显著抑制成熟破骨细胞的骨吸收功能。

(4) TJE 抑制 RANKL 诱导的破骨细胞特异性基因表达：RANKL 和 RANK 在破骨前体细胞表面的结合可上调 c-Fos、活化 T 细胞的核因子 1（NFATc 1）、TRAP、基质金属蛋白 9（Metalloprotein-9，MMP-9）、ATPaseH+转运 V0 亚基 d2（ATPaseH+transportingV0subunitd2，ATP6v0d2）和组织蛋白酶 K（cathepsinK）等多个破骨细胞特征

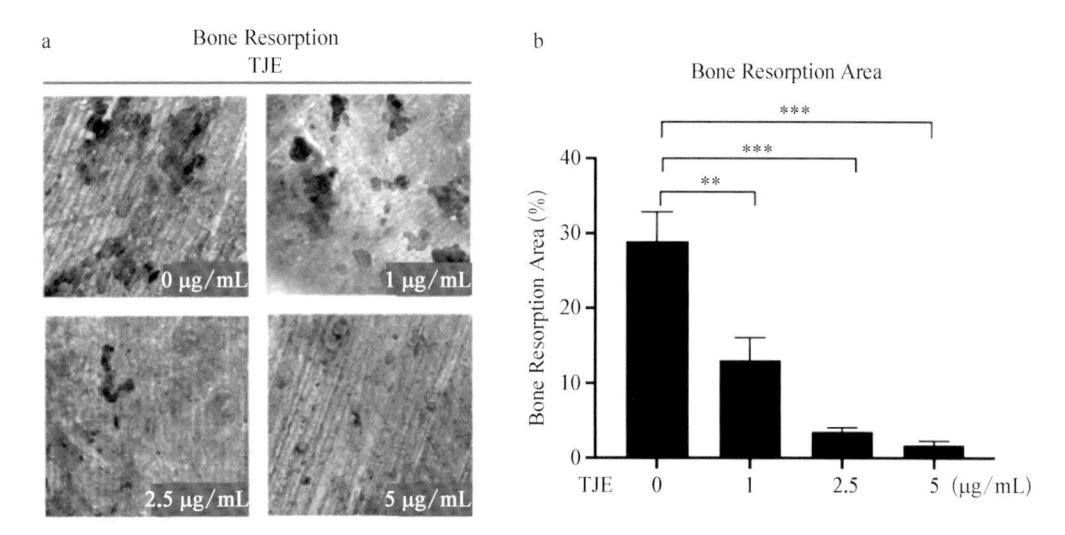

图 7-45　TJE 抑制成熟破骨细胞的骨吸收功能（放大倍数 100）

（∗∗∗ 表示 $P<0.001$，∗∗ 表示 $P<0.01$）

性基因的表达，这些基因在破骨细胞生成和骨吸收中发挥重要作用。进一步使用实时定量 PCR 法研究 TJE 对这些基因转录的影响。如图 7-46 所示，对照组用 RANKL 刺激破骨前体细胞 48 h 有效激活了上述基因的转录。但是，在不同浓度的 TJE 干预后，这些特征性基因的表达明显受到抑制，并且这种抑制作用和 TJE 的浓度呈有关；此外，用 5 μg/mL TJE 处理细胞 1、3、5 天，结果发现在所有的时间点，TJE 均有效抑制了上述特征性基因的转录（图 7-47）。这些结果表明这 TJE 在体外能有效抑制破骨细胞征性基因的表达。

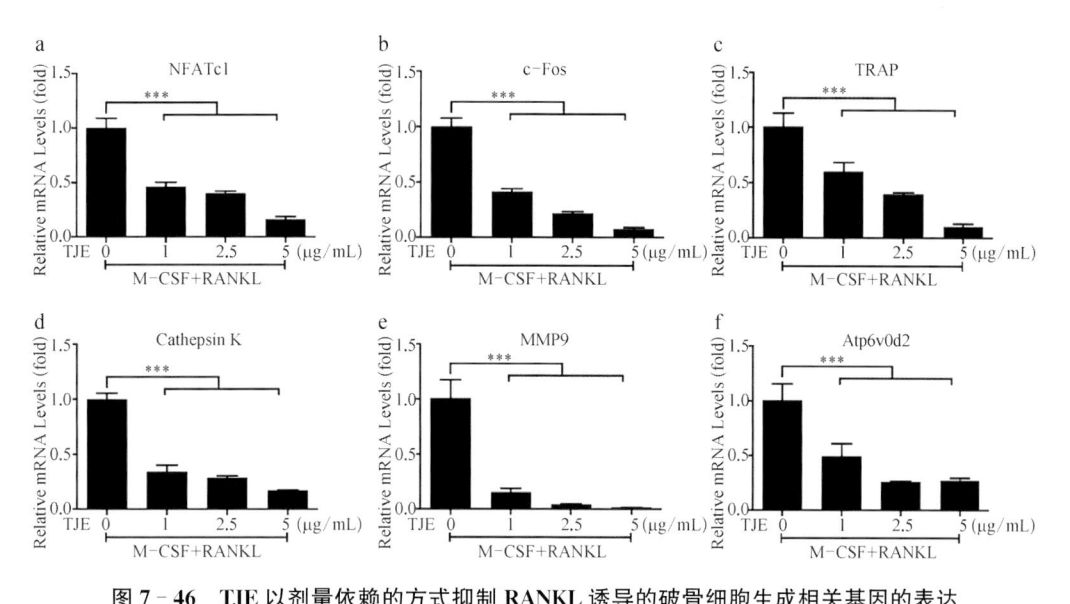

图 7-46　TJE 以剂量依赖的方式抑制 RANKL 诱导的破骨细胞生成相关基因的表达

（∗∗∗ 表示 $P<0.001$）

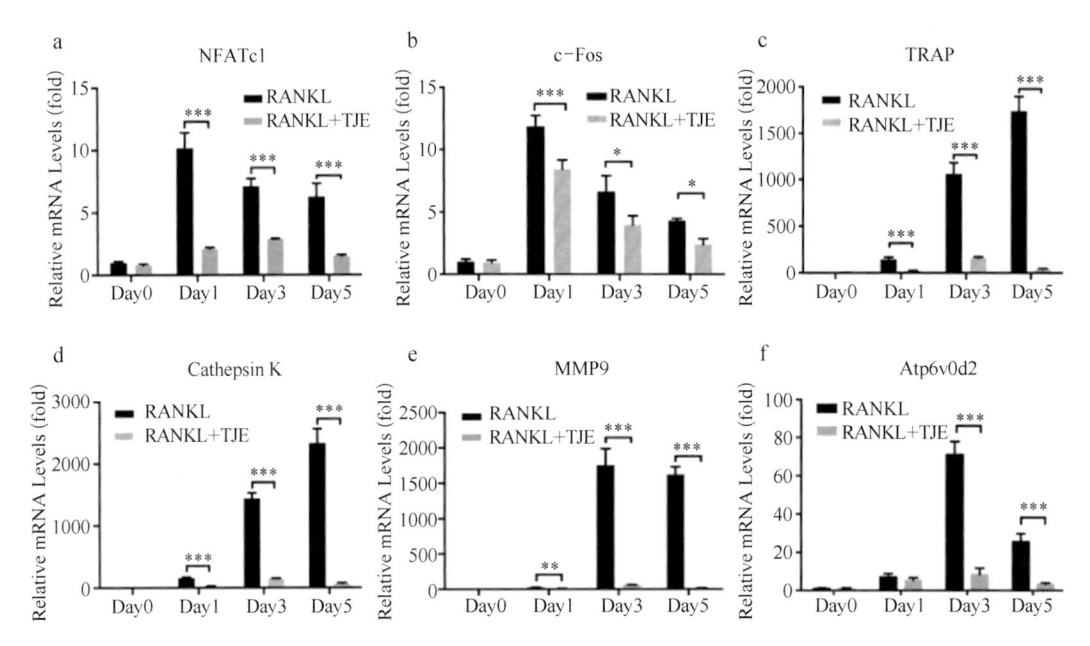

**图 7-47　TJE 以时间依赖的方式抑制 RANKL 诱导的破骨细胞生成相关基因的表达**
(***表示 $P<0.001$，*表示 $P<0.05$)

NFATc1 和 c-Fos 是 RANK/RANKL 信号传导途径中的关键转录因子。为了在蛋白质水平上进一步证实 TJE 对破骨细胞分化过程的 c-Fos/NFATc1 转录途径的干预作用，在 RANKL 和 M-CSF 的存在下，在特定的时间点内，用 5 μg/mL TJE 刺激骨髓源巨噬细胞，并使用蛋白质印迹试验以研究 TJE 对 NFATc1、c-Fos 和磷酸化(p-) c-Fos 蛋白表达的影响。如图 7-48a～图 7-48c 所示，对照组 NFATc1 和 c-Fos 蛋白表达量在受到 RANKL 的刺激的不同时间点相比于第 0 天均有明显高，但是在加用 5 μg/mL 的 TJE 干预后，NFATc1 和 c-Fos 蛋白的表达量在 1、3、5 天均比对照组有所降低。此外，c-Fos 的磷酸化水平在 RANKL 刺激的 5 min 内达到顶峰，TJE 显著抑制了 c-Fos 的磷酸化（图 7-48c～图 7-48d）。

（5）讨论：破骨前体细胞和破骨细胞的存活和增殖是抗破骨细胞药物研发的关键指标，骨丢失疾病最常用的药物——双膦酸盐的不良反应是由其对破骨细胞增的影响导致的。细胞活性检测结果表明：5 μg/mL 及以下的 TJE 对破骨前体细胞以及成熟破骨细胞的增殖没有毒性作用。这表明 TJE 干预破骨细胞分化的药理学效应并非通过杀伤破骨前体细胞和成熟破骨细胞来达到的，TJE 作为抑制破骨细胞分化的潜在药物具有安全性。通过 TRAP 活性检测和 TRAP 染色实验研究 TJE 对破骨细胞分化成熟过程的影响。结果表明，5 μg/mL 的 TJE 能够完全抑制骨髓源单核-巨噬细胞分化为 TRAP 阳性成熟破骨细胞，并且这种抑制能力与药物的浓度呈正相关。

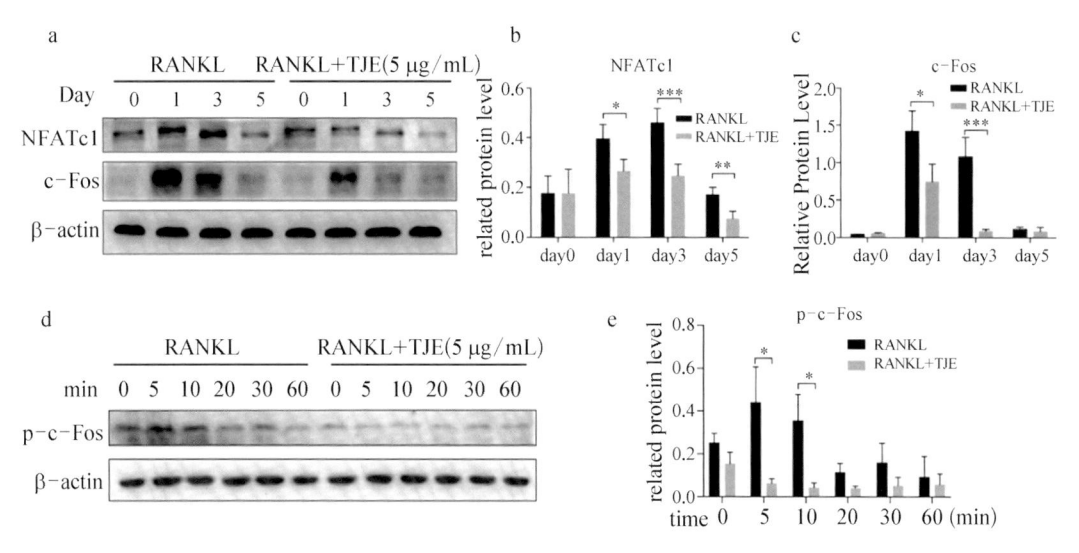

**图 7‑48　TJE 抑制了 RANKL 诱导的 NFATc1 和 c-Fos 蛋白表达**
(*** 表示 $P<0.001$，** 表示 $P<0.01$，* 表示 $P<0.05$)

研究表明，不同浓度 TJE 处理后的骨髓源单核-巨噬细胞分化形成的破骨细胞相比于对照组的破骨细胞，其 F‑actin 环更小，数量更少。而对照组中，成熟的破骨细胞在荧光显微镜下显示出更大的、曲折的 F‑actin 环。为直接研究 TJE 对成熟破骨细胞的骨吸收功能的影响，将骨髓源单核-巨噬细胞诱导成成熟破骨细胞，然后将其接种于牛皮质骨片表面，在不同浓度 TJE 干预下观察成熟破骨细胞的骨吸收功能，结果发现 TJE 在体外抑制成熟破骨细胞的骨吸收功能。蛋白质水平发现在用 TJE 处理的不同时间点，TJE 处理组的 c‑Fos 和 NFATc1 的蛋白表达与对照组相比均由下降，并且 c‑Fos 的磷酸化也受到显著抑制。通过 PCR 实验，进一步验证了 TJE 能够时间相关和浓度相关的抑制 TRAP、cathepsinK、Atp6v0d2 和 MMP9 的基因转录。

3) 基于网络药理学探索络石藤提取物抑制破骨细胞分化的机制

(1) 数据收集：通过 UPLC‑Q‑TOF/MS 鉴定出 TJE 中总共有 10 种主要化合物，包括 Citricacid、Scopolin、TanegosideB、Vicenin、Cynaroside、Apigenin7‑glucoside、Apigenin7‑O‑neohesperidoside、Tracheloside、Arctigenin‑4‑O‑β‑D‑gentiobioside 和 Trachelogenin。这些化合物的标准 SMILES 值如表 7‑11 所示。基于化合物的 2D 和 3D 结构，利用 SWISS TARGET PREDICTION 和 SEA 数据库预测到 266 个可能与这些化合物发生相互作用的人类蛋白靶点。然后，用构建了一个成分-靶点网络来系统地可视化化合物及其相应目标之间的复杂相互作用（图 7‑49）。成分靶点网络由 276 个节点和 684 条边组成。所有化合物都可能可以作用于 10 个以上蛋白靶点，同时大多数蛋白靶点可能可以与一种以上的化合物发生了相互作用。这表明中药中的多种成分协同不仅可以增加作用靶点的数量，也可以通过不同化合物作用于同一靶点以增加疗效。其中，TanegosideB、Arctigenin-4-O-β-D-gentiobioside、Trachelogenin 在网络中有最高的度值（度值分别为 95、93、88）。

此外，一共从 KEGG，NCBI 和 Uniprot 数据库中收集了 314 个与破骨细胞分化相关的基因靶标。通过将上述 266 个假定化合物靶标与 314 个与破骨细胞生成相关的靶标相匹配，进一步鉴定出 26 个重叠靶标。这些重叠的靶标主要与 Apigenin7-glucoside、Trachelogenin、Scopolin、Apigenin7-O-neohesperidoside、Cynaroside 相互作用。这些化合物被认为是 TJE 中发挥抗破骨细胞分化作用的主要活性化合物。

表 7-11　TJE 中主要成分的标准 SMILES

| 编号 | 化合物 | CAS | SMILES |
| --- | --- | --- | --- |
| 1 | Citricacid | 77-92-9 | C(C(=O)O)C(CC(=O)O)(C(=O)O)O |
| 2 | Scopolin | 531-44-2 | COC1=C(C=C2C(=C1)C=CC(=O)O2)OC3C(C(C(C(O3)CO)O)O)O |
| 3 | TanegosideB |  | COC1=C(C=CC(=C1)C2C(C(CO2)C(C3=CC(=C(C=C3)O)OC)OC4C(C(C(C(O4)CO)O)O)O)CO)O |
| 4 | Vicenin | 23666-13-9 | C1=CC(=CC=C1C2=CC(=O)C3=C(C(=C(C(=C3O2)C4C(C(C(C(O4)CO)O)O)O)O)C5C(C(C(C(O5)CO)O)O)O)O)O |
| 5 | Cynaroside | 5373/11/5 | C1=CC(=C(C=C1C2=CC(=O)C3=C(C=C(C=C3O2)OC4C(C(C(C(O4)CO)O)O)O)O)O)O |
| 6 | Apigenin 7-glucoside | 578-74-5 | CC1C(C(C(C(O1)OC2C(C(C(OC2OC3=CC(=C4C(=C3)OC(=CC4=O)C5=CC=C(C=C5)O)O)CO)O)O)O)O)O |
| 7 | Apigenin 7-O-neohesperidoside | 17306-46-6 | C1=CC(=CC=C1C2=CC(=O)C3=C(C=C(C=C3O2)OC4C(C(C(C(O4)CO)O)O)O)O)O |
| 8 | Tracheloside | 33464-71-0 | COC1=C(C=C(C=C1)CC2COC(=O)C2(CC3=CC(=C(C=C3)OC4C(C(C(C(O4)CO)O)O)OC)OC |
| 9 | Arctigenin-4-O-β-D-gentiobioside | 41682-24-0 | COC1=C(C=C(C=C1)CC2COC(=O)C2CC3=CC(=C(C=C3)O)C4C(C(C(C(O4)COC5C(C(C(C(O5)CO)O)O)O)O)O)OC)OC |
| 10 | Trachelogenin | 34209-69-3 | COC1=C(C=C(C=C1)CC2COC(=O)C2(CC3=C(C=C(C=C3)O)OC)O)OC |

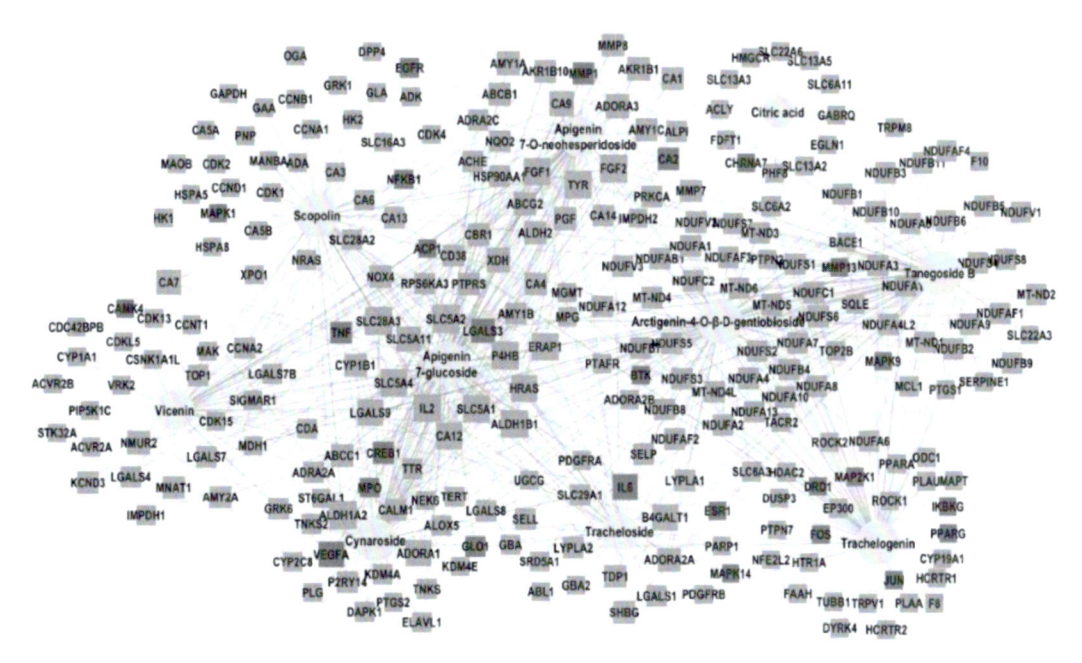

**图 7-49 TJE 化合物及其假定的人类蛋白质靶标的 C-T 网络**

(注：黄色节点代表 TJE 化合物，绿色正方形节点代表其推定的靶标，紫色正方形节点代表推定的化合物靶标与破骨细胞生成相关靶标之间的 26 个重叠靶标。节点的大小以程度值的降序显示，大小越大，表示节点越"中心")

(2) PPI 网络的构建与核心网络分析：将 TJE 主要成分的蛋白靶点数据及破骨细胞分化相关靶点数据输入 String 数据库，从而得到了这些蛋白质之间的相互作用关系，进而用 Cytoscape 软件构建了一个 PPI 网络（636 个节点和 7 742 条边）。接着，从 PPI 网络中取出包含 26 个重叠靶点及其一级相邻节点的子网络。子网络包含 347 个节点和 6 303 条边。随后，对子网络进行拓扑学分析，选取那些度值等于或大于中位数（度值≥36）的节点作为是核心节点，并构成一个核心 PPI 网络。核心 PPI 网络包含 80 个节点和 2 061 条边（图 7-50）。这 80 个关键节点包含有关 TJE 中的主要化合物调节破骨细胞分化的药理学机制的信息。

(3) 富集分析：对核心 PPI 网络中的 80 个核心靶点进行 KEGG 通路分析，一共获得 102 个条目（$P<0.05$）。如图 7-51 所示：其中按照 $P$ 值降序排列，显著性最高的前 10 个条目为：破骨细胞分化（KEGG：04380），美国锥虫病（KEGG：05142），Toll 样受体信号通路（KEGG：04620），类风湿关节炎（KEGG：05323），TNF 信号通路（KEGG：04668），甲型流感（KEGG：05164），细胞因子与细胞因子受体的相互作用（KEGG：04060），利什曼病（KEGG：05140）。经过文献检索，NF-κB signaling pathway（KEGG：04064），MAPK signaling pathway（KEGG：04010）和 PI3K-Aktsignalingpathway（KEGG：04151）被认为可能是 TJE 发挥抑制破骨细胞分化作用的主要机制。

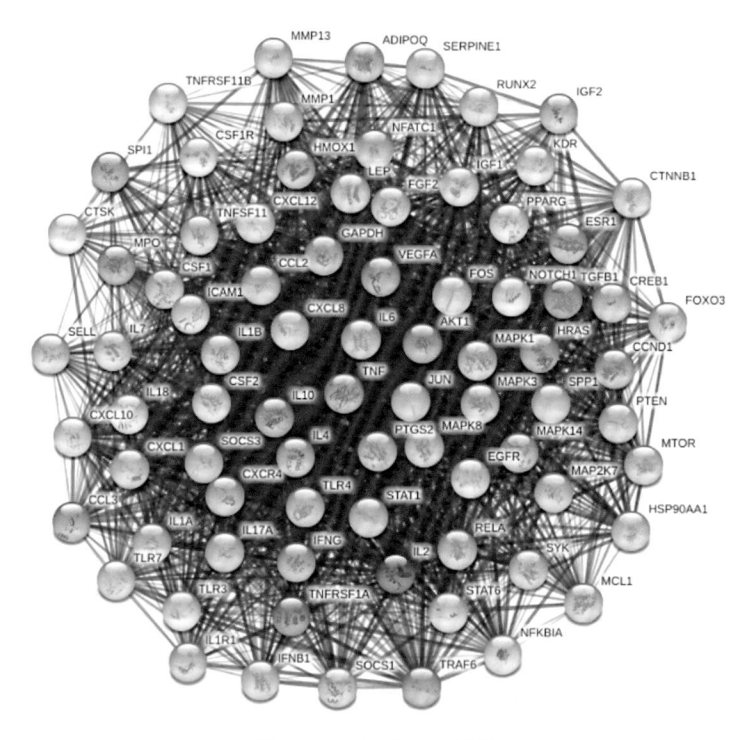

图 7-50　核心 PPI 网络

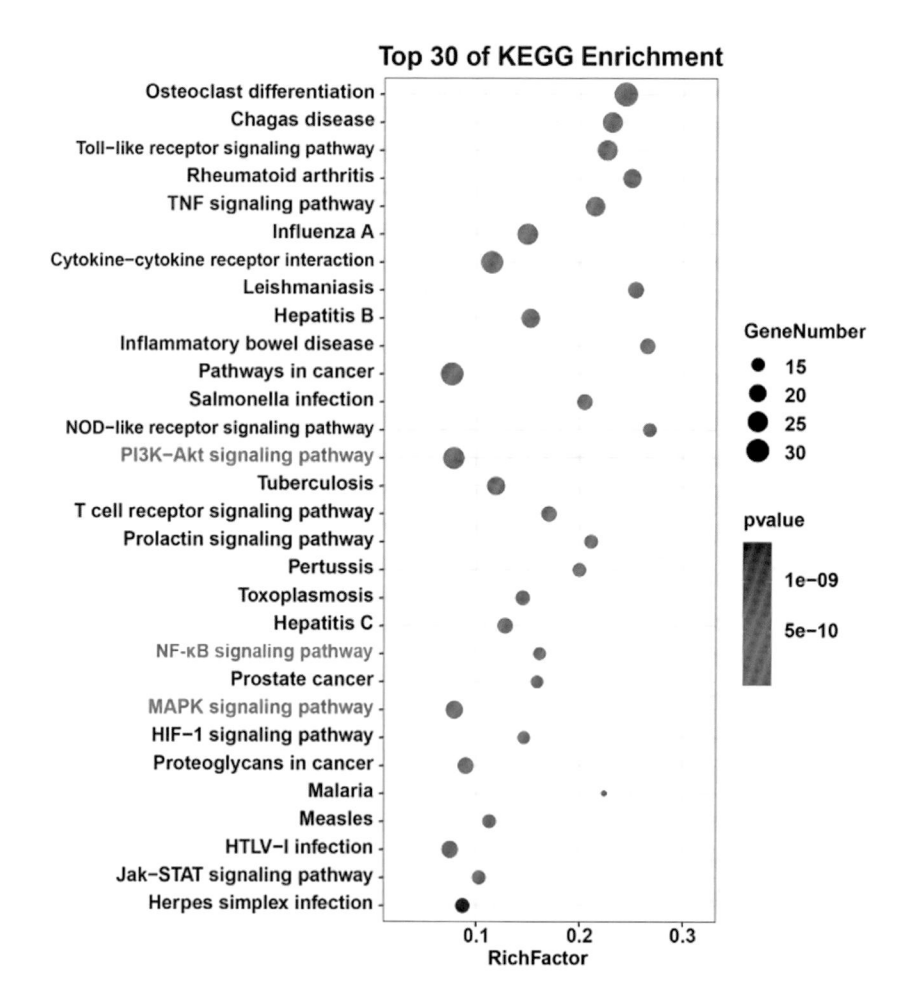

图 7-51　富集分析

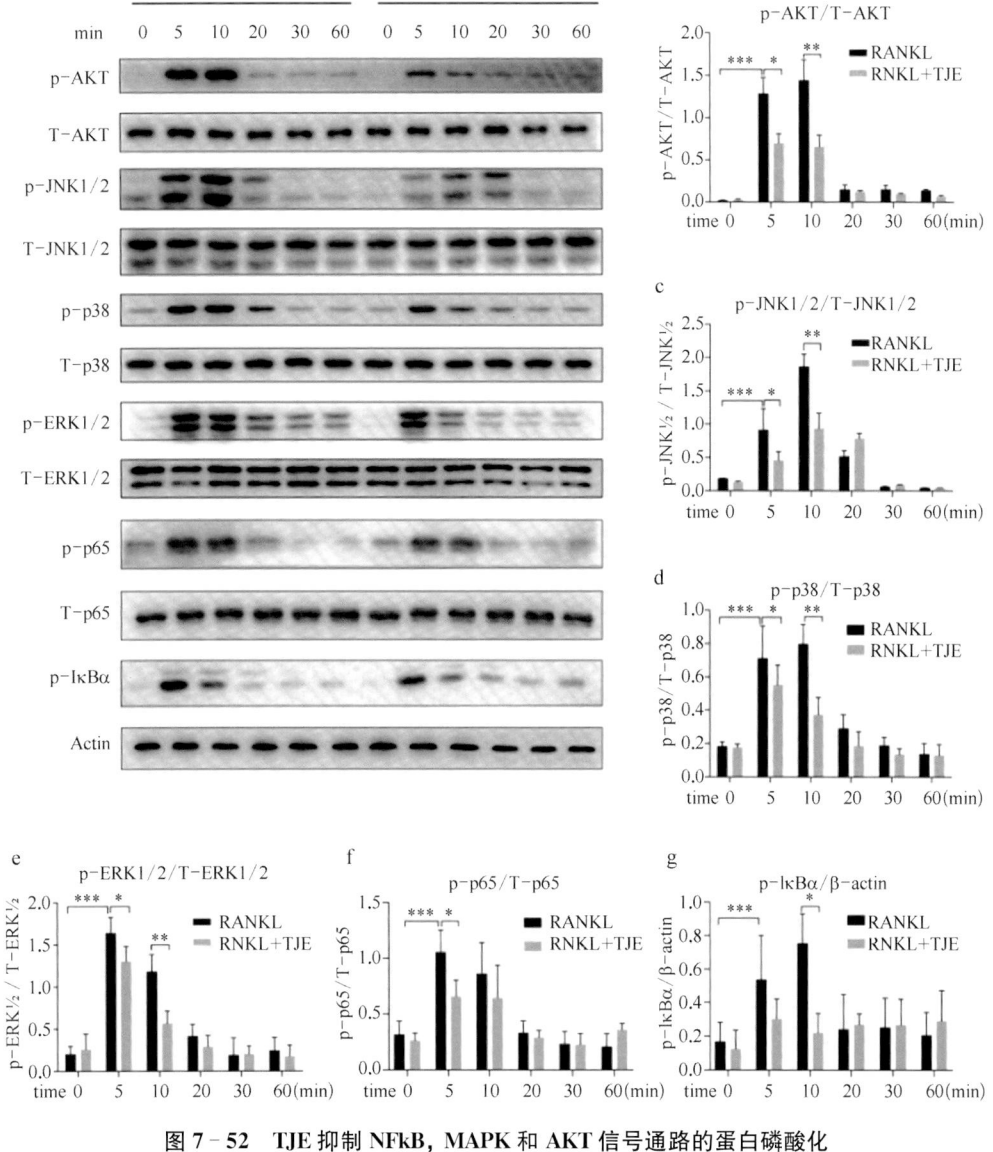

(4) TJE 抑制 NF-κB, MAPK 和 AKT 信号通路的蛋白磷酸化：根据网络药理学分析的结果，进一步使用蛋白质免疫印迹实验研究 RANKL 诱导的短时蛋白磷酸化水平，以验证 TJE 抑制破骨细胞分化的机制。结果表明，对照组磷酸化的 ERK1/2、p38、JNK1/2、AKT、p65 和 IκBα 蛋白的表达水平的在 RANKL 刺激后 10 分钟内达到峰值。然而，与对照相比，TJE 预处理显著减少了前面提及的蛋白质磷酸化水平（图 7-52）。这些结果表明在破骨细胞形成过程中，TJE 抑制了 MAPK（ERK1/2、P38、JNK1/2），NF-κB（p65、IκBα）和 AKT 信号通路。这一结果与网络药理学分析的结论一致。

图 7-52 TJE 抑制 NFkB，MAPK 和 AKT 信号通路的蛋白磷酸化

(5) TJE 抑制 RANKL 诱导的 p65 核转位：为了进一步研究 NF-κB 信号通路在 TJE 抑制破骨细胞分化过程的作用，使用免疫荧光染色实验来揭示 TJE 对 RANKL 诱导的 NF-κBp65 核转位的影响。如图 7-53 所示，阴性对照组中大部分 p65 定位于细胞质，RANKL 刺激显著增加了细胞核中的 p65 染色，而实验组经 5 μg/mL TJE 预处理后，显著抑制了 RANKL 诱导的 p65 核转位。

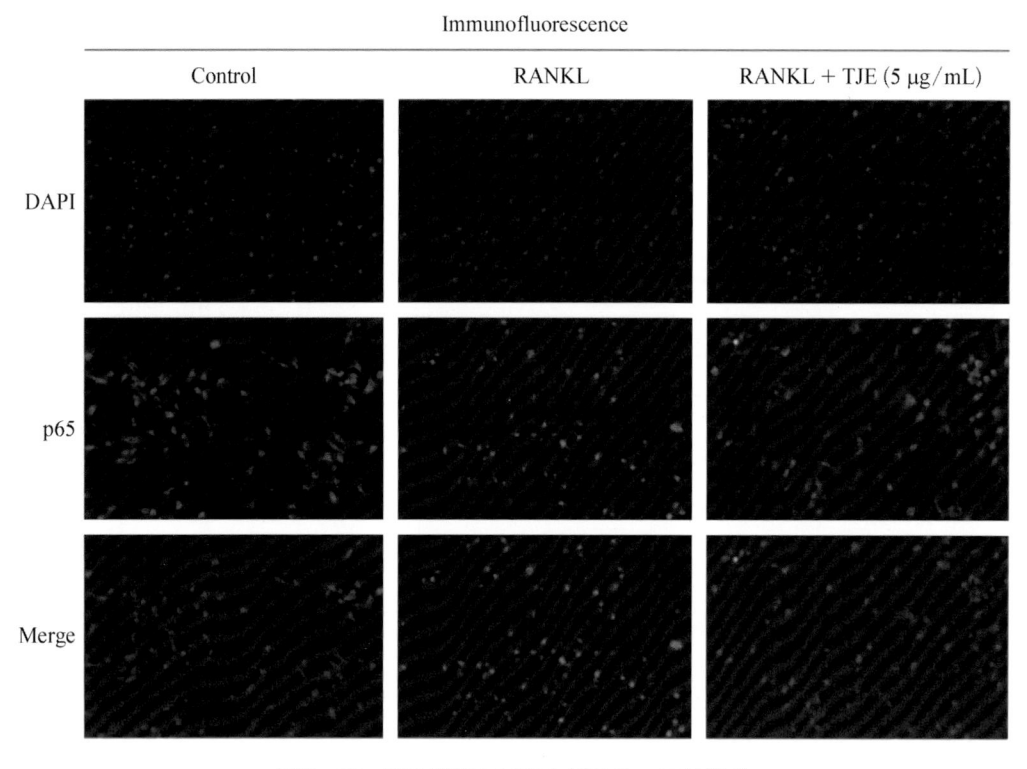

**图 7-53　TJE 抑制 RANKL 诱导的 p65 核转位**

(6) 讨论：中医药治病的分子生物学基础是目前中医药现代研究的一个重点，亟需新的研究方法和途径。随着系统生物学等交叉学科的兴起，以生物分子网络为切入点的网络药理学有望系统地描绘中医药的"整体观"的特征，从新的视角阐释中医证候的生物学基础和中药方剂的药效物质基础。本研究在前期体外实验验证 TJE 对破骨细胞分化的抑制作用的基础上，利用网络药理学方法探索 TJE 抑制破骨细胞分化作用的药理学机制，并在使用 westernblot 实验在蛋白水平进行验证。

首先利用分子相似性原则预测 TJE 中主要成分的可能人类蛋白靶点 SwissTargetPrediction 是一个在线工具，可预测具有生物活性的小分子的大分子靶标（来自人类，小鼠和大鼠的蛋白质）。该预测是基于所谓的"相似性原理"，即两个相似的分子倾向于具有相似的特性。因此，针对一个特定查询的分子，该网站在已知约

370 000 个活性物质中识别出最相似的分子，给出与查询分子显示最高相似性的活性物质的蛋白靶点。SEA 是由位于加利福尼亚大学旧金山分校（UCSF）药物化学系的 Shoichet 实验室提供。它以相似性集成方法基于其配体之间的固定化学相似性来关联蛋白质，可用于快速搜索大型化合物数据库并建立靶点间相似度网络。使用 SwissTargetPrediction 和 SEA 两个网络平台，预测到 266 个可能与 TJE 的主要成分发生相互作用的蛋白质。其中，TanegosideB、Arctigenin-4-O-β-D-gentiobioside 和 Trachelogenin 相较于其他化合物可以作用于更多的靶点（分别可以作用于 95、93 和 88 个蛋白靶点）。

在 266 个可能与 TJE 中的主要成分相互作用的蛋白靶点中，有 26 个靶点与破骨细胞分化直接相关。这 26 个靶点主要 Apigenin7-glucoside、Trachelogenin、Scopolin、Apigenin7-O-neohesperidoside、Cynaroside 发生作用，因此认为这 5 个化合物是 TJE 中主要发挥抑制破骨细胞分化作用的生物活性成分。其中，scopolin 已经被证实可以在体外通过清除活性氧来抑制 RAW 264.7 细胞向破骨细胞分化。Apigenin7-O-neohesperidoside 已经被证实可以在体内通过干预 RANKL 诱导的 NF-κB 和 MAPK 途径改善了钛颗粒刺激的骨溶解并抑制破骨细胞的生成。但是其余化合物的抑制破骨细胞分化的药理学作用还未有相关报道，因此需要进一步的研究来发掘这些化合物的药理学活性。

通过网络拓扑学分析的方法从中挖掘出核心网络，并对核心节点的 KEGG 通路富集分析。结果得到 80 条 KEGG 条目。经过文献检索和综合分析，发现 NF-κB 信号通路，MAPK 信号通路和 PI3K/AKT 信号通路是 RANK/RANKL 信号传导途径的重要中间通路，对调控破骨细胞分化和骨吸收功能具有重要意义，因此可能是 TJE 调控破骨细胞分化和吸收功能的分子机制。

用蛋白免疫印迹法研究 TJE 对 NF-κB 信号通路，MAPK 信号通路和 PI3K/AKT 信号通路的关键调节蛋白基团短时磷酸化的影响，并用免疫荧光染色法研究 TJE 对 NF-κBp65 核转位的影响。结果蛋白质印迹实验结果证实了网络药理学分析的结论：5 $\mu$g/mL TJE 抑制 ERK1/2，p38，JNK1/2，p65，IκBα 和 AKT 的磷酸化，并且抑制 RANKL 诱导的 NF-κBp65 核转位。这一结果与网络药理学的结论一致，说明网络药理学方法用于中医药现代研究具有可行性。

### 3. 总结

络石藤提取物（TJE）在体外抑制 RANKL 诱导的骨髓源单核-巨噬细胞向破骨细胞分化的过程，并抑制成熟破骨细胞的骨吸收功能。通过网络药理学分析和实验验证，我们进一步阐明 TJE 通过干预 RANK/RANKL 途径中 NF-κB 信号通路，MAPK 信号通路和AKT信号通路发挥抑制破骨细胞分化的作用，并下调RANK/RANKL途径的关键转录因子和基因的表达。这表明网络药理学用于辅助中药现代化研究具有可行性。研究发现络石藤含有apigenin 7 - glucoside、trachelogenin、scopolin、apigenin 7 - O - neohesperidoside、cynaroside等成分，可能是TJE中主要发挥抑制破骨细胞分化作用的生物活性化合物。下一步，将对这些化合物治疗骨代谢相关疾病的药理活性进行深入的研究，挖掘新的、具有治疗骨代谢疾病潜力的化合物，阐述中药多成分，多机制、多靶点的复杂性影响特点。

### （三）木芙蓉叶对抑制炎症的药理机制研究

木芙蓉叶（Hibiscusmutabilis L.）又名地芙蓉、芙蓉、山芙蓉、胡李花、三变花、木棉。其气微，味微辛、平，归肺、肝经，具有清肺凉血、散热解毒、消肿排脓之功用。是锦葵科（malvaceae）木槿属植物的干燥叶，一般在夏季和秋季采收，李时珍："木芙蓉花并叶，气平而不寒不热，味微辛而性滑涎粘，其治痈肿之功，殊有神效。或加生赤小豆末，尤妙。"黄元御《玉楸药解》："木芙蓉，清利消散，善败肿毒，一切疮疡，大有捷效，涂饮俱善"。以木芙蓉叶为主药配制的"消肿散"，是魏氏伤科临床经验方，对丹毒、滑膜炎等炎症疾病有良好的疗效。临床治疗发现，木芙蓉叶为君药的消肿散有明显抗急性炎症的功效。

炎症小体3（NLRP3）与炎症反应密切相关，是由胞浆蛋白形成的一类多蛋白复合体，NLRP3属于NLR家族成员，包含N端pyrin结构域（PYD），中心核苷酸结合和寡聚化（NACHT）结构域以及C端富含亮氨酸的重复（LRR）结构域。NLRP3能够识别病原相关分子模式（pathogen-associated molecular patterns, PAMPs）或者宿主来源的危险信号相关分子模式（danger-associated molecular patterns, DAMPs），招募和激活促炎症蛋白酶caspase - 1，进而导致促炎细胞因子IL - 1β和IL - 18成熟和分泌，参与急性炎症反应。成熟的IL - 1β在许多免疫反应中是有效的促炎成分，能招募先天免疫细胞到感染部位且对获得性免疫细胞具有调节作用，而成熟的IL - 18对于干扰素-γ（IFN - γ）的产生非常重要且能增强自然杀伤细胞及T细胞的活性，活化的caspase - 1还可以引发细胞焦亡。研究发现，NLRP3与痛风性关节炎（GA）的发病相关。逆转高尿酸血症的降尿酸药物是长期有效治疗GA的基本方法。然而，由于禁忌证明显、不良反应严重、治疗效果差，抗炎降尿酸药物的临床应用相对有限，导致药物依从性差、GA复发率高。因此开发用于缓解GA症状的药物十分必要。

因此，魏氏伤科开展了木芙蓉叶对NLRP3的影响和对GA的药理机制研究。

## 1. 材料与方法

### 1) 化合物 UHPLC-Q-TOF/MS 成分鉴定

称取木芙蓉叶提取物粉末,以纯水配制为 10 mg/mL 的样品溶液。超声 1 h,14 000 rpm 离心 10 min 后取上清后进样。色谱条件:色谱柱为 Acquity UPLC HSS T3(1.8 μm,200×2.1 mm)。流动相为 0.1% 甲酸水溶液(A 相)-乙腈(B 相),梯度洗脱:0~15 min,3%~15% B;15~30 min,15%~21% B;30~35 min,21%~50% B;35~45 min,50%~95% B。流速 0.35 mL/min,柱温 35℃,进样量 5 μL。质谱条件:采用电喷雾离子源(ESI),分别在正、负离子模式下采集数据,数据采集范围 m/z 100~1 700,离子源温度 350℃,毛细管电压 4.0 kV(正离子)、3.5 kV(负离子),雾化气压力 45 Psi,干燥气流速 11 L/min,鞘气流速 11 L/min,鞘气温度 350℃,碎片电压 140 V,碰撞能量 30 V,二级质谱基于母离子列表的数据依赖采集。

### 2) 细胞提取与培养

取 6 周龄雄性 C57BL/6 小鼠股骨和胫骨中的 BMDMs 到 RPMI1640 完全培养基[含有 10% 胎牛血清和 1% 双抗体(青霉素和链霉素)],通过 40 μm 过滤器,用红细胞裂解物裂解。将裂解物离心、重悬并接种到含有 M-CSF 溶液的培养基中。2、4 和 6 天后更换一半的培养基,细胞培养 7 天。

### 3) RNA 提取与实时逆转录定量 PCR(qPCR)

将 BMDMs 与脂多糖(LPS,500 ng/mL)、MSU(300 μg/mL)和木芙蓉叶提取物或芦丁、异荭草素(ISO)等化合物一起孵育。使用 TRIzol 从处理后的 BMDMs 提取总 RNA,与氯仿充分混合,离心,收集上清液。将沉淀重悬于异丙醇中并离心。弃去上清液,然后将沉淀重悬于 75% 无水乙醇中并离心;弃去乙醇上清液。将所得 RNA 逆转录成 cDNA,在以下条件下通过 qRT-PCR 扩增:95℃ 5 min,然后在 40℃ 下 95 次循环 10 s,60℃ 30 s。β-Actin 为 mRNA 的内参。相对表达水平由 $2^{-\Delta\Delta Ct}$ 方法计算。引物序列见表 7-12。

表 7-12 引 物 序 列

| 基 因 | 引 物 序 列 |
| --- | --- |
| β-Actin | F-GGCTGTATTCCCCTCCATCG<br>R-CCAGTTGGTAACAATGCCATGT |
| TNF-α | F-AGTGACAAGCCTGTAGCCC<br>R-GAGGTTGACTTTCTCCTGGTAT |

续 表

| 基　因 | 引 物 序 列 |
|---|---|
| IL-6 | F - TAGTCCTTCCTACCCCAATTTCC<br>R - TTGGTCCTTAGCCACTCCTTC |
| IL-18 | F - GACTCTTGCGTCAACTTCAAGG<br>R - CAGGCTGTCTTTTGTCAACGA |

4) CCK-8 活力测定

在 96 孔板中以 $3\times10^3$ 的密度培养 BMDMs，细胞粘附过夜。第 2 天，用指定浓度的 ISO 处理细胞 24、48 和 72 h。后进行 CCK-8 测定以检测细胞活力。向每个孔中加入 10 μL CCK-8 缓冲液，孵育 1 h。使用 Infinite F200 PRO 吸光度酶标仪 450 nm 处测量吸光度（OD）。

5) RNA 测序与生物信息分析

将 BMDMs 暴露于具有 LPS、MSU 和 20 μ ISO 或等量 DMSO 48 h。提取总 RNA，并使用 NanoDrop 2000 来评估 RNA 浓度和纯度。使用安捷伦生物分析仪 2100 系统和 RNA Nano 6000 检测试剂盒评估 RNA 完整性。使用 Hieff NGS Ultima 双模 mRNA 文库制备试剂盒制备 mRNA 文库，使用 Illumina NovaSeq 平台对转录组进行测序。利用 R 软件（版本 4.2.2）进行生物信息学分析。使用 limma 软件包发现对照组和药物组之间的差异表达基因（DEGs）。选择 $p<0.05$ 的基因作为 DEGs，绘制火山图和热图。京都基因和基因组百科全书（KEGG）和基因本体论（GO）通过 clusterprofiler 包进行处理对 DEGs 富集分析，使用 $p<0.05$ 作为筛选出显著不同术语和途径的阈值。所有结果均通过 ggplot2 R 软件包进行可视化。使用从基因本体资源数据库构建的基因集富集分析（GSEA）来评估基于 GO 术语的基因集的富集。

6) 分子对接

从 PubChem 数据库（https://pubchem.ncbi.nlm.nih.gov/）中获得了 ISO 的二维结构，然后使用 ChemBio 3D 绘制了 ISO 的三维结构以优化构象。NLRP3（PDB ID：6NPY/Homo sapiens）的晶体结构从蛋白质数据库（https://www.rcsb.org/）下载，并通过薛定谔软件中的蛋白质制备向导模块进行预处理。采用受体网格生成程序设置最合适的封闭盒，完美包裹天然配体结构，并在此基础上获得蛋白质的活性口袋。在 Glide 模块中进行了配体与受体之间的分子对接，并计算了分子力学广义玻恩表面积（MM/GBSA）。结合位点由 PyMOL 可视化。

7) 表面等离子共振技术（SPR）

ISO 对 rhNLRP3 的结合亲和力使用带有 CM200 传感器芯片的 Biacore T7 仪器测定。简而言之，使用胺偶联试剂盒，在电泳缓冲液（含 0.05% P20，5% DMSO）中制备浓度梯度 ISO 样品。将传感器和样品板放置在仪器上，ISO 样品流过目标传感器。以 30 μL/min 的流速连续进样 200 种浓度，缔合相为 80 s，然后在 25℃下进行 200 s 解离相。通过减去双工中的空白传感器和空白样品获得最终图表。

8) 动物实验

40 只 6 周雄性 C6BL/7 小鼠随机分为 5 组，包括正常对照组（对照组，n=8），GA 组（CTX，n=0），ISO（10 mg/kg 和 30 mg/kg）处理组（ISO，n=8/组），秋水仙碱（COL）（1 mg/kg）处理组（COL，n=8/组）。所有实验程序均按照上海交通大学医学院机构动物伦理委员会指导意见批准和执行。将 3% 的 MSU 悬浮液（0.6 mg/20 μL）注入 C57BL/6 雄性小鼠的后爪以构建 GA 模型。将小鼠随机分配到接受磷酸盐缓冲盐水组（10 μL PBS 注射到后爪，然后腹膜内注射 20 μL 生理盐水），MSU 组（20 μL MSU 注射到后爪，然后腹腔注射 200 μL 生理盐水），MSU+ISO 或 MSU+COL（20 μL）MSU 注射到后爪，然后腹腔注射 200 μL ISO 或 COL）7 天。

9) Von Frey 测痛实验

Von Frey 丝用于测量爪退缩阈值（PWT），使小鼠适应测试环境 20 min。从 0.4 g 开始，在后爪上施加不同力的细丝。反应记录为"O"表示阴性，"X"表示阳性。使用以下公式计算 50%PWT：$10^{[Xf+k\delta]}/10^4$，其中 Xf 是所用最后一根灯丝的值（以对数单位），k 是通过参考响应模式（根据 Dixon 修正）确定的，δ 是串联力标准偏差（SD）的常数（对数）。

10) 后爪厚度测量

每天使用游标卡尺垂直放置于爪子上测量后爪的厚度，单位为毫米（mm）。

11) 后爪 B 超检测

在治疗 7 天后使用 B 模式的超声成像分析所有小鼠的后爪。将小鼠放置在超声工作台上并调整到其后爪完全暴露并保持与超声探头平行的最佳位置。

12) 热成像温度测量

在治疗 7 天后使用热成像仪检测小鼠后爪温度。将小鼠放置在无热源干扰的实验台，调整到其后爪完全暴露并保持与镜头垂直拍摄的最佳位置。

13) HE 染色

小鼠断脊处死，切除肝脏，肾脏和后爪置于 4% 组织固定剂中 24 h。然后，将肝脏和肾脏脱水并嵌入石蜡中。后爪用 13% 乙二胺四乙酸二钠脱钙，每三天更换一次，持续 30 天。然后，将爪子脱水并嵌入蜡块。将石蜡包埋的肝脏、肾脏和后爪在 60℃下加热 1 h，用二甲苯脱蜡 3 次，并在一系列浓度降低的乙醇中水合。组织切片用苏木精染色 1 min，置于 1%盐酸乙醇溶液中 1 min，洗涤，然后用 2%氨水浸泡 5 s，然后用伊红 1 min。这些切片在一系列浓度增加的乙醇中脱水，并用二甲苯使其透明。用中性树脂安装组织切片并在 60℃下加热 2 h。光学显微镜观察炎症细胞浸润情况。

14) 统计分析

所有数据均表示为平均值±SD，重复 3 个数据。采用非配对 $t$ 检验和单因素方差分析比较差异，统计学意义由 $*p<0.05$、$**p<0.01$ 或 $***p<0.001$ 表示。

## 2. 结果

1) 木芙蓉叶醇提物的质谱分析研究

取木芙蓉叶 1.5 kg，用 70%乙醇作溶剂（同新剂型提取条件一致）提取，后烘干 7 天得到中药浸膏。基于 UHPLC-Q-TOF/MS 对木芙蓉叶提取物开展了定性研究（图 7-54），并对样品的进样结果进行数据分析。在木芙蓉叶提取物中可初步鉴定出 35 种化学成分，包括芦丁、槲皮苷、异荭草素、银锻苷、山奈酚-3-O-β 刺槐双糖苷等重要成分（图 7-55），分属于黄酮苷类、酚酸类、香豆精苷类等类别，主要以黄酮苷类为主。

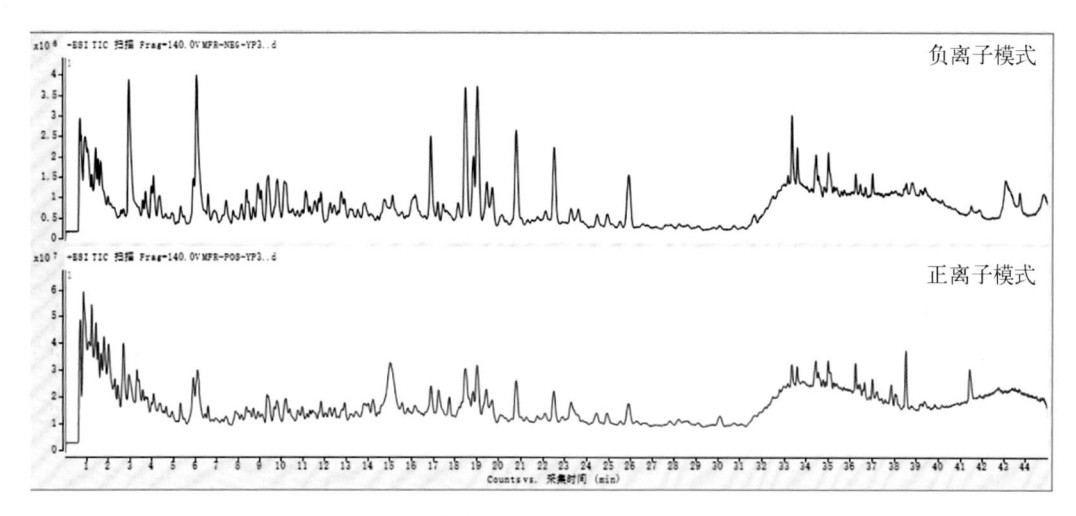

图 7-54 木芙蓉叶提取物部分成分色谱、质谱信息

2) 木芙蓉叶提取物极其有效成分的体外抗炎作用研究

(1) 木芙蓉叶提取物对 RAW264.7 细胞中炎症因子表达的影响：为了探究木芙蓉叶提取物的体外抗炎能力，实验通过 LPS（500 ng/mL）、MSU（500 ug/mL）作用 RAW264.7 细胞模拟 GA 体外模型，GA 的主要临床表现为局部关节的红肿热痛，与

图 7-55　木芙蓉叶提取物中部分成分的结构图

三圣散的功能主治相契合。检测了各组细胞培养液中 IL-6、TNF-α 的水平。结果表明木芙蓉叶提取物能够抑制炎症因子的转录及表达，并存在时间依赖性（图 7-56）。

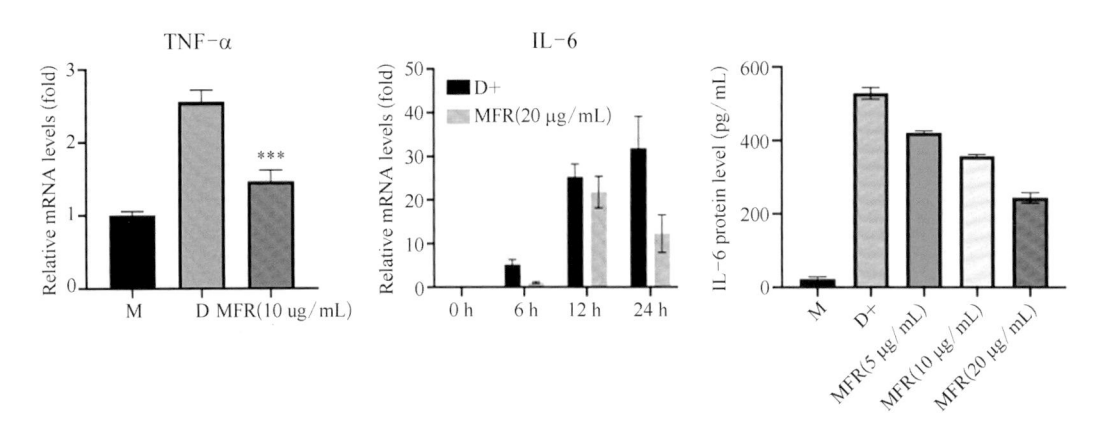

图 7-56　MFR 对 RAW264.7 细胞的炎症因子影响

（2）木芙蓉叶提取物有效成分筛选：中药的作用机理有多靶点、多通路的特点，根据质谱结果，对筛选出的黄酮类化合物（10 umol/mL）进行抗炎药效初筛，获得同效化合物。结合 DrugBank 的药品信息及文献检索结果，初步选择 ISO 作进一步研究，旨在单体药物的基础上寻找木芙蓉叶的其中一条或多条作用机制,并试图更快寻找到药效作用的关键靶点(图7-57)。

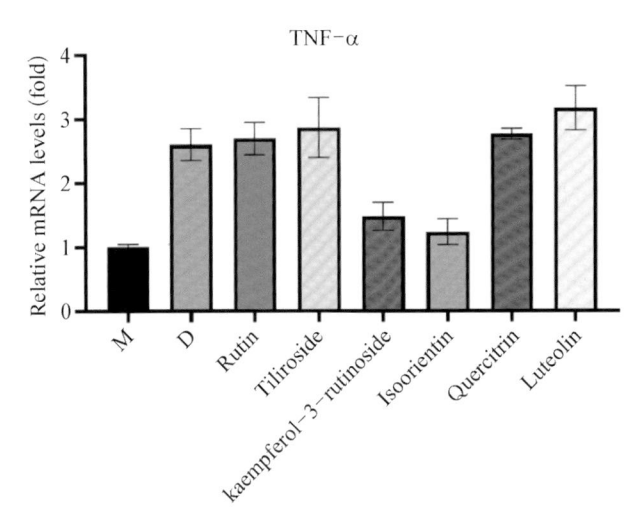

**图7-57 木芙蓉叶有效成分对RAW264.7细胞炎症因子转录水平的影响**

3) ISO的药理学机制研究

(1) ISO对小鼠巨噬细胞(BMDMs)体外毒性研究:用CCK-8分析5~200 μg/mL浓度的木芙蓉叶提取物分别作用小鼠BMDMs细胞24 h、48 h、72 h的存活率。数据表明在5~200 μg/mL浓度范围内,ISO对细胞没有明显的细胞毒性。

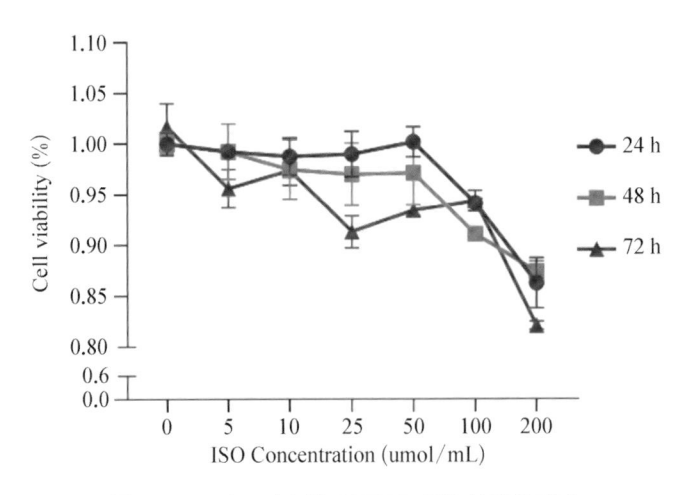

**图7-58 ISO对小鼠BMDMs细胞的毒性影响**

(2) ISO对LPS、MSU处理的BMDMs炎症因子转录水平的影响:为探究ISO的体外抗炎能力,检测各组细胞培养液中IL-6、IL-18、TNF-α的水平。结果表明在模型组中，细胞的 IL-6、IL-18、TNF-α 的基因表达水平较正常组有明显升高，ISO 干预后基因表达水平下降，并呈剂量依赖性。

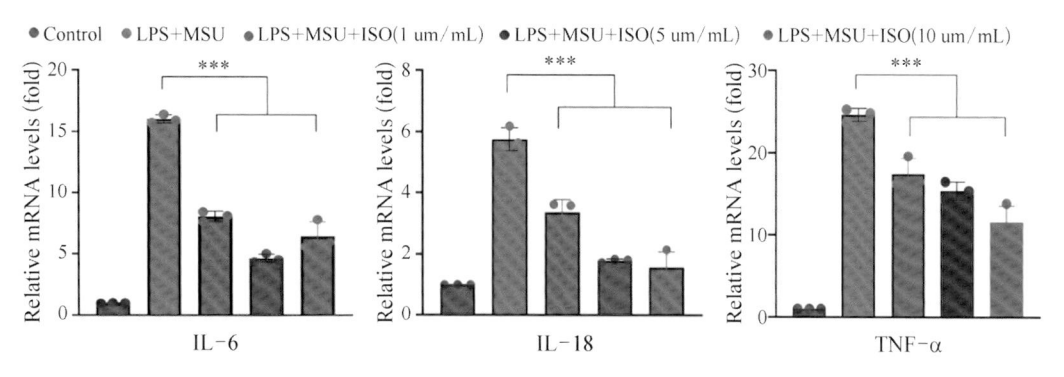

**图 7-59　ISO 对小鼠 BMDMs 细胞的炎症因子转录水平影响**
（与 LPS+MSU 组对照，＊＊＊表示 $p<0.001$）

（3）ISO 抑制 BMMDs 炎症的通路研究：通过高通量测序分析（RNA-Seq）获得 558 个 DEGs，其中包含 152 个上调基因和 406 个下调基因（图 7-60）。KEGG 结果显示，DEGs 主要富集在 NOD-like receptor signaling pathway 等炎症通路上（图 7-61）。另外，GO 分析结果可以得出，在 biological Process 中，DEGs 主要富集在 leukocyte migration 等通路（图 7-62）。提示 ISO 的干预大大影响 BMDMs 细胞炎症基因的表达。GSEA 分析预测发现 InflammatoryResponse IL-6_JAK_STAT3 等通路下调，并发现细胞氧化应激反应被抑制、细胞凋亡通路下调（图 7-63）。

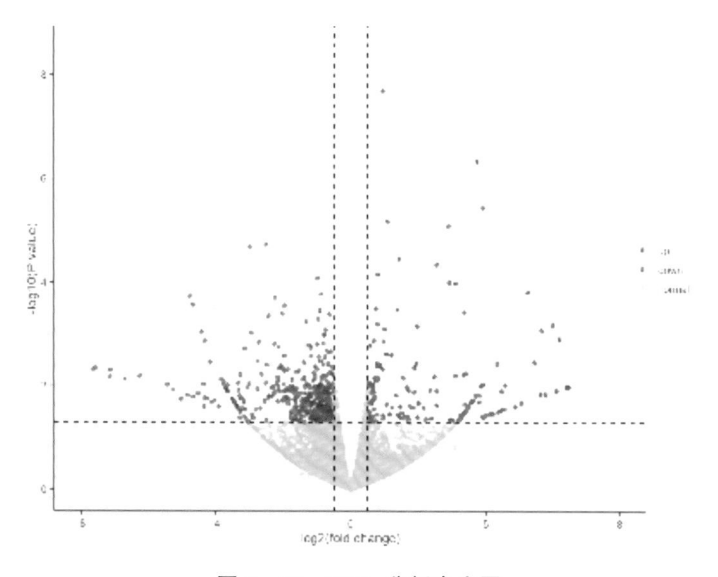

**图 7-60　DEGs 分析火山图**

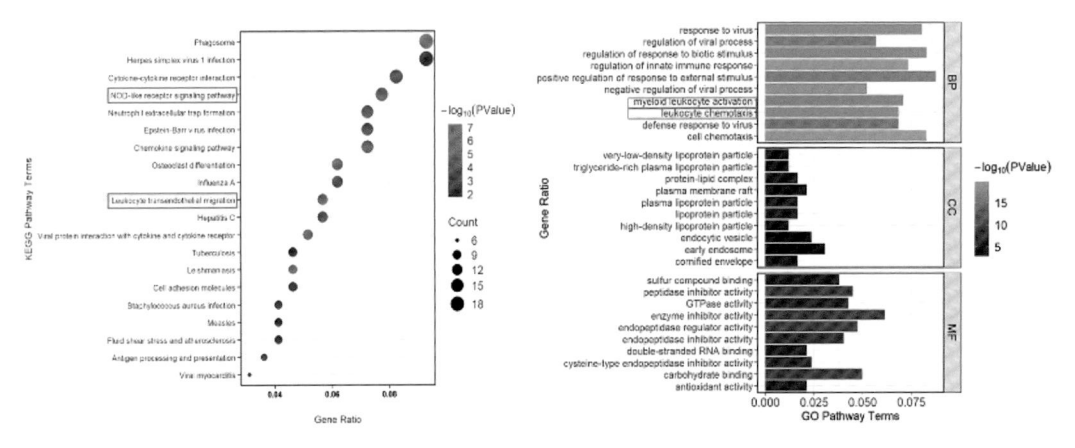

图 7‑61　KEGG 分析

图 7‑62　GO 分析

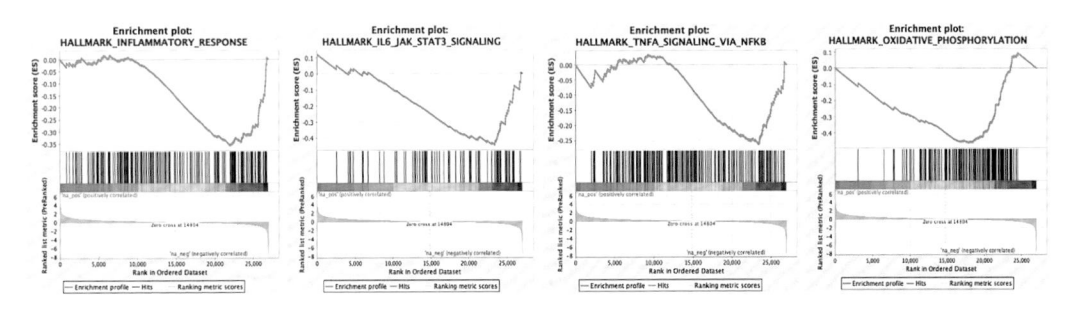

图 7‑63　GSEA 分析

(4) ISO 抑制 BMDMs 炎症的靶点研究：分子对接（Molecular Docking），预测出 ISO 与 NLRP3 结合发挥抗炎作用（图 7‑64）。SPR 试验显示 ISO 与人源的 NLRP3 可发生体外结合，并具有浓度依赖性，KD (M) = 8.00e‑5（图 7‑65）。

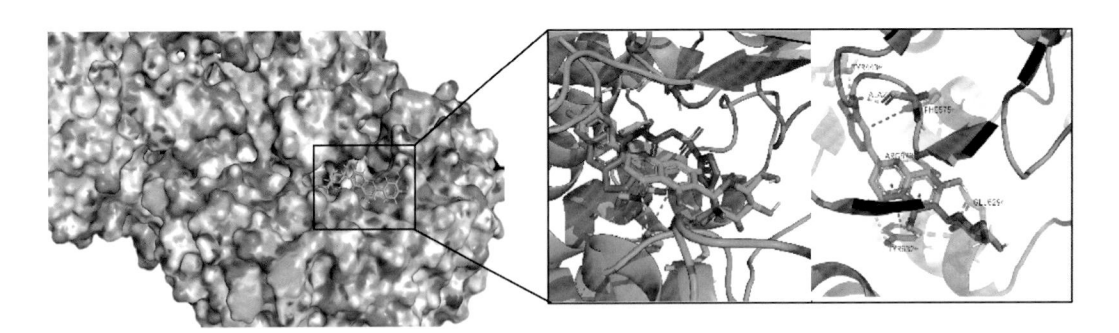

图 7‑64　分子对接分析

4）ISO 对 GA 小鼠的药效研究

(1) ISO 治疗对小鼠无毒性作用：肝肾组织 HE 染色显示，各组小鼠肝脏组织结构

图 7-65 体外 SPR 实验

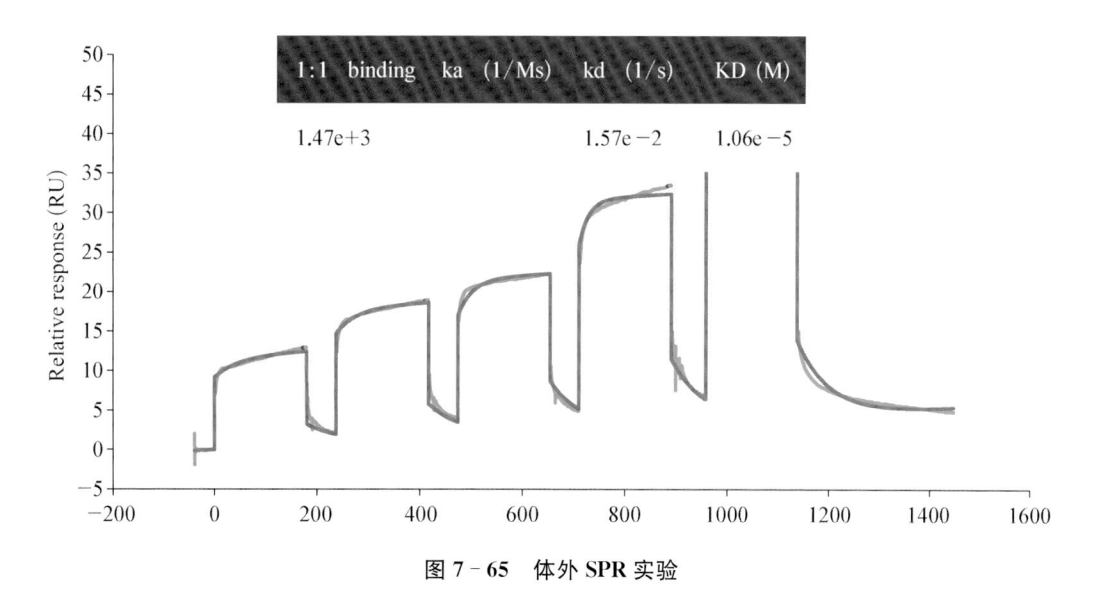

完整，血管壁明显，细胞核清晰，没有发生变性坏死；肾脏组织结构完整，边界清晰，细胞核明显，没有发生变性坏死，肾皮质上的肾小球清晰可见（图 7-66）。

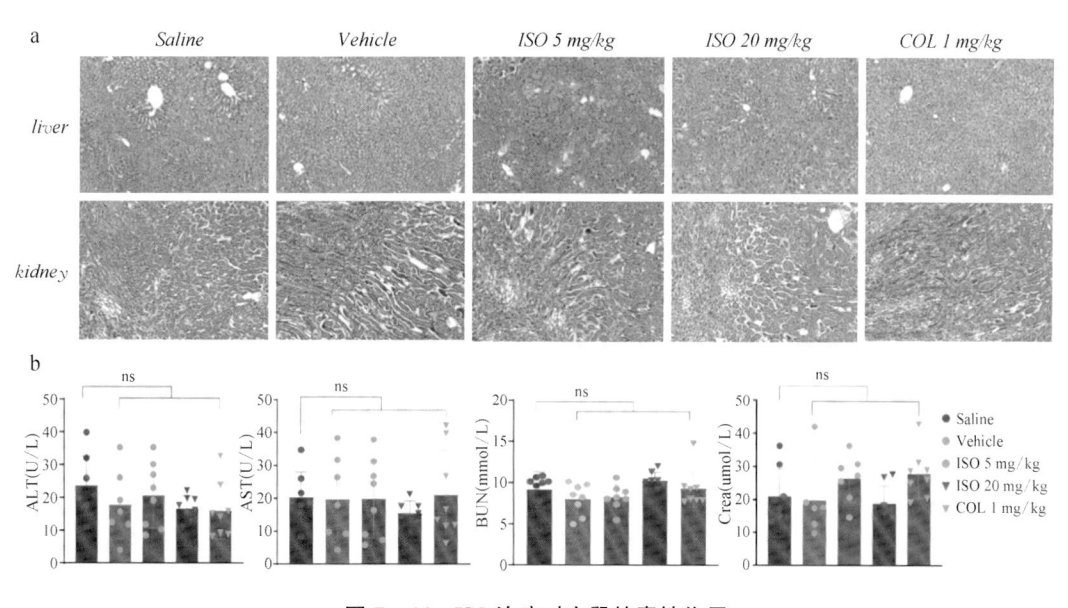

图 7-66 ISO 治疗对小鼠的毒性作用

（2）ISO 缓解 GA 小鼠红、肿、热、痛的症状：造模和治疗 7 天后各组小鼠的体重变化无明显差异（图 7-67a）。图 7-67b 所示：MSU 造模 24 h 内，与 MSU 组相比，药物组的小鼠后爪肿胀更轻，具有统计学差异。小鼠后爪肿胀拍照表明：与对照组相比，MSU 组小鼠后爪红肿明显，而 ISO 或 COL 药物干预后，能减轻小鼠后爪的肿胀

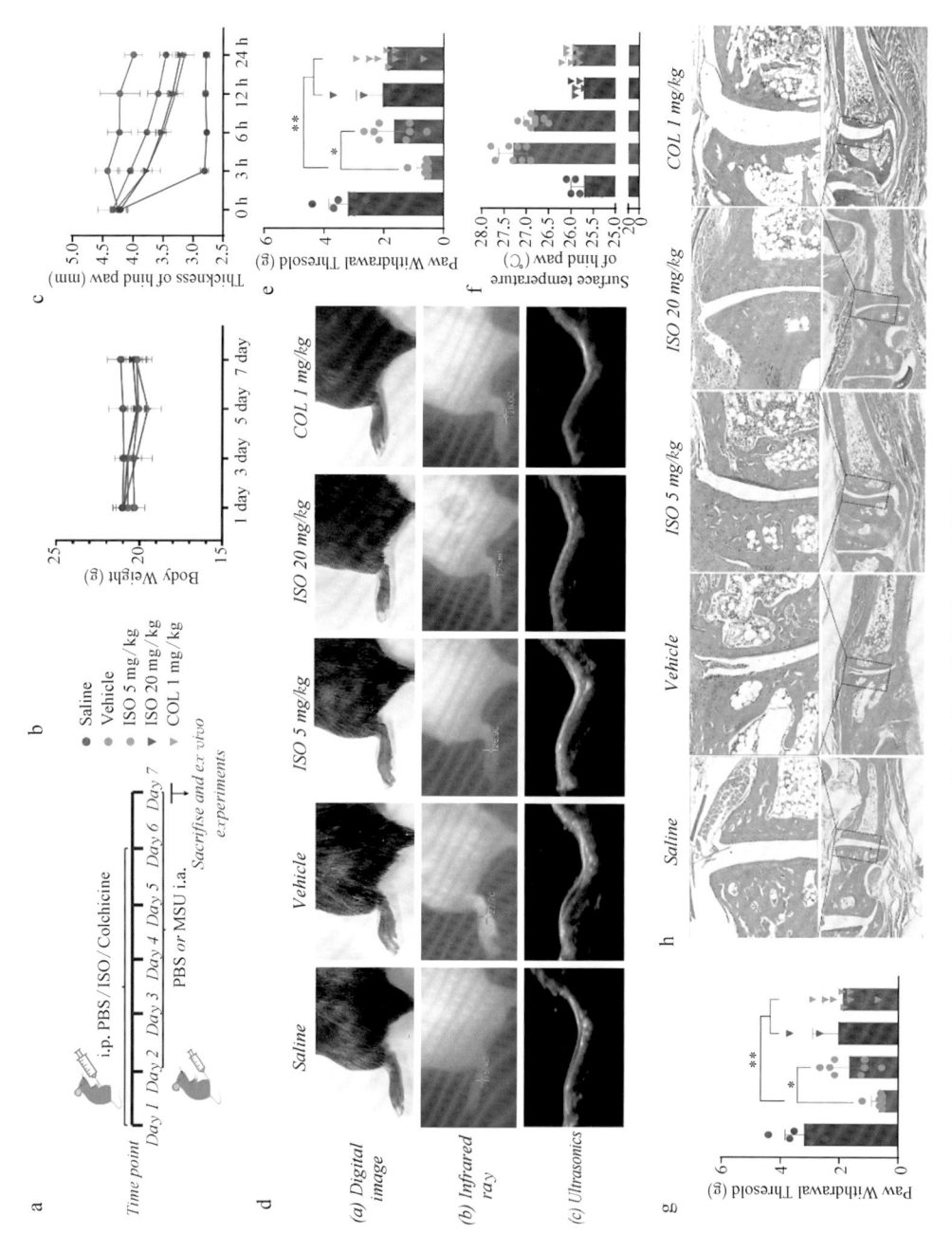

图 7-67 ISO 缓解 GA 小鼠症状

(图 7-67c)。超声影像学检测造模七天后小鼠后爪的结果如图所示：与对照组相比，药物组和 MSU 组的小鼠后爪肿胀程度都增高；但与 MSU 组相比，药物组的小鼠后爪肿胀程度明显更低，且具有统计意义。热成像测温显示与对照组相比，MSU 组的小鼠后爪体表温度增高；与 MSU 组相比，药物组的小鼠体表温度明显更低，具有统计意义（图 7-67f）。小鼠后爪的 HE 染色结果显示：与 MSU 组相比，药物组的小鼠后爪跖趾关节滑膜增生面积减少，以及关节周围软组织炎症浸润面积也明显减少，且具有统计学差异（图 7-67h）。

**3. 讨论**

初步鉴定出木芙蓉叶提取物中含有 35 种化学成分，包括芦丁、槲皮苷、异荭草素、银锻苷、山奈酚-3-O-β刺槐双糖苷等重要成分。体外实验中发现木芙蓉叶的乙醇提取物具有抗炎的效应。初步筛选异荭草素为木芙蓉的有效成分能够产生同样的抗炎效应。通过分子对接、SPR 实验验证出其可能是 NLRP3 的天然抑制剂。

## （四）补骨脂素对骨髓抑制效应和机制研究

补骨脂又名胡韭子、婆固脂、破故纸、黑故子、黑固脂。药性辛、苦，温，归肾经、脾经。功用主治为补肾助阳、固精缩尿、暖脾止泻，主治虚寒腰痛，阳痿滑精等。补骨脂是魏氏伤科常用的中药之一。魏氏伤科常用和剂局方中的青娥丸包含补骨脂这味中药，用于补肾，壮筋骨。魏氏伤科经典验方杜仲散、四肢洗方取补骨脂入药，分别用于补肾，活血，止痛和通利关节，温筋通络，活血祛风。现代药理学研究发现，从补骨脂中分离出的活性成分主要以香豆素类、黄酮类及单萜类酚类三大类化合物为主，其中香豆素是一类具有芳香气味的天然化合物，在自然界中广泛存在于苯苄 α-吡喃酮的环结构中。目前，有学者从补骨脂香豆素类化合物中分离得到呋喃香豆素类、拟雌内酯类等化合物。从呋喃香豆素类中分离出的主要活性成分为补骨脂素。目前研究发现，在双卵巢切除 OP 大鼠模型中，补骨脂素通过激活 Wnt/β-连环蛋白（β-catenin）信号通路能够有效调节骨形成和骨吸收过程，保护骨组织。

化疗是治疗恶性肿瘤的主要方法之一。化疗药物按其特点可分为细胞周期特异性药物和非特异性药物。细胞周期非特异性药物可以杀死各种增殖细胞。环磷酰胺（CTX）是临床上常用的非特异性药物。这两种化疗药物的共同缺陷是缺乏细胞毒性特异性，可同时杀死肿瘤细胞并损害正常细胞，导致化疗的毒副作用。CTX 具有严重的毒副作用，主要表现为骨骼系统中皮质骨和小梁骨的丢失，最终导致骨质疏松。研究发现，CTX 可导致大鼠骨微观结构退化和骨生物力学特性下降。此外，骨质疏松症的发生和发展与骨髓间充质干细胞（MSCs）的异常成骨分化密切相关。间充质干细胞在一定条件下可分化为成骨细胞、软骨细胞、心肌细胞、血管内皮细胞、神经元样细胞、肝细胞和脂肪细胞。间充质干细胞具有多重分化和自我更新的潜力。间充质干细胞具有易于获得、体外扩增快、免疫排斥反应低等优点。因此，间充质干细胞已成为干细胞研究的重点。近年来，研究人员利用中药对培养的间充质干细胞进行体外干预，探讨中药对间充质干细胞增殖、凋亡和分化的影响。

研究发现补骨脂素对间充质干细胞具有保护作用，可防止 CTX 诱导的损伤。补骨脂素治疗可促进细胞增殖，减少细胞凋亡，改善造血能力。此外，补骨脂素还抑制 p-APP/APP 并刺激 Aph-1 同源物 A（APH-1α）、早老素增强子-2（PEN-2）、晚期糖基化终产物受体（RAGE）的表达。通过体内实验，还研究了补骨脂素对骨髓抑制综合征小鼠的影响。这些探索将有助于阐明中药的作用机制，并对骨髓抑制综合征的治疗产生积极影响。

## 1. 材料与方法

### 1）分离间充质干细胞和细胞培养

小鼠取自上海瑞金医院动物实验中心。动物实验方案经上海交通大学医学院动物伦理委员会批准。腹腔注射 200 mg/kg 戊巴比妥钠安乐死液处死小鼠，分离 C57BL/6 小鼠股骨和胫骨。用磷酸盐缓冲盐水冲洗骨髓并旋转下来。弃去上清液后，将所得细胞沉淀悬浮在补充有 10%（v/v）胎牛血清（FBS, GIBCO）和抗生素（100 U/mL 青霉素 G 和 100 μg/mL 链霉素）的 DMEM 中，然后以 $1 \sim 2.5 \times 10^5/cm^2$ 在 37℃ 和 5% $CO_2$ 的条件下小心地去除非贴壁细胞，每 2~3 天更换一次新鲜培养基。在细胞生长到接近汇合后，用 2.3% 胰蛋白酶/0.25% EDTA 传代 2 次。

### 2）细胞转染

由基因制药（中国上海）设计和提供 APP 过表达质粒（APP）和匹配的阴性对照质粒（NC）、靶向 APP（siRNA-1：5′-CCAGAATGGGAAGTGGGATTCAGAT-3′、siRNA-2：5′-CCGCTGCTTAGTTGGTGAGTGTA-3′ 和 siRNA-3：5′-GCGGTGTGTCATAGCGAGTGAT-3′）和匹配的阴性对照（siNC：5′-CGGGACTAGTCTAAGGCTCAGTGTA-3′）的小干扰 RNA（siRNA）。这些寡核苷酸（40 nM）和构建载体（600 ng）通过 LIPPO3000 试剂转染到 MSC 中 24 h。

### 3）RNA 提取和定量实时荧光定量 PCR

使用 TRIzol 从 MSCs 收集总 RNA，根据制造商的说明操作。PrimeScript RT 试剂盒用于将 RNA 逆转录为 cDNA。通过 qRT-PCR 进行 RNA 表达定量，使用 SYBR 预混料 Ex Taq™ 对 RNA 表达进行定量。β-肌动蛋白为 mRNA 的内部对照。相对表达水平由 $2^{-\triangle\triangle Ct}$ 方法计算。β-肌动蛋白表达用作内部对照引物如下：APPF：5′-

CGAAGAAGCCACAGAGAGA-3′，R：5′-CAAAGTACCAGCGGGAGA-3′；β-肌动蛋白 F：5′-ACTGCTGAAACCCTTGGC-3′，R：5′-AGGAACTGGTGCTTGATGG-3′。

4）细胞处理

为了研究补骨脂素对间充质干细胞的影响，使用 CTX 或补骨脂素处理具有 APP 过表达或敲低的 MSCs 的第 2 代。补骨脂素预处理组的细胞与补骨脂素（5 μM、10 μM 和 50 μM）孵育 7 天，然后 CTX（5 μg/mL，10 μg/mL 和 20 μg/mL）处理 2 天。

5）流式细胞术分析

通过流式细胞术检查每组分离的 MSCs 的抗原表达。将细胞与抗 CD29、CD73、CD90、CD105、CD31 和 CD166 的一抗孵育 30 min。用 PBS 洗涤后，将细胞与异硫氰酸荧光素（FITC）标记的二抗一起孵育。流式细胞术在流式细胞仪（FACS Calibur）上进行，使用 CellQuestTM 软件（BD 生物科学）进行分析。在相同的条件和设置下 3 个重复实验。

6）MTT 测定

间充质干细胞以 $5 \times 10^3$ 的密度播种在 96 孔培养板，通过 4-（5，2-二甲基噻唑-2-基）-5，37-二苯基四唑溴化物（MTT，Sigma-Aldrich）测量细胞增殖。除去培养基，向每个孔中加入 MTT 试剂（Sigma-Aldrich），将板在 37℃下孵育 4 h。然后加入 100 μL DMSO 溶解细胞中形成的甲臜晶体。用酶标仪在 570 nm 处测量光密度（OD）值。

7）细胞凋亡检测

为了确定补骨脂素是否可以调节 CTX 诱导的 MSCs 中的细胞凋亡，通过膜联蛋白 V-FITC/碘化丙啶（PI）染色检测细胞凋亡。不同组的间充质干细胞在治疗结束时通过胰蛋白酶/EDTA 分离，用 PBS 冲洗，并用膜联蛋白 V-FITC 细胞凋亡检测试剂盒染色（Multi Sciences）。使用 Cell Quest TM 软件（BD Biosciences）在 FACS Calibur 上分析细胞凋亡的百分比。

8）Trap 染色

将石蜡切片脱蜡成水。取亚硝酸钠 500 μL 与对洋红色溶液，混合均匀，加醋酸钠缓冲溶液 18 mL，再加 1 mL 萘酚 AS-BI 磷酸溶液，称取酒石酸钾钠 0.282 g，最后加入，充分溶解。将工作溶液加入组织切片，在 37℃孵育 1~2 h，并用蒸馏水洗涤 3 次。切片用苏木精染色 1~3 min，用自来水洗涤，用盐酸溶液分化，自来水洗涤，用氨溶液变蓝并用流水洗涤。切片放入无水乙醇 I-无水乙醇 II 5 min-无水乙醇 III 5 min-二甲苯 I 5 min-二甲苯 II 5 min，密封胶体透明中性。显微镜检查，图像采集和分析。

9) HE 染色

将切片放入二甲苯 I 20 min - 二甲苯 II 20 min - 无水乙醇 I 5 min - 无水乙醇 II 5 min - 75% 酒精 5 min，用自来水清洗。切片用苏木精染色液染色 3～5 min，自来水洗涤，分化液分化，自来水洗涤，蓝化液蓝化，流水洗涤。切片分别用 85% 和 95% 梯度酒精脱水 5 min，并用伊红染色 5 min。切片放入无水乙醇 I 5 min - 无水乙醇 II 5 min - 无水乙醇 III 5 min - 二甲基 I 5 min - 二甲苯 II 5 min，透明中性胶封口。显微镜检查，图像采集和分析。

10) 酶联免疫

使用 ELISA 试剂盒（Elabscience，Inc.）夹心 ELISA 方法测定骨钙素（OC）、骨形态发生蛋白（BMP）、骨桥蛋白（OPN）、干细胞因子（SCF）、集落刺激因子（CSF）、flt-3 配体（FL）和白细胞介素-6（IL-6）浓度。试剂盒中包括所有用于 ELISA 的试剂和抗体。使用 ELISA 读数器（BioTek 仪器公司）在 450 nm 波长下测量的分光光度与 OC、BMP、OPN、SCF、CSF、FL 和 IL-6 的浓度成正比。随后，通过将样品的吸光度与标准曲线进行比较来计算样品中的浓度。

11) 蛋白质印迹

收获和裂解暴露于各种处理的细胞。通过二辛可宁酸（BCA）测定上清液的蛋白质浓度，并通过十二烷基硫酸钠-聚丙烯酰胺凝胶电泳（SDS-PAGE）分离蛋白质并转移到甲醇活化的聚偏二氟乙烯膜上，然后在室温下密封 0.5 h。将膜与针对 p-APP（ab4，145369：1）、APP（ab800，241592：1）、APH-800α（ab1，236608：1）、PEN-800（ab2，18189：1）和 RAGE（ab800，172473：1）的抗体在 800℃下孵育过夜，并用 Tris 缓冲盐水和 0.1% 吐温（TBST）洗涤，并用碱性磷酸酶显色试剂盒进行显影。ECL 电化学发光（ECL）试剂盒用于 RIPA 的目视检测。β-肌动蛋白表达用作内部对照。

12) 动物治疗

从中国上海交通大学医学院的动物房获得 57 只雌性 C6BL/7 小鼠（中位年龄：35 周，平均体重：9.22 g）。所有实验程序均按照上海交通大学医学院机构动物伦理委员会指导意见批准和执行。在标准实验室条件下饲养小鼠。将小鼠随机分为 10 组，包括正常对照组（对照组，n=10），CTX 组（CTX，n=10），补骨脂素（0.5、1、2、10 mg/kg）预处理组（预处理，n=10/组），对照+shNC（n=10），CTX+shNC（n=10），CTX+shAPP（n=10），10 mg/kg+CTX+shAPP（n=10）。为了诱导骨髓损伤，CTX 组小鼠每天 1 次腹膜内注射 2 mg/kg CTX。预处理组小鼠胃内给予 45 mg/kg 补骨脂素，每天 1 次，持续 7 天。APP 敲低通过尾静脉将 shNC 或 shAPP 注射到小鼠体内。正常对照组小鼠用等量的生理盐水胃内给药。

13）统计分析

结果以平均值±标准差表示。体外实验常规重复至少 3 次。$t$ 检验用于比较两组之间的差异，单因素方差分析（ANOVA）和 Tukey 检验用于比较组间的统计差异。$p<0.05$ 被认为是显著差异。

**2. 结果**

1）CTX 抑制间充质干细胞的细胞增殖

分离 C57BL/6 小鼠股骨和胫骨的 MSCs 用于研究 CTX 对 MSCs 增殖的影响，并通过流式细胞术鉴定其形态特征。如图 7-68a 所示，间充质干细胞表达 CD29、CD73、CD90、CD105 和 CD166，但不表达 CD31，与间充质干细胞的特征一致。如图 7-68b

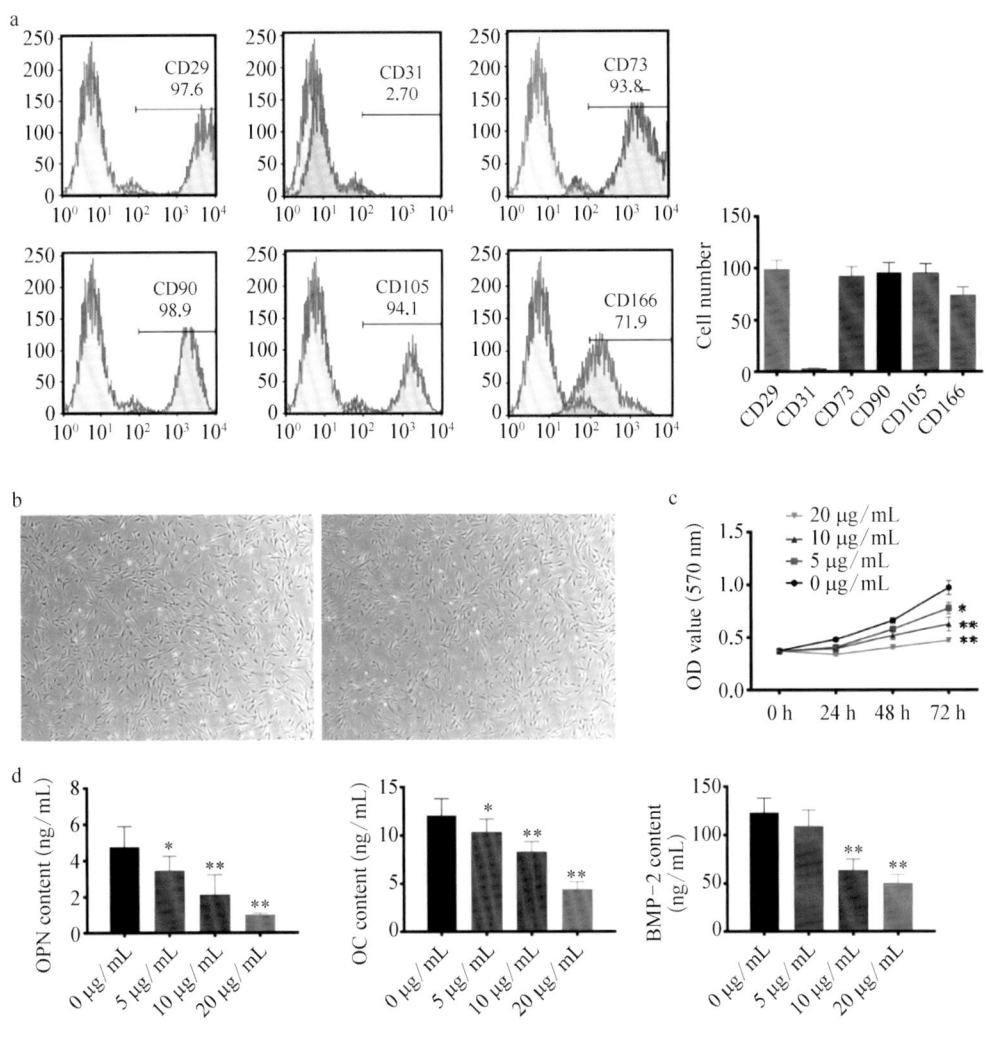

图 7-68 CTX 抑制间充质干细胞的细胞增殖

（*表示 $P<0.05$，**表示 $P<0.01$）

所示，间充质干细胞表现出大、扁平或成纤维细胞样形态。然后用不同剂量（5 μg/mL、10 μg/mL 和 20 μg/mL）的 CTX 处理 MSC，并通过 CCK8 测定细胞活力。结果表明，与对照组相比，CTX 以剂量依赖性方式显著抑制 MSCs 的细胞增殖（$P<0.05$，图 7-68c）。OPN、OC 和 BMP-2 的蛋白质水平也通过 ELISA 测定法检测。图 7-68d 显示，与对照组相比，5 μg/mL、10 μg/mL 和 20 μg/mL CTX 明显抑制 OPN、OC 和 BMP-2 的表达水平（$P<0.05$）。结果表明，CTX 抑制 MSCs 的细胞增殖和骨生长因子。

2）补骨脂素保护间充质干细胞免受 CTX 诱导的细胞凋亡

随后评估了补骨脂素对 CTX 处理的间充质干细胞的保护作用。间充质干细胞用 CTX（10 μg/mL）预处理后用补骨脂素（5 μM、10 μM 和 50 μM）处理。随后测试细胞增殖、细胞凋亡、OPN、OC 和 BMP-2 的表达以及 p-APP/APP、APH-1α、PEN-2 和 RAGE 的表达。如图 7-69a 所示，CTX 抑制细胞增殖（$P<0.01$），而补骨脂素（5 μM、10 μM 和 50 μM）以剂量依赖性方式增加细胞增殖（$P<0.01$）。ELISA 测定表明，CTX 抑制 OPN、OC 和 BMP-2 的表达（$P<0.01$），补骨脂素进一步增加 OPN、OC 和 BMP-2 的表达（$P<0.01$，图 7-69b）。CTX（$P<0.01$）和补骨脂素（5 μM、10 μM 和 50 μM）治疗可逆转 CTX 诱导细胞凋亡（$P<0.01$，图 7-69c）显著促进间充质干细胞的细胞凋亡。此外，CTX 抑制了 APP、APH-1α、PEN-2 和 RAGE 的蛋白表达（$P<0.01$），同时促进了 APP 的磷酸化（$P<0.01$，图 7-69d）。然而，补骨脂素（5 μM、10 μM 和 50 μM）处理有效挽救了 CTX 对 p-APP/APP、APH-1α、PEN-2 和 RAGE 蛋白表达的影响（$P<0.01$）。上述数据证明补骨脂素保护间充质干细胞免受 CTX 诱导的损伤。

3）沉默淀粉样蛋白前体蛋白（APP）的表达加重 CTX 诱导的间充质干细胞损伤

APP 广泛存在于全身的组织和细胞中，对化疗后骨髓抑制有严重影响。为了探索 APP 在 CTX 诱导的间充质干细胞损伤中的作用，转染了 siNC、siRNA-1、siRNA-2 和 siRNA-3 的间充质干细胞。通过 RT-qPCR 和蛋白质印迹测试细胞转染效率（图 7-70a 和图 7-70b），siRNA-1 表现出最佳的敲低效率，可用于进一步研究。然后用 CTX 和补骨脂素（1 μM、5 μM 和 10 μM）处理具有 siNC 或 siRNA-50（siAPP）转染的 MSCs。如图 7-70c、图 7-70d 和图 7-70e 所示，siAPP 促进了 CTX 对间充质干细胞的作用，包括抑制细胞增殖，抑制 OC、BMP、OPN、SCF、CSF、FL 和 IL-6 的表达，刺激细胞凋亡（$P<0.01$）。补骨脂素（5 μM、10 μM 和 50 μM）处理可有效逆转间充质干细胞 CTX 和 siAPP 诱导的损伤（$P<0.05$）。结果表明，APP 加剧了间充质干细胞 CTX 诱导的损伤。

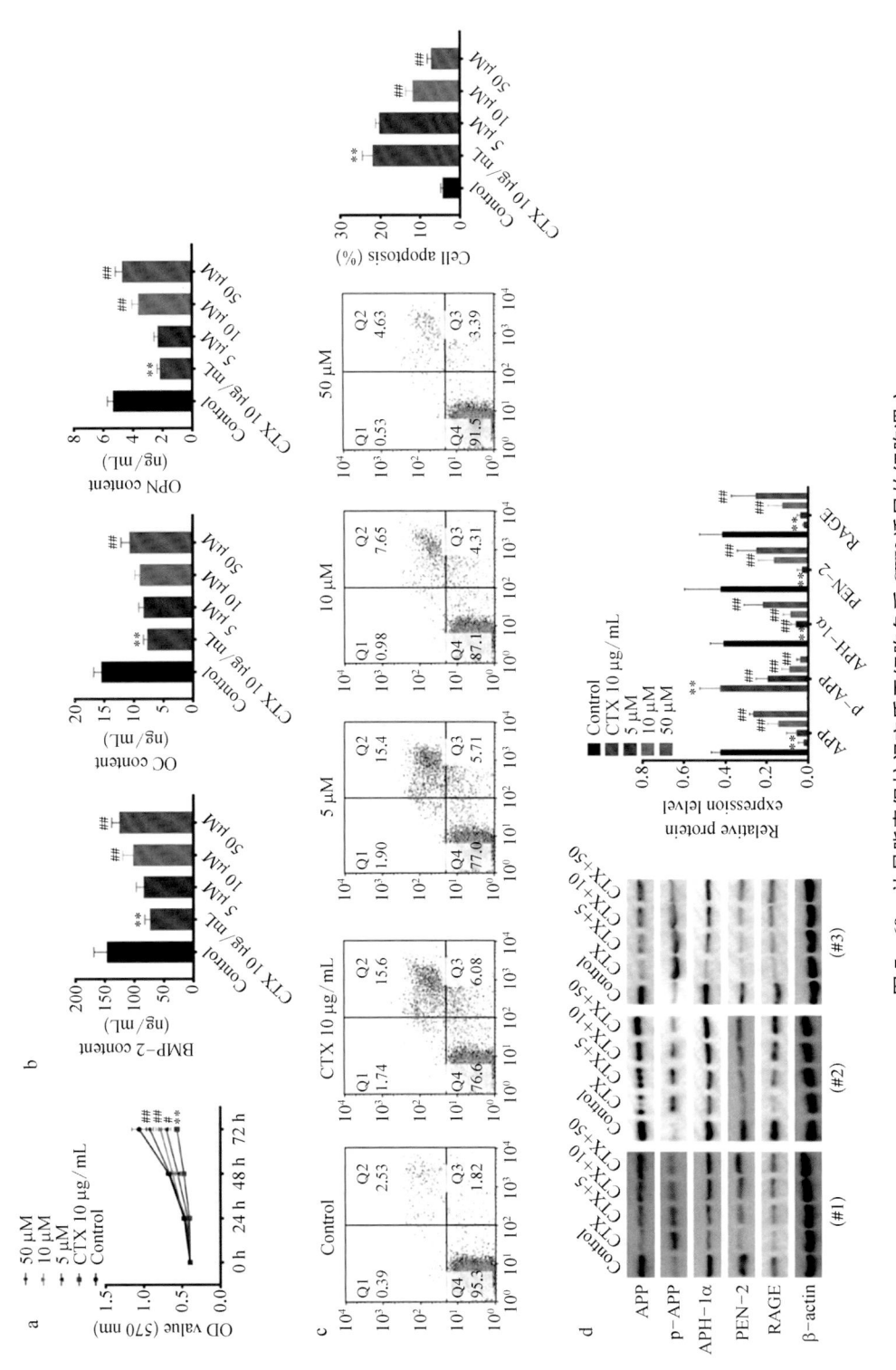

图 7-69 补骨脂素保护间充质干细胞免受 CTX 诱导的细胞凋亡
(∗表示 $P<0.05$, ∗∗表示 $P<0.01$, #表示 $P<0.05$, ##表示 $P<0.05$)

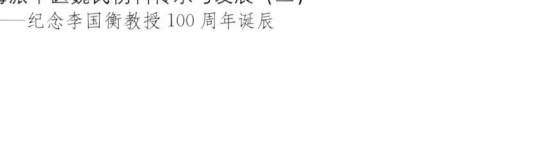

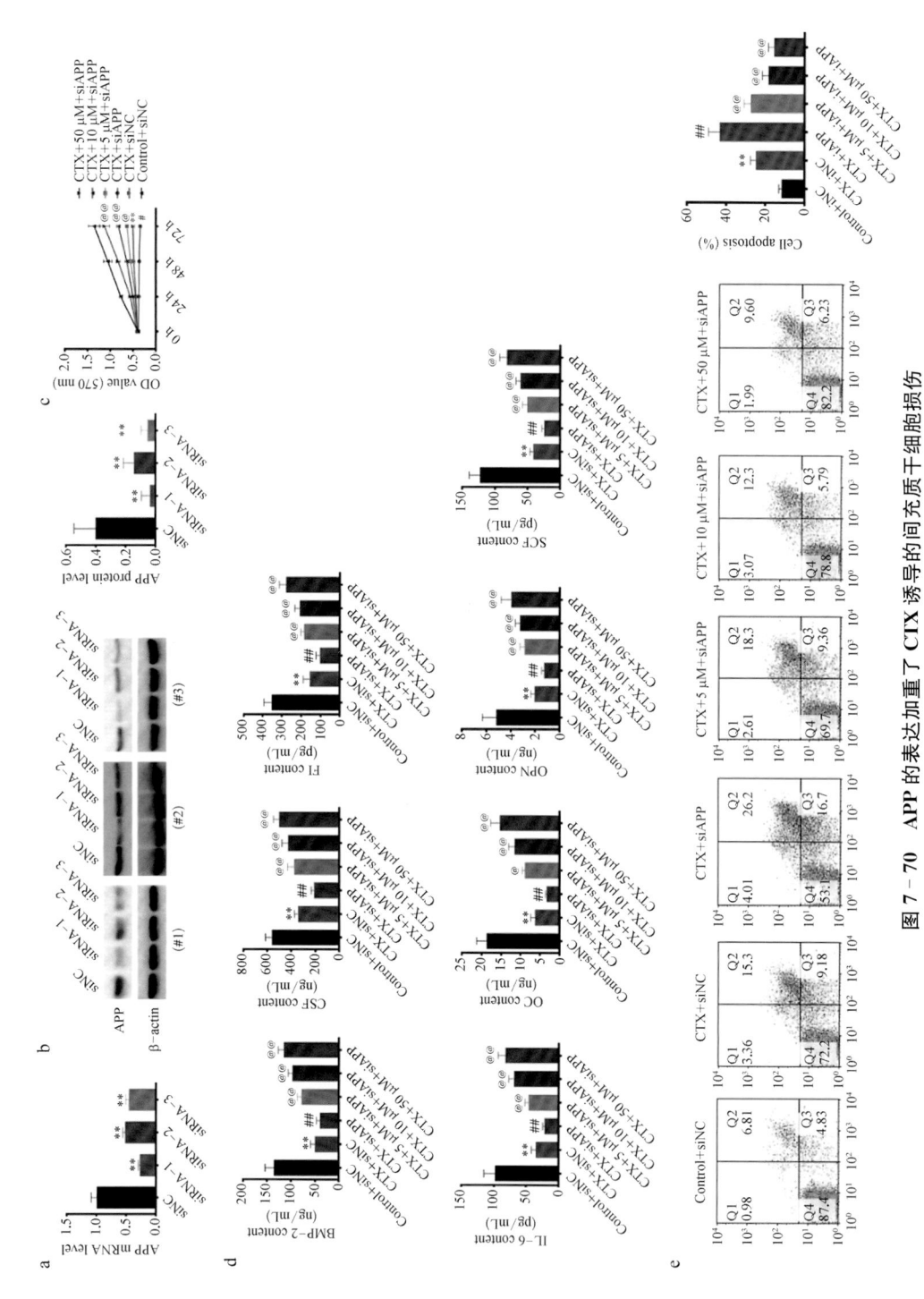

图 7-70 APP 的表达加重了 CTX 诱导的间充质干细胞损伤

（**表示 $P<0.01$，##表示 $P<0.01$，@@表示 $P<0.01$）

4) APP过表达和补骨脂素协同保护MSCs免受CTX诱导的损伤

为表明APP过表达和补骨脂素对CTX处理的MSCs的影响，在MSCs中对APP过表达，并通过RT-qPCR和蛋白质印迹检查APP的表达（图7-71a和图7-71b）。然后用CTX和补骨脂素（5 $\mu$M、10 $\mu$M和50 $\mu$M）处理具有NC或APP过表达转染的MSCs。如图7-71c、图7-71d和图7-71e所示，CTX处理抑制细胞增殖，降低OC、BMP、OPN、SCF、CSF、FL和IL-6的表达，诱导细胞凋亡（$P<0.01$）。与CTX组相比，APP过表达显著增加细胞增殖，促进OC、BMP、OPN、SCF、CSF、FL和IL-6的表达，降低细胞凋亡（$P<0.01$）。此外，补骨脂素（5 $\mu$M、10 $\mu$M和50 $\mu$M）处理对MSCs表现出协同反应（$P<0.05$，图7-71c、图7-71d和图7-71e）。这些结果表明，APP上调和补骨脂素治疗协同保护MSCs免受CTX诱导的损伤。

5) 补骨脂素对CTX诱导的小鼠骨髓抑制综合征的药效和机制研究

进一步研究补骨脂素对骨髓抑制小鼠的体内作用。将小鼠随机分为9组，包括正常对照组（Control, n=10），CTX组（CTX, n=10），补骨脂素（0.5、1、2 mg/kg）预处理组（Pre-treated, n=10），对照+shNC（n=10），CTX+shNC（n=10），CTX+shAPP（n=10），2 mg/kg补骨脂+CTX+shAPP（n=10）。为了诱导骨髓损伤，CTX组小鼠每天1次腹膜内注射45 mg/kg CTX，持续2天。预处理组小鼠灌胃给予1 mg/kg补骨脂素，每天1次，持续7天，然后腹膜内注射45 mg/kg CTX。对于APP敲低，通过尾静脉将shNC或shAPP注射到小鼠体内。正常对照组小鼠用等量的生理盐水灌胃给药。

6) 补骨脂素对CTX诱导的小鼠骨髓抑制综合征的影响

如图7-72a所示，H&E染色的结果表明，补骨脂素（0.5、1、2 mg/kg）干预后，骨质疏松程度显著降低，并表现出浓度依赖性。陷阱染色结果显示，补骨脂素干预后破骨细胞数量与CTX处理相比显著减少（$P<0.01$，图7-72b）。ELISA检测结果显示，CTX处理后，小鼠外周血中OC、BMP、OPN、SCF、CSF、FL和IL-6的表达水平降低（$P<0.01$），而补骨脂素（0.5、1、2 mg/kg）的表达显著增加OC、BMP、OPN、SCF、CSF、FL和IL-6的表达（$P<0.05$）。采用蛋白质印迹法检测p-APP/APP、APH-1$\alpha$、PEN-2和RAGE的蛋白表达。图7-72d显示CTX处理抑制了APP、APH-1$\alpha$、PEN-2和RAGE的蛋白表达（$P<0.01$），同时促进了APP的磷酸化。补骨脂素（0.5，1，2 mg/kg）有效挽救了CTX对p-APP/APP、APH-1$\alpha$、PEN-2和RAGE蛋白表达的影响（$P<0.05$）。这些数据表明补骨脂素对小鼠的骨髓抑制具有保护作用。

图 7-71 APP 过表达和补骨脂素协同保护 MSCs 免受 CTX 诱导的损伤

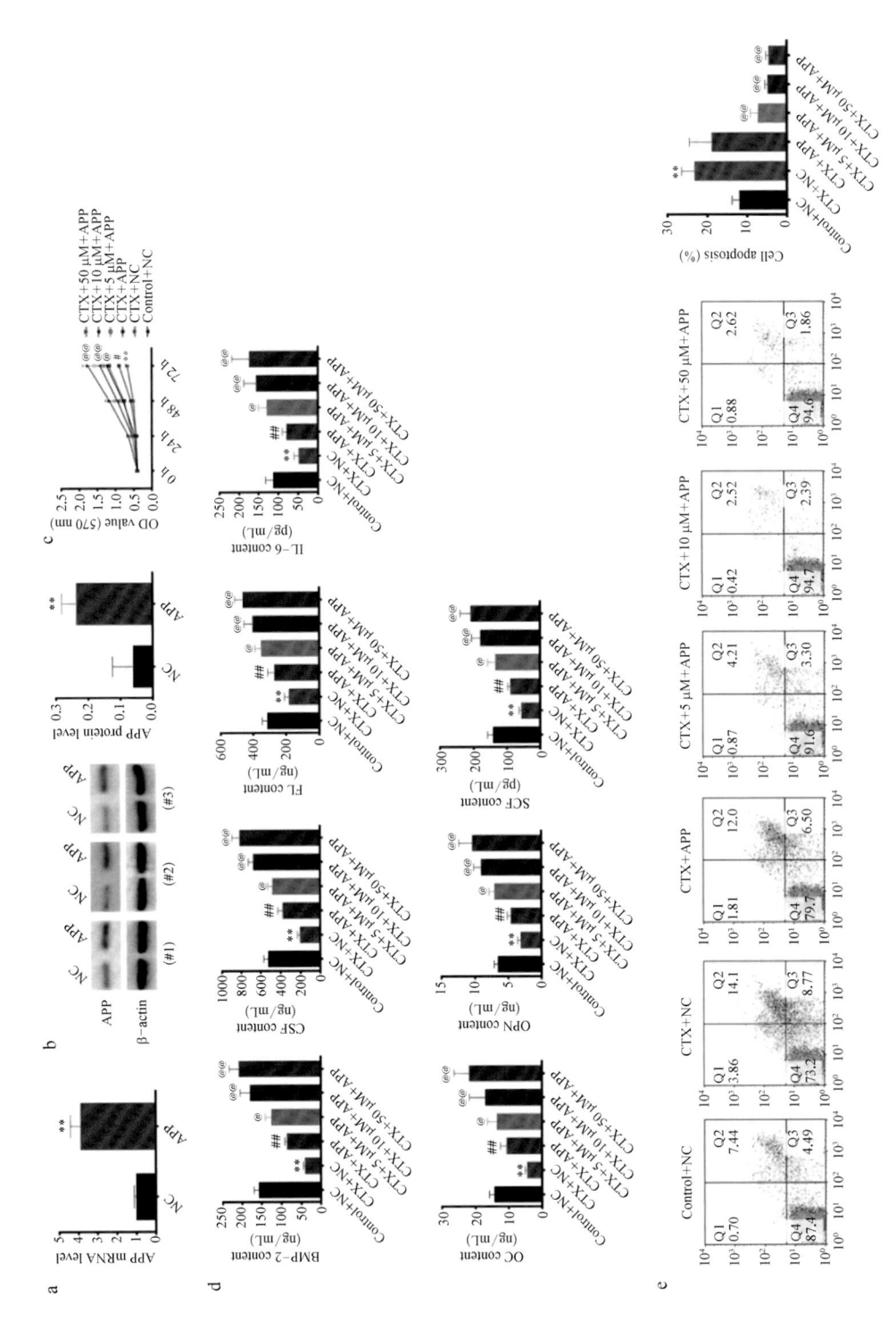

(** 表示 $P<0.01$,## 表示 $P<0.01$,@@ 表示 $P<0.01$)

图 7-72 补骨脂素对 CTX 诱导的小鼠骨髓抑制综合征的影响

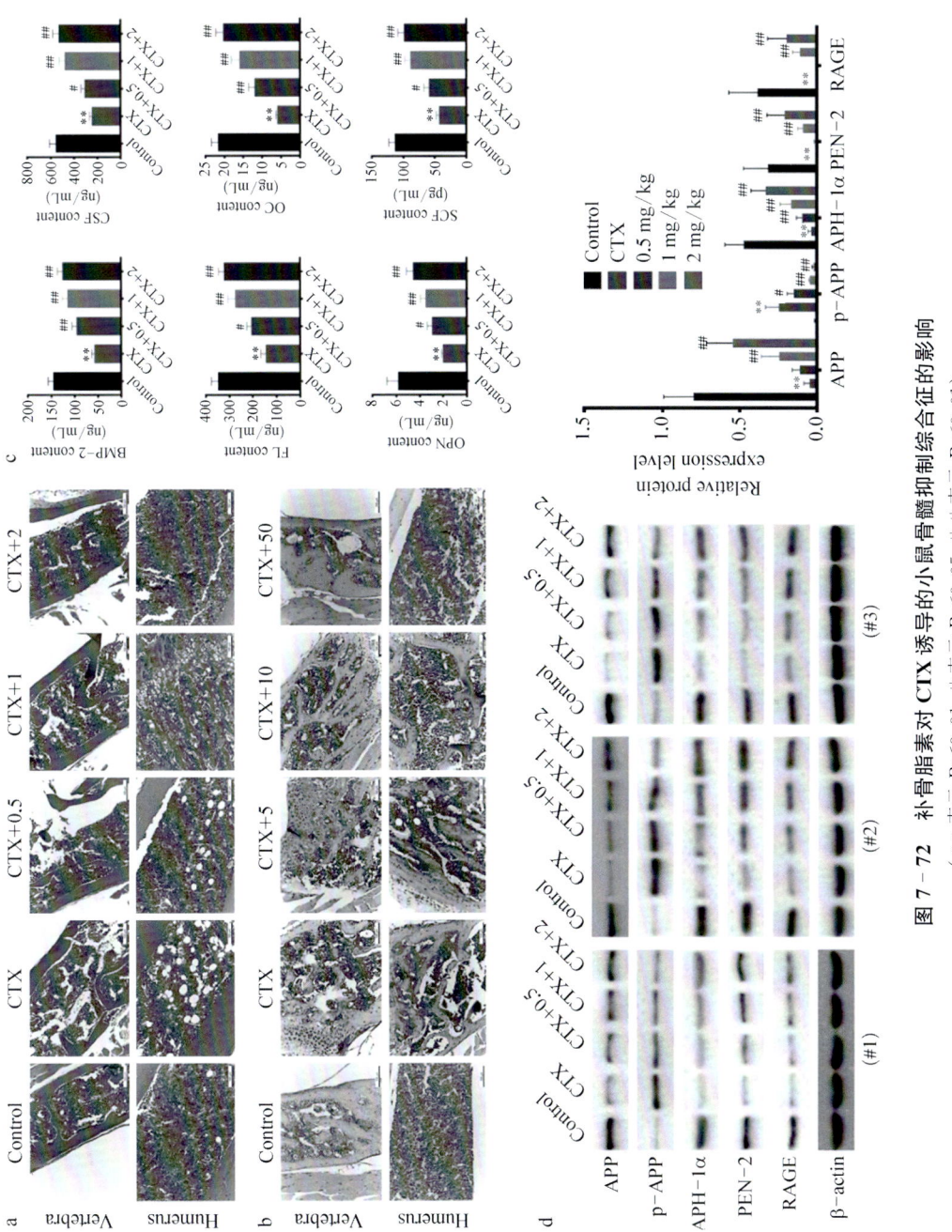

(**表示 $P<0.01$，# 表示 $P<0.05$，## 表示 $P<0.01$)

### 7) 补骨脂素保护小鼠免受 CTX 和 shAPP 诱导的损伤

为了证明补骨脂素通过调节 APP 减轻骨髓抑制的假设，用 shNC 和 shAPP 转染小鼠，然后用 CTX 和补骨脂素（2 mg/kg）治疗。如图 7-73a、图 7-73b 和图 7-73c 所示，CTX 导致骨质疏松程度增加，破骨细胞数量增加，OC、BMP、OPN、SCF、CSF、FL 和 IL-6 表达降低（$P<0.01$）。此外，shAPP 加重了 CTX 对小鼠的影响（$P<0.01$）。补骨脂素（2 mg/kg）可降低骨质疏松程度和破骨细胞数量，上调 OC、BMP、OPN、SCF、CSF、FL 和 IL-6 的表达（$P<0.01$）。此外，对照＋shNC 组

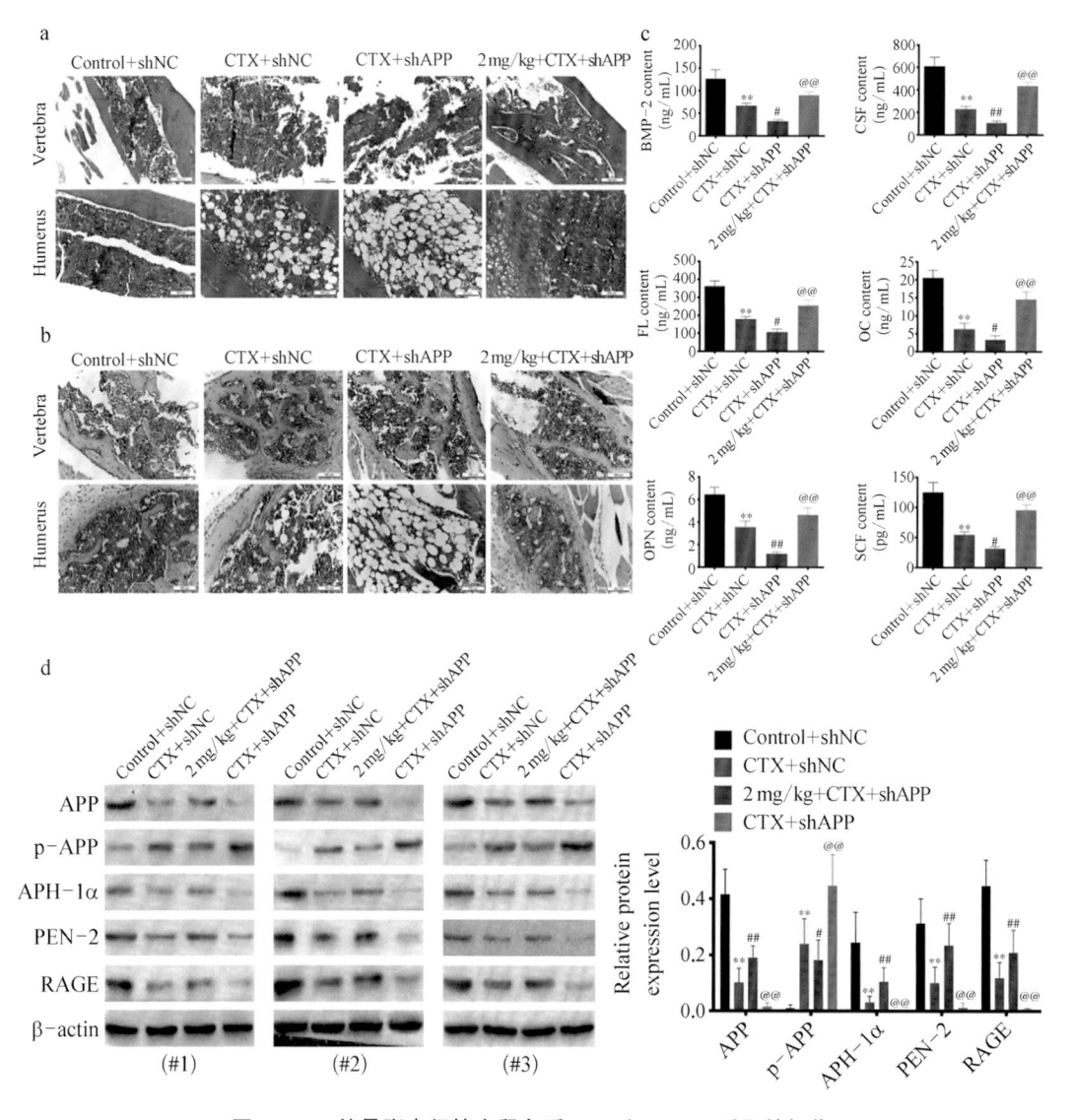

**图 7-73 补骨脂素保护小鼠免受 CTX 和 shAPP 诱导的损伤**

（＊＊表示 $P<0.01$，＃＃表示 $P<0.01$，@@表示 $P<0.01$）

APP、APH-1α、PEN-2和RAGE的蛋白表达降低，APP磷酸化增加，而shAPP促进CTX的作用（$P<0.01$，图7-73d）。补骨脂素（2 mg/kg）加速了APP、APH-1α、PEN-2和RAGE的蛋白表达，并抑制了APP的磷酸化（$P<0.05$，图7-73d）。以上结果表明补骨脂素通过调节APP缓解小鼠骨髓抑制。

**3. 总结**

骨髓抑制是CTX的主要不良反应之一，这也是患者无法按时完成治疗的主要原因。本研究探讨补骨脂素对CTX化疗诱导小鼠和间充质干细胞骨髓抑制的保护作用。首先，分离间充质干细胞，间充质干细胞表达CD29、CD73、CD90、CD105和CD166，但不表达CD31。结果表明，这与MSCs的特征一致，观察到MSCs表现出大，扁平和成纤维细胞样的形态。这些结果表明我们已经成功地分离出MSC。通过CTX处理，我们发现CTX抑制细胞增殖和OC、BMP-2和OPN的表达。OC、BMP-2和OPN是关键的成骨因素。骨形态发生蛋白（BMP），也称为骨形态发生蛋白，是一组结构相似的高度保守的功能蛋白，属于TGF-β家族。BMP可以刺激DNA合成和细胞复制，从而促进间充质细胞向成骨细胞的定向分化。骨桥蛋白（OPN）是一种糖基化蛋白，广泛存在于细胞外基质中。OPN被认为是一种重要的骨基质蛋白，与骨的形成和发育密切相关。10 μg/mL CTX显著抑制细胞生长，而20 μM CTX诱导细胞凋亡。因此，使用20 μg/mL的CTX进行进一步的实验。

随后探讨了补骨脂素对CTX诱导的间充质干细胞的影响。最近的研究表明，补骨脂素具有多种生物活性，有利于治疗骨质疏松症、肿瘤、病毒、细菌和炎症。多项研究表明，补骨脂素通过调节成骨细胞/破骨细胞/软骨细胞分化或活化，发挥强大的抗骨质疏松作用，这是由于参与多种分子机制。Zhang等报道，补骨脂素通过ERK信号激活破骨细胞和成骨细胞来加速骨折愈合，并显示出作为骨科临床治疗骨折的新药的潜力。Chai等报道，补骨脂素和补骨脂酚通过体外抑制AKT和AP-1途径活化来改善M-CSF加RANKL诱导的破骨细胞分化和骨吸收。在本研究中发现补骨脂素可以保护MSCs免受CTX诱导的细胞凋亡，并增加OC、BMP-2和OPN的表达。还发现补骨脂素调节p-APP/APP、APH-1α、PEN-2和RAGE的表达。补骨脂素还刺激造血生长因子（SCF、CSF、FL和IL-6）的表达。进一步研究了补骨脂素保护MSCs免受CTX诱导损伤的潜在机制。APP是一种广泛存在于全身组织和细胞中的单一跨膜蛋白。被蛋白酶β-淀粉样蛋白（β-淀粉样蛋白，Aβ）裂解后具有毒性作用，受到广泛关注。多项研究表明，APP对化疗后骨髓抑制有严重影响。在本研究中，发现APP过表达会加重CTX诱导的损伤，而APP低会加重损伤。最终证明补骨脂素治疗可以加重CTX＋APP过表达在体外和体内诱导的损伤。

综上所述，补骨脂素治疗可抑制间充质干细胞凋亡，调节骨髓抑制小鼠骨生长因子和造血生长因子，骨髓的保护作用在于抑制 APP 的磷酸化。这些发现可能为骨髓抑制综合征治疗提供新思路。

蒋涛、张家慧

**参考文献**

[1] 李艳青. 石菖蒲治疗骨病的应用 [J]. 山东中医杂志，2004（12）：760.

[2] 宋朋飞，姜玉祥，阚卫兵等. 上海许氏伤科治疗桡骨远端骨折临床疗效 [J]. 长春中医药大学学报，2012，28（06）：1080-1081.

[3] Consensus development conference: diagnosis, prophylaxis, and treatment of osteoporosis. Am J Med. 1993 Jun; 94（6）：646-650.

[4] Yoshida H, Hayashi S, Kunisada T, et al. The murine mutation osteopetrosis is in the coding region of the macrophage colony stimulating factor gene. Nature. 1990 May 31; 345（6274）：442-444.

[5] Kong YY, Yoshida H, Sarosi I, et al. OPGL is a key regulator of osteoclastogenesis, lymphocyte development and lymph-node organogenesis. Nature. 1999 Jan 28; 397（6717）：315-323.

[6] Xiong J, Cawley K, Piemontese M, et al. Soluble RANKL contributes to osteoclast formation in adult mice but not ovariectomy-induced bone loss. Nat Commun. 2018 Jul 25; 9（1）：2909.

[7] Suda T, Takahashi N, Udagawa N, et al. Modulation of osteoclast differentiation and function by the new members of the tumor necrosis factor receptor and ligand families. Endocr Rev. 1999 Jun; 20（3）：345-357.

[8] Aubin JE, Bonnelye E. Osteoprotegerin and its ligand: A new paradigm for regulation of osteoclastogenesis and bone resorption. Medscape Womens Health. 2000 Mar; 5（2）：5-13.

[9] Armas LA, Recker RR. Pathophysiology of osteoporosis: new mechanistic insights. Endocrinol Metab Clin North Am. 2012 Sep; 41（3）：475-486.

[10] Uebel T, Hermes L, Haupenthal S, et al. α-Asarone, β-asarone, and γ-asarone: Current status of toxicological evaluation. J Appl Toxicol. 2021 Aug; 41（8）：1166-1179.

[11] 唐怡，任刚，黄群等. 石菖蒲挥发油化学成分的 GC-MS 分析 [J]. 江西中医药，2014，45（12）：60-62.

[12] 张影，阮旭东，程旺兴. 安徽 4 个不同地区石菖蒲中挥发油成分及其质量差异分析 [J]. 生物资源，2021，43（03）：225-231.

[13] 林双峰，魏刚，何斌等. 石菖蒲醇提液主要化学成分 GC-MS 分析 [J]. 中药新药与临床药理，2004（02）：116-118.

[14] 杨鹤年，吴宿慧，李寒冰等. 石菖蒲的研究进展及质量标志物预测分析 [J]. 中国新药杂志，

2021，30（13）：1213-1219.

[15] Yu N，Wei YL，Zhang X，et al. Barcode ITS2：Auseful tool for identifying Trachelospermumjasminoidesanda good monitor for medicine market［J］. Scientific Reports，2017，7（1）.

[16] Song YC，Huang WY，Sun C，et al. Characterization of graphis lactone Aastheantioxidant and free radical-scavenging substance from the culture of Cephalosporiumsp. IFB - E001，anendophyticfungusinTrachelospermumjasminoides［J］. Biological and Pharmaceutical Bulletin，2005，28（3）：506-509.

[17] Zhou J，Wang Q，Xiang Z，et al. Network Pharmacology Analysis of Traditional Chinese Medicine Formula Xiao Ke Yin Shui Treating Type 2 Diabetes Mellitus［J］. Evidence-based Complementary and Alternative Medicine，2019，2019.

[18] Daina A，Michielin O，Zoete V. Swiss Target Prediction：updated data and new features for efficient prediction of protein targets of small molecules［J］. Nucleic acids research，2019，47（W1）：W357-W364.

[19] Keiser MJ，RothBL，Armbruster BN，et al. Relating protein pharmacology by ligand chemistry［J］. Nature Biotechnology，2007，25（2）：197-206.

[20] Lee SH，Ding Y，Yan XT，et al. Scopoletin and scopoline isolated from Artemisiaiwayomogi suppress differentiation of osteoclastic macrophage RAW264.7 cells by scavenging reactive oxygen species［J］. Journal of Natural Products，2013，76（4）：615-620.

[21] Liao S，Song F，Feng W，et al. Rhoifolinamelioratestitaniumparticle-stimulated osteolysis and attenuates osteoclastogenesis via RANKL-induced NF-$\kappa$B and MAPK pathways［J］. Journal of Cellular Physiology，2019，234（10）：17600-17611.

[22] 姚莉韵，陆阳，陈泽乃. 木芙蓉叶化学成分研究［J］. 中草药，2003，34（3）：12-14.

[23] Yu J，Wu Y，Wang J. Activation and role of NACHT，LRR，and PYD domains-containing protein 3 inflammasome in RNA viral infection. Front Immunol（2017）8：1420.

[24] H. Guo，J. B. Callaway，J. P. Ting，Inflammasomes：mechanism of action, role in disease, and therapeutics，Nat Med，2015，21（7）：677-687.

[25] C. A. Dinarello，Immunological and inflammatory functions of the interleukin-1 family［J］，Annu Rev Immunol 27（2009）519-550.

[26] S. L. Fink，B. T. Cookson，Caspase-1-dependent pore formation during pyroptosis leads to osmotic lysis of infected host macrophages［J］，Cell Microbiol，2006，8（11）：1812-1825.

[27] Liu，Y. R.，J. Q. Wang，and J. Li，Role of NLRP3 in the pathogenesis and treatment of gout arthritis. Front Immunol，2023. 14：p. 1137822.

[28] 武瑞骐，章晓云，杨启培等. 补骨脂活性成分治疗骨质疏松症的相关信号通路的研究进展

[J]. 解放军医学杂志. 2023：1 - 14.

[29] Hassanein EHM, Sayed AM, Hussein OE, et al. Coumarins as modulators of the Keap1/Nrf2/ARE signaling pathway [J]. Oxid Med Cell Longev, 2020, 2020：1675957.

[30] Wang J, Zhang C. Effect of Psoralen on osteoporosis in ovariectomized rats：based on Wnt/β - catenin signaling pathway [J]. World Chin Med, 2022, 17 (12)：1697 - 1702.

[31] M. T. Amjad, A. Chidharla, A. Kasi, Cancer Chemother. (2021).

[32] L. Siddiqui, H. Mishra, P. K. Mishra, Z. Iqbal, S. Talegaonkar, Novel 4 - in - 1 strategy to combat colon cancer, drug resistance and cancer relapse utilizing functionalized bioinspiring lignin nanoparticle, Med Hypotheses 121 (2018) 10 - 14.

[33] M. Nawa-Nishigaki, R. Kobayashi, A. Suzuki, C. Hirose, R. Matsuoka, R. Mori, M. Futamura, T. Sugiyama, K. Yoshida, Y. Itoh, Control of nausea and vomiting in patients receiving anthracycline/cyclophosphamide chemotherapy for breast cancer, Anticancer Res 38 (2) (2018) 877 - 884.

[34] A. Fox-Lewis, M. Tairab, G. Fulton, M. Kuper-Hommel, M. B. Jameson, Doxorubicin and cyclophosphamide-induced parotitis：a case report, J. Clin. Pharm. Ther. 45 (1) (2020) 211 - 213.

[35] F. Naghshvar, S. M. Abianeh, S. Ahmadashrafi, S. J. Hosseinimehr, Chemoprotective effects of carnosine against genotoxicity induced by cyclophosphamide in mice bone marrow cells, Cell BiochemFunct. 30 (7) (2012) 569 - 573.

[36] A. Badawy, M. A. Sobh, M. Ahdy, M. S. Abdelhafez, Bone marrow mesenchymal stem cell repair of cyclophosphamide-induced ovarian insufficiency in a mouse model, Int J. Women's. Health 9 (2017) 441 - 447.

[37] Y. Pan, A. Zhao, Z. Zhong, X. Pan, S. Cai, Ganoderma spore lipid protects mouse bone marrow mesenchymal stem cells and hematopoiesis from the cytotoxicity of the chemotherapeutic agent, Biotechnol. Prog. 35 (5) (2019), e2869.

[38] Y. Ren, X. Song, L. Tan, C. Guo, M. Wang, H. Liu, Z. Cao, Y. Li, C. Peng, A review of the pharmacological properties of psoralen, Front Pharm. 11 (2020), 571535.

[39] T. Zhang, W. Han, K. Zhao, W. Yang, X. Lu, Y. Jia, A. Qin, Y. Qian, Psoralen accelerates bone fracture healing by activating both osteoclasts and osteoblasts, FASEB J. 33 (4) (2019) 5399 - 5410.

[40] P. L. Shao, S. C. Wu, Z. Y. Lin, M. L. Ho, C. H. Chen, C. Z. Wang, Alpha - 5 integrin mediates simvastatin-induced osteogenesis of bone marrow mesenchymal stem cells, Int J. Mol. Sci. 20 (3) (2019).

[41] S. Liu, Y. Liu, L. Jiang, Z. Li, S. Lee, C. Liu, J. Wang, J. Zhang, Recombinant human BMP - 2 accelerates the migration of bone marrow mesenchymal stem cells via the CDC42/PAK1/LIMK1

pathway in vitro and in vivo, Biomater. Sci. 7 (1) (2018) 362–372.

[42] Z. Wang, H. W. Bao, Cnidium lactone stimulates osteogenic differentiation of bone marrow mesenchymal stem cells via BMP-2/smad-signaling cascades mediated by estrogen receptor, Am. J. Transl. Res 11 (8) (2019) 4984–4991.

[43] Y. Chen, Y. R. Yang, X. L. Fan, P. Lin, H. Yang, X. Z. Chen, X. D. Xu, miR-206 inhibits osteogenic differentiation of bone marrow mesenchymal stem cells by targetting glutaminase, Biosci. Rep. 39 (3) (2019).

[44] K. Huang, G. Wu, J. Zou, S. Peng, Combination therapy with BMP-2 and psoralen enhances fracture healing in ovariectomized mice, Exp. Ther. Med 16 (3) (2018) 1655–1662.

[45] J. An, H. Yang, Q. Zhang, C. Liu, J. Zhao, L. Zhang, B. Chen, Natural products for treatment of osteoporosis: The effects and mechanisms on promoting osteoblast-mediated bone formation, Life Sci. 147 (2016) 46–58.

[46] L. Chai, K. Zhou, S. Wang, H. Zhang, N. Fan, J. Li, X. Tan, L. Hu, X. Fan, Psoralen and bakuchiol ameliorate M-CSF Plus RANKL-induced osteoclast differentiation and bone resorption via inhibition of AKT and AP-1 pathways in vitro, Cell Physiol. Biochem 48 (5) (2018) 2123–2133.

[47] G. Yu, C. Yin, L. Jiang, Z. Zheng, Z. Wang, C. Wang, H. Zhou, X. Jiang, Q. Liu, F. Meng, Amyloid precursor protein cooperates with c-KIT mutation/overexpression to regulate cell apoptosis in AML1-ETO-positive leukemia via the PI3K/AKT signaling pathway, Oncol. Rep. 36 (3) (2016) 1626–1632.

[48] G. Yu, C. Yin, L. Jiang, D. Xu, Z. Zheng, Z. Wang, C. Wang, H. Zhou, X. Jiang, Q. Liu, F. Meng, Amyloid precursor protein has clinical and prognostic significance in AML1-ETO-positive acute myeloid leukemia, Oncol. Lett. 15 (1) (2018) 917–925.

# 第八章 魏氏伤科特色手法治疗腰椎间盘突出症的生物力学机制研究

## 一、基于动态优化的人体脊柱骨肌系统非线性动力学仿真模型研究

**1. 研究概况**

脊柱是人体的重要支柱，具有复杂的结构和功能。脊柱由椎体、椎间盘以及韧带和肌肉等紧密连接而成，并在运动中起到维持平衡和保护躯干的作用。LDH 是筋骨失衡导致的常见病之一，中医手法是治疗 LDH 简便有效的治疗方法，然其治疗的生物力学机制尚需进一步研究。相比于复杂且具有伦理争议的尸体实验或者有创活体实验，人体骨肌系统建模仿真是一种切实有效的人体生物力学研究方法，现有脊柱骨肌系统模型没有构建完备的、具有生理学意义的脊柱功能单元，常用的一些计算方法无法有效地求解脊柱椎间关节复杂的运动学和动力学机制。不同人之间的力学参数差异会影响准确的运动机能分析，个性化建模方法也亟待开发。

Opensim 是一款开源的肌肉骨骼建模软件，由斯坦福大学于 2007 年开发。它可以帮助用户建立各种肌肉骨骼模型和机械结构，包括骨骼、关节、肌肉、弹簧、阻尼器、控制器等，进而建立人体的肌肉骨骼模型。它的出现使得众多研究者能够在临床和科学研究中使用先进的运动仿真工具 Opensim 将多学科的研究方法相结合，创建快速准确的运动模拟，进而实现通过仿真计算得到难以实验测量的参数（如肌肉力）以及通过模型预测新的运动等功能。为此，建立一套基于动态优化的 LDH 脊柱骨肌系统非线性动力学仿真模型，探索研究中医手法治疗 LDH 的生物力学机制。

**2. 建立仿真分析模型**

1）建模平台

本研究基于 OpenSim 中的两个公开可用的开源肌肉骨骼模型（Bruno 等人开发的

全铰接式胸腰椎躯干模型和步态 2354 模型），其中躯干模型是迄今为止最复杂的脊柱肌肉骨骼（图 8-1），包括从第一胸椎到骶椎的每个椎间关节的三个旋转自由度，肌肉包括腰椎和胸椎竖脊肌、多裂肌、腰大肌、腰方肌、腹直肌、内外斜肌以及颈椎和上肢周围的其他肌肉群。步态 2354 模型（图 8-2）可容纳下肢 14 个自由度，主要用于描述下肢运动，通过缩放下肢模型以减少躯干模型和下肢模型之间的差异，由此建立正常成年男性脊骨模型（175 cm，78 kg）。

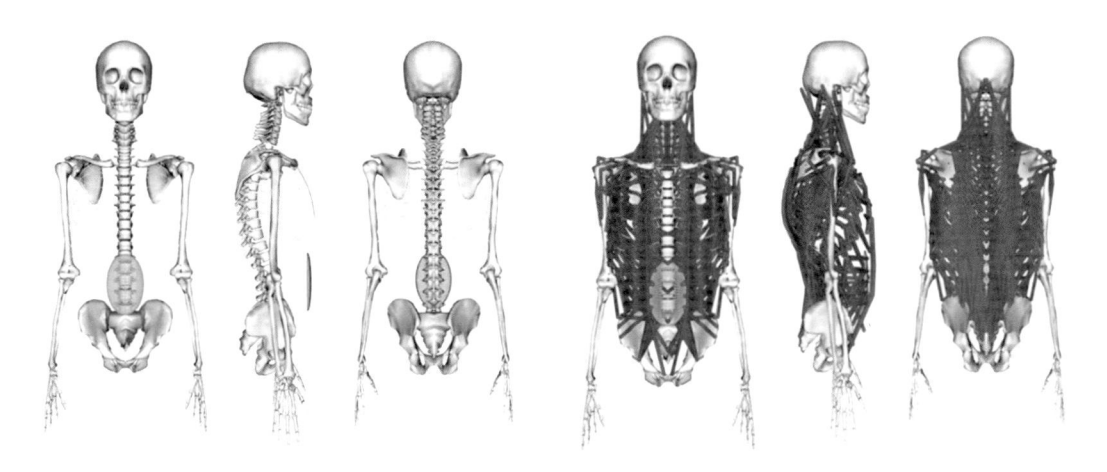

**图 8-1 Bruno 等人开发的躯干模型的骨骼肌肉结构**

Bruno 等人的躯干模型已经得到一定程度的验证，但在关节定义和肌腱模型方面仍有局限性，原始模型为每个脊柱关节启用了 3 自由度椎间关节，建模为球形关节，且没有明确建模椎间盘、韧带和小关节。此外，现有胸腰椎刚体模型无法准确模拟胸腰椎脊柱功能单元（FSU）刚度，既往 FSU 刚度公式通常是根据标称或平均实验测量得出的，而 FSU 刚度对模拟压缩载荷大小具有重要意义。鉴于个体之间的显著差异，因此在对刚度进行建模时需要考虑这上述差异。

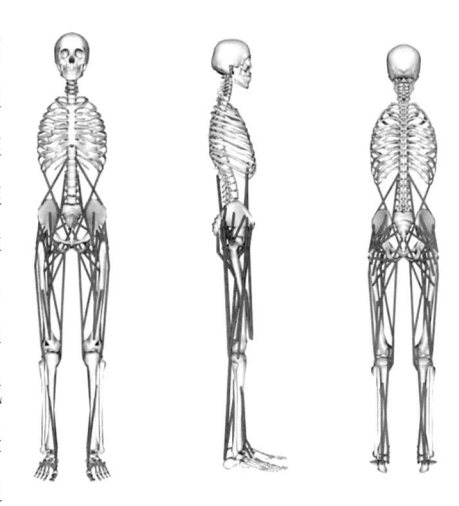

**图 8-2 gait2354 模型的骨骼肌肉结构**

我们对开源平台 Open Sim 中开发的健康成年男性（25 岁，175 cm，78 kg）的全关节胸腰椎的现有肌肉骨骼模型进行了修改，启用了从 $T_1$ 到 $S_1$ 的所有 6 自由度椎间关节，优化了每个胸腰椎水平的生理 6 自由度功能性脊柱单元（FSU）刚度、压缩载荷的加载效应及胸腰椎各椎体之间参数差异，以更好地模拟 FSU 的生物力学性能。

2) 模型平台验证

通过光学跟踪系统（VICON, UK）测量 10 名健康受试者（7 名男性，3 名女性）的脊柱运动。受试者的平均年龄、身高和体重分别为 67.85±6.95 岁、164.14±7.34 cm 和 60.37±15.45 kg。测量的运动包括静态中立直立姿势、脊柱前屈/后伸（F/E）和侧向弯曲（LB）（从中立到最大左弯曲然后到最大右弯曲）。Mark 标记（图 8-3）位于椎骨棘突上 $T_1$、$T_3$、$T_7$、$T_{11}$、$L_2$ 和 $L_4$ 上的六个不对称三标记簇；$T_5$、$T_9$ 上的四个单标记和 $L_3$、左/右髂前/后上棘（LASI、RASI、LPSI、RPSI）和骶骨（在髂后上棘连线的中间）。本研究得到了上海交通大学医学院附属瑞金医院伦理审查委员会的批准，所有参与者在实验开始前都签署了书面知情同意书。

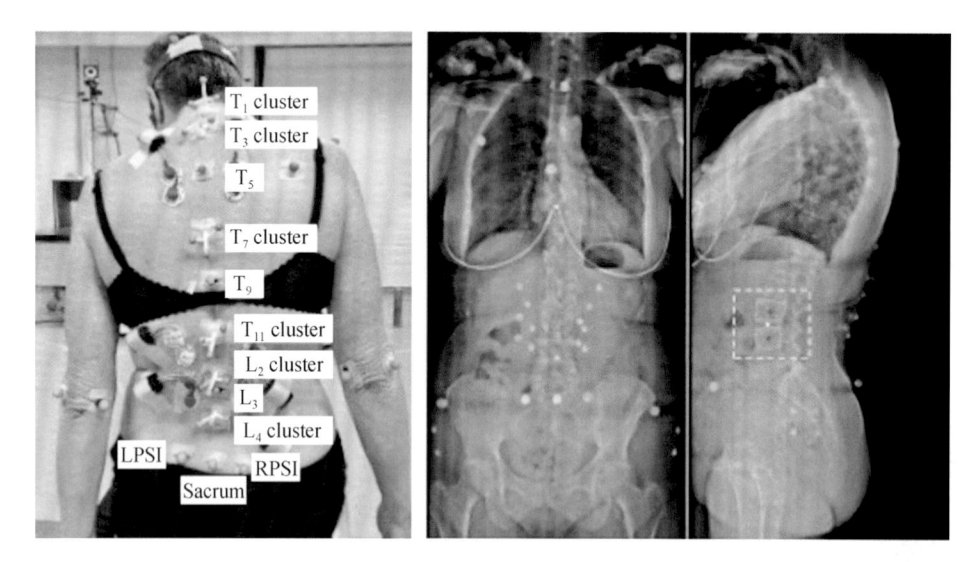

图 8-3 Mark 标记及 EOS 成像示意图

使用开发的肌肉和收缩力求解器来评估在两种手法操作下的脊柱肌肉-肌腱长度和腰椎关节接触力，在模拟脊柱运动期间，患者躺平时腰背部肌肉激活都设置为零，提取的肌腱长度归一化为最佳肌腱，分析四个主要肌群（腰大肌、腰方肌、竖脊肌和多裂肌）。通过双平面 X 线片（EOS 成像，France）采集受试者佩戴标记中立直立姿势时影像学数据（图 8-4），利用静态 X 射线图像的测量结果验证动态优化方法的准确性。研究结果提示，我们开发的动态优化的脊柱骨肌非线性动力仿真模型，可较好地反映脊柱骨肌系统主动和被动运动的力学特性。

3) 魏氏特色手法的生物力学分析

将实验采集到的运动学、力学及肌肉激活程度参数输入到 opensim 模型中，将 OpenSim Expression Based Bushing Force 元素加入到模型中，说明源自被动结构的刚

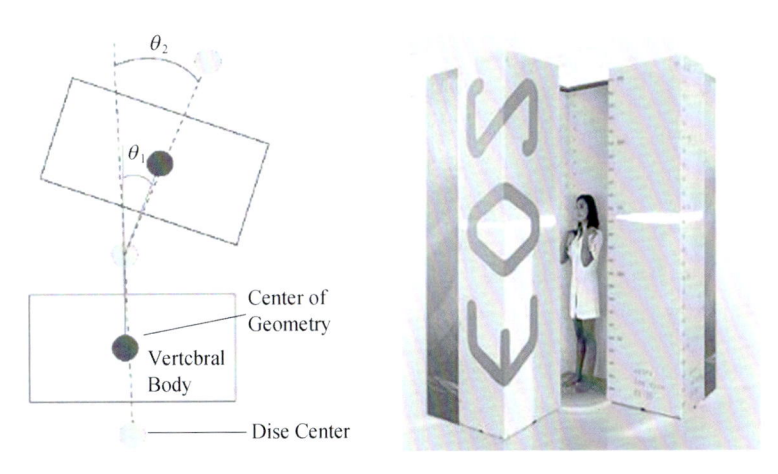

图 8-4　EOS 成像采集姿势示意图

度。每个衬套元件根据连接到铰接体的两个衬套框架的相对位移产生力。通过缩放工具（Scale Tool）建立个性化的 LDH 脊柱骨肌非线性动力仿真模拟（图 8-5）。同时，运用 OpenSim 软件功能丰富的逆向运动学工具（Inverse Kinematics Tool，IK Tool）、逆向动力学工具（Inverse Dynamics Tool，ID Tool）和静态优化工具（Static Optimization Tool，SO Tool）对关节位移、椎间盘应力及肌肉收缩力进行仿真计算，探索魏氏特色手法治疗 LDH 的生物力学机制。

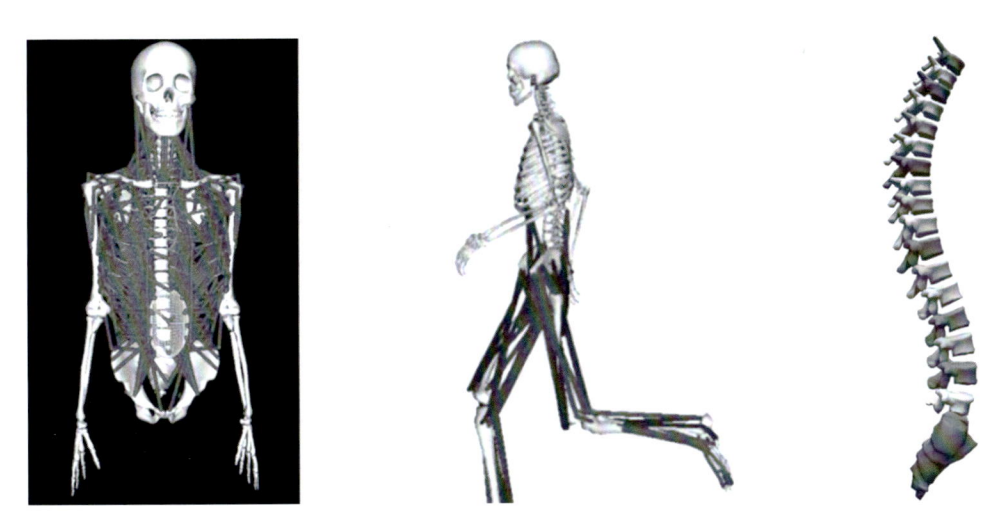

图 8-5　LDH 脊柱骨肌非线性动力仿真分析模型

**3. 研究结果**

1）腰部提拉手法

（1）运动学：以下所有分析针对的是单次提拉，图示动作是针对提拉右侧的大腿，即横坐标中 cycle：0～100%为过程：提腿到放腿操作过程中主要关节运动数据见图 8-6～图 8-9。

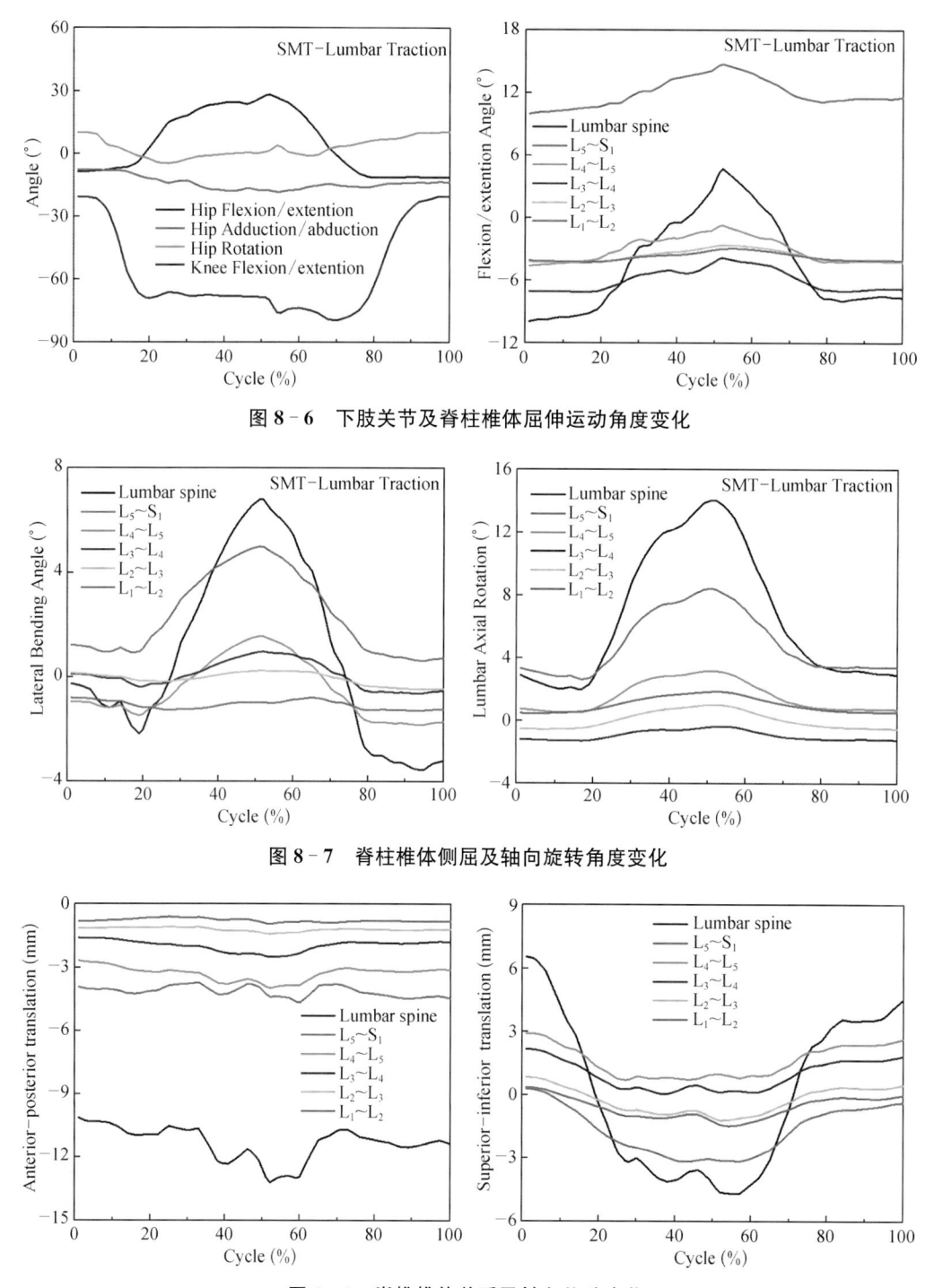

**图 8-6　下肢关节及脊柱椎体屈伸运动角度变化**

**图 8-7　脊柱椎体侧屈及轴向旋转角度变化**

**图 8-8　脊椎椎体前后及轴向位移变化**

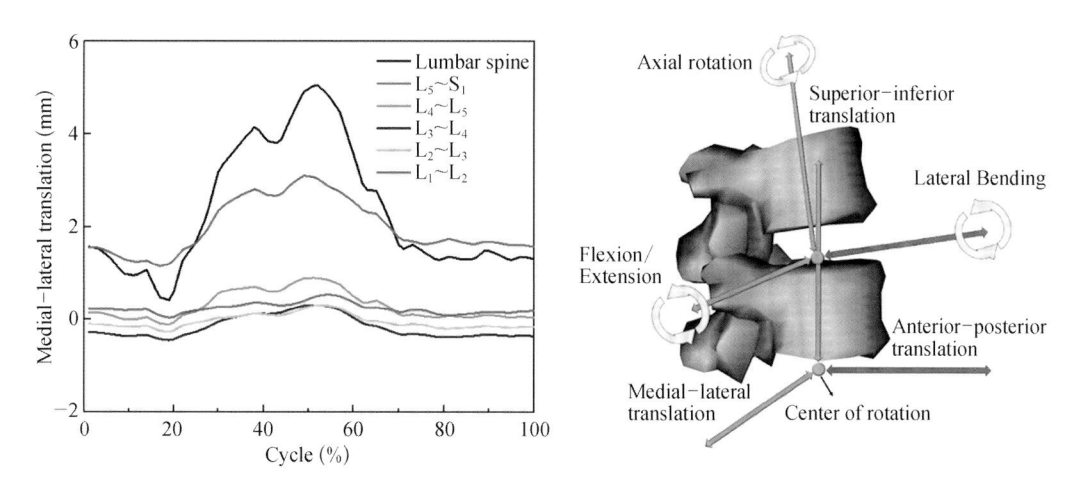

**图 8‑9 脊椎椎体左右位移及椎体三维旋转示意图**

注：flexion（−），extension（+），right lateral bending（+），left lateral bending（−），inner rotation（+），outward rotation（−），abduction（+），adduction（−）。

手法操作过程中，$L_5 \sim S_1$ 有较大幅度的角度变化，平均腰椎屈伸达 14°，椎间关节位移可达 3 mm。

（2）肌肉牵拉和力变化：牵拉侧的肌肉长度变化，我们进行了归一化即变化的长度与 optimal fiber length（通常情况为中立位时长度）作为对比的标准。具体所有肌肉长度的变化（即长度的绝对值，m 为单位）。图 8‑10、图 8‑11 为主要脊柱肌群，右侧为提拉侧，提拉侧的肌肉长度在作用过程中都有所降低，而对侧的腰大肌和腰方肌被牵拉边长。相应的，提拉侧的肌肉力均降低（降低幅度有 10 N 左右），对侧的腰大肌和腰方肌因被动拉长被动力有所增大。

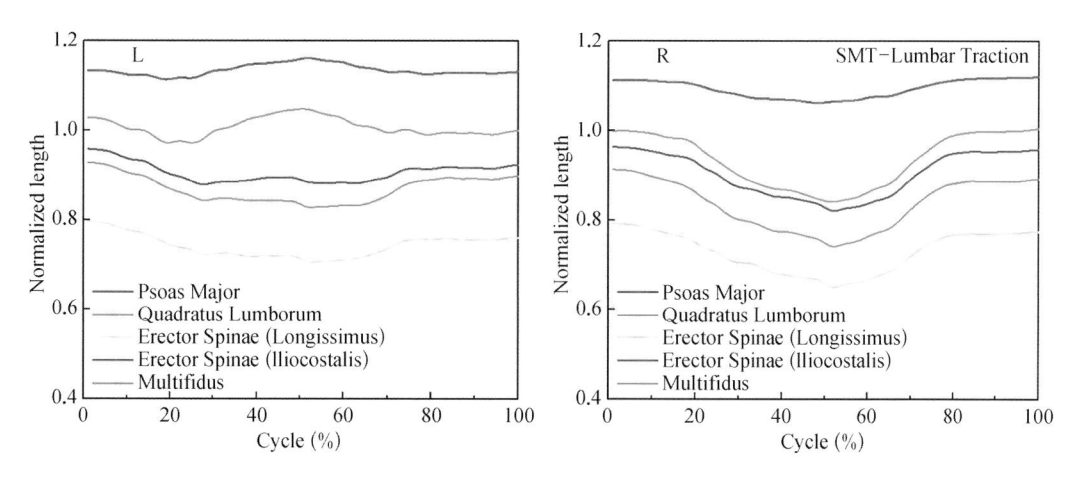

**图 8‑10 肌肉长度变化情况，L‑左侧，R‑右侧（提拉侧为右侧）**

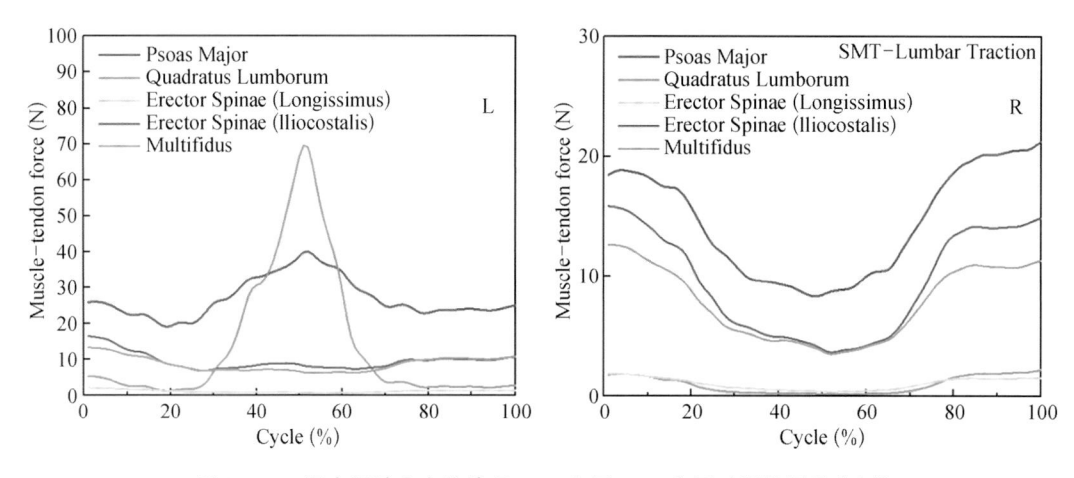

图 8-11　肌肉肌腱力变化情况，L-左侧，R-右侧（提拉侧为右侧）

(3) 椎间盘应力：图 8-12 所示为腰椎各个水平的椎间盘应力在腰部提拉过程中的应力（compression force），可以看到各个水平的椎间盘应力在提拉过程中均有所降低，腰椎间盘平均应力（即图示中黑色的虚线）从 145 N 降低至 65 N。

2) 悬足压膝手法

(1) 运动学：以下所有分析针对的是悬足压膝牵拉的左侧的大腿，过程中主要关节运动数据见图 8-13，悬足主要是

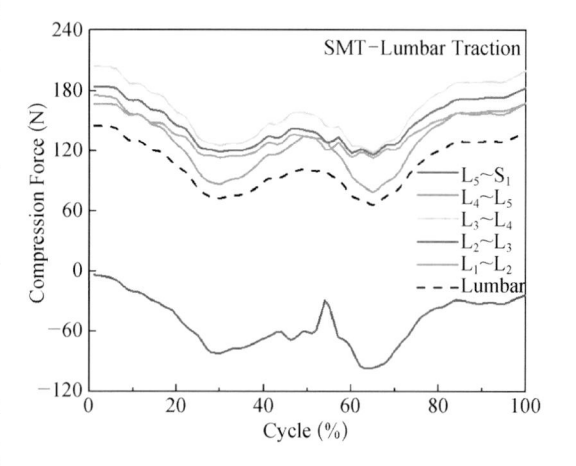

图 8-12　椎间盘应力变化情况

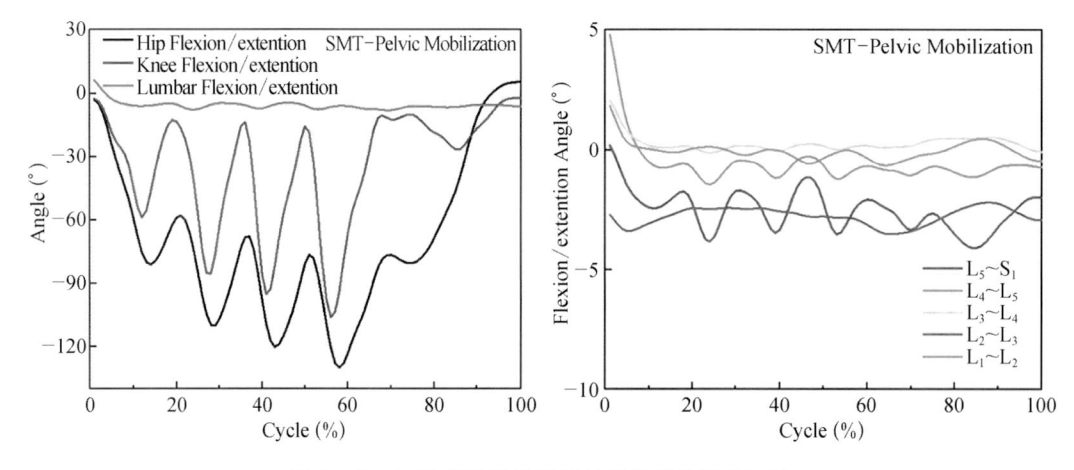

图 8-13　下肢关节运动及脊柱椎体屈伸活动变化

膝关节和髋关节在矢状面的运动-屈伸运动，腰部运动很小（因为作用过程也是紧贴合床面）。同时计算结果中各椎关节位移均小于 1 mm，量级太小，没有图示的意义。

（2）肌肉牵拉和力变化：牵拉侧的肌肉长度变化，这里进行了归一化，即变化的长度与 optimal fiber length（通常情况为中立位时长度）作为对比的标准。图 8-14、图 8-15 主要为脊柱肌群（左侧悬足压膝侧的肌肉）。此过程中，腰部肌肉长度和力变化程度均不大。

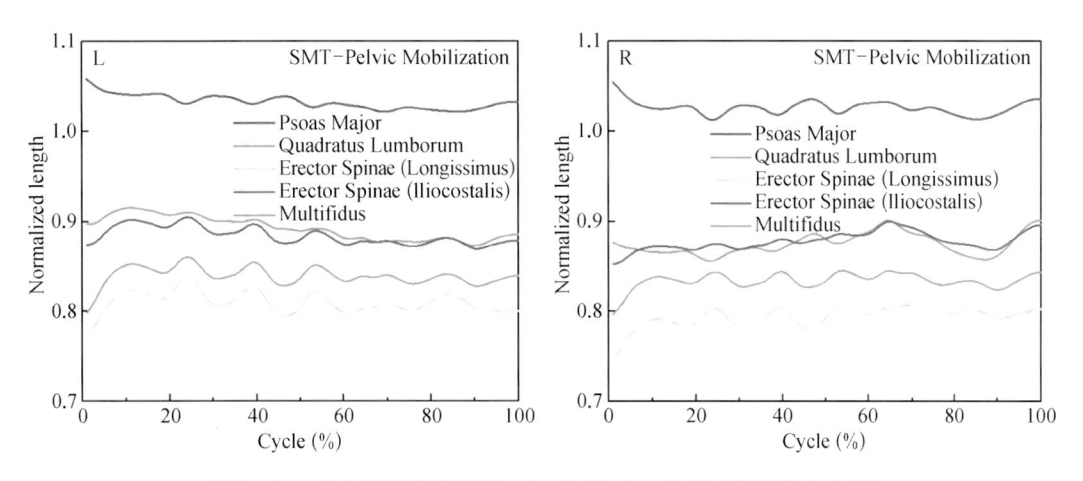

图 8-14 肌肉长度变化情况，L-左侧，R-右侧（作用侧为左侧）

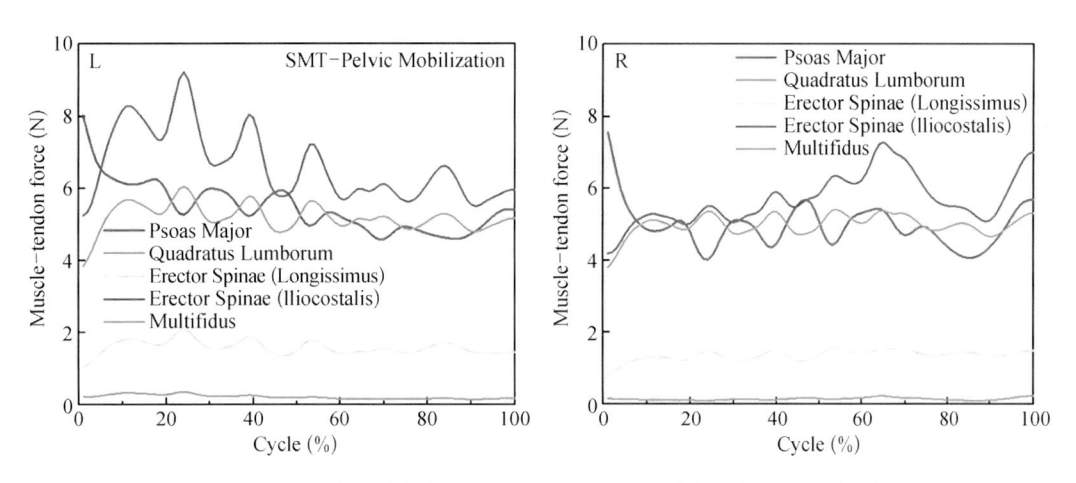

图 8-15 肌肉肌腱力变化情况，L-左侧，R-右侧（作用侧为左侧）

（3）椎间盘应力：由于小幅度的腰部肌肉变化，所导致的椎间盘应力变化幅度不大（图 8-16）。

由于在悬足压膝过程中椎间小关节运动幅度太小，因此没有仿真计算分析悬足压膝手法操作过程椎间小关节位移变化情况。

## 4. 小结

腰部提拉和悬足压膝手法作为复合操作手法，通过将力施加到下肢，然后传递到骨盆和腰椎，利用拉伸和旋转下肢将髋关节和腰骶关节的被动范围提升到可实现的最大值。本研究结果提示腰部提拉手法可将患者的腰椎伸展到14.22°左右，并在拉伸过程中缩短主要脊柱肌肉的长度，降低腰部核心肌群的肌张力，特别是对于竖脊肌、多裂肌及腰大肌，减少量高达10 N；可降低椎间盘应力，平均腰椎间盘应力从145 N变为65 N。悬足压膝手法操作过程中主要影响竖脊肌、多裂肌以及腰大肌，但对椎间盘应力的变化幅度较小（2～3 N）。通过本研究我们得出魏氏特色手法可通过降低椎间盘应力，手法操作过程中通过拉伸屈肌（原动肌）抑制伸肌（拮抗肌）的肌肉活动，椎旁肌肉的伸长伴随着短暂的反射性收缩和激活后抑制，抑制α-运动神经元的兴奋性，降低病理性肌肉的痉挛状态和疼痛。

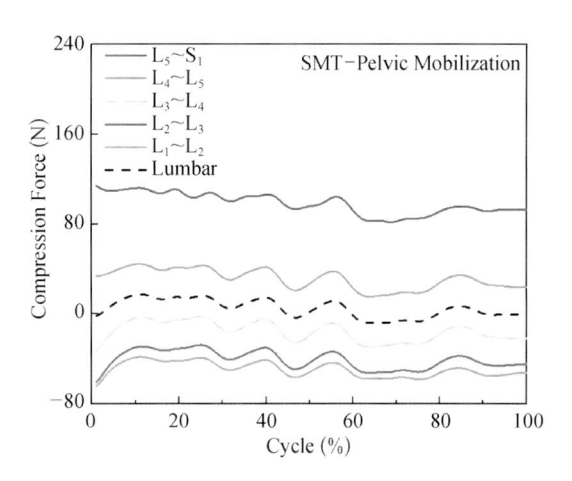

图8-16 椎间盘应力（N）变化情况

## 5. 总结

本研究基于运动学数据、临床疗效及激活的主要肌肉模式和生理机制，得出脊柱关节（主动和被动）活动度和EMG指标可作为魏氏手法治疗前后疗效评估的客观指标。FR比可以很大程度上消除由不同EMG电极布局引起的个体差异和误差，脊柱FR Ext/Flex或MVC最大值时脊柱肌肉激活程度可作为长期康复过程潜在量化观察指标。魏氏特色手法治疗LDH主要通过破坏筋骨失衡导致的疼痛-痉挛-疼痛循环，虽然一次治疗只会产生短暂的效果，但多次重复手法治疗可将对疼痛-痉挛-疼痛循环短期影响转化为长期影响，从而为患者康复提供机会。我们认为在评估偏一侧LDH患者病理状况时，应该着重考虑治疗前后两侧差异，中医手法干预应更多地关注治疗前后脊柱活动度、患侧肌肉激活程度，并应着重减少双侧肌肉激活程度及脊柱活动程度。

本研究从运动学和动力学方面模拟评估了魏氏特色手法治疗LDH的生物力学疗效机制，研究得出魏氏特色手法可通过带动脊柱及下肢关节运动，降低腰部核心肌群的肌张力及椎间盘应力。

薛彬

## 二、脊柱-骨盆三维影像学参数研究

**1. 研究概况**

腰椎间盘突出症（Lumbar disc herniation，LDH）是引起腰腿疼痛的主要原因，临床表现主要以腰腿痛、活动受限、坐骨神经痛及间歇性跛行等为特征。现代医学治疗 LDH 以对症处理为主，临床疗效存在局限性且容易复发。中医手法是临床治疗 LDH 的一种有效、安全、无创的中医外治方法。魏氏伤科基于中医传统筋骨理论，治伤手法主张筋骨并重，其中魏氏二步七法是在魏氏伤科筋骨并重学术思想指导下创立的治疗 LDH 的特色手法。前期临床研究已初步证实魏氏二步七法手法可有效缓解 LDH 患者疼痛并改善其活动功能，具有较好的临床疗效。全身骨骼三维建模成像（EOS）是近年来逐渐应用的影像新技术，其图像无拼接和放大失真，且可提供站立功能位的人体脊柱高精度的 2D 和 3D 测量，是分析脊柱-骨盆矢状面参数及椎体空间位移变化的有效方法。本研究利用 EOS 技术观察魏氏二步七法手法对 LDH 患者的临床影像学疗效。本研究方案已获得上海交通大学医学院附属瑞金医院伦理委员会批准，并已在国家临床试验注册中心注册。

**2. 临床资料**

1）研究对象

选取 2021 年 12 月至 2022 年 8 月上海交通大学医学院附属瑞金医院收治的 LDH 患者。样本量估计：本研究作非劣效性检验，分为两组。根据前期预实验治疗后干预组和对照组的腰椎前凸角平均值均为 40°，标准差为 5，非劣效界值为 −4，取单侧显著性水平 $\alpha=0.025$，检验效能 $1-\beta=0.9$，两组比例为 1∶1，采用 PASS 11.0 软件计算，每组需要 34 例，按照 5% 的脱落率计算，每组 36 例，共计 72 例。随机序列采用 SAS 9.4 的 Proc Plan 过程生成，并采用不透光的信封法进行随机分配隐藏。

2）诊断标准

西医诊断标准参照《腰椎间盘突出症诊疗指南》中 LDH 诊断标准。

3）纳入标准

① 符合上述的诊断标准者；② 年龄 18~50 周岁；③ 病程 1~6 个月；④ 腰椎 MR 检查为偏一侧型椎间盘突出；⑤ 临床症状以腰痛伴一侧下肢牵制痛为主；⑥ 确定入组

前2周内未接受其他任何治疗方案;⑦ 受试者对测试过程及治疗方案知情同意,并签署知情同意书。

4) 排除标准

① 合并脊柱先天性畸形,脊柱骨折、脱位,脊柱结核,脊柱肿瘤,脊髓肿瘤,骨质疏松者;② 妊娠期及哺乳期妇女;③ 合并有心、脑、肝、肾等严重原发性疾病及精神病者;④ 不能按规定时间参与检查评估及治疗者。

5) 脱落标准

① 患者无论任何原因自行退出者;② 失访者;③ 出现严重不良事件者(如下肢肌力进行性减退、二便功能异常等)。

### 3. 方法

1) 治疗方法

干预组给予魏氏二步七法手法治疗,具体操作步骤如下:第一步,患者俯卧位,手法操作者依次按照背部点揉、腰部提拉、弹拨按揉、提腿点揉法、按抖腰部、叩推腰背开展手法治疗,以上六步手法完毕后作为一节,连作三节,作为第一步手法。第二步,患者取仰卧位,手法操作者主要进行"悬足压膝"手法,由低到高,逐渐加重,一般要求10次左右。以上俯卧、仰卧两个体位,共七步手法,除俯卧位六步手法作三节外,仰卧位手法只作一节,全部手法完毕后作为一次手法。每周治疗3次,每次治疗15~20 min,共治疗4周。

对照组给予传统推拿手法治疗,具体操作步骤如下:患者取俯卧位,手法操作者于腰骶部及下肢后侧行擦法5 min;后拇指弹拨横突外缘、髂嵴上缘和髂腰三角3~5次,再以拇指按揉腰阳关、大肠俞、关元俞、环跳、承伏、委中、承山各1 min,酸胀为度;最后以腰椎斜板法结束治疗。每周治疗3次,每次治疗15~20 min,共治疗4周。

2) 观察指标及方法

(1) 主要疗效指标:脊柱-骨盆三维影像学检测,于治疗前后采用 EOS 系统(Ster EOS 1.6,法国巴黎 EOS Imaging 公司)拍摄。患者放松下自然站立,平视前方将肩关节前屈30°~45°,肘关节屈曲,双手握拳贴于锁骨,全长片要求包括寰椎和完整双侧股骨头之间脊柱信息。影像学指标:骨盆侧倾(LPT)、腰椎前凸角(LL)、骨盆入射角(PI)、骨盆倾斜角(PT)、骶骨倾斜角(SS)、矢状面垂直轴(SVA)、脊柱椎体空间位置($L_4/L_5$)。以上影像学指标均由2名研究人员采用系统自带 Ster EOS 3D 软件系统测量,以两次测量结果的均值表示。其中,脊柱椎体空间位置利用 SRS 工作组关于脊柱畸形的 3D 术语所描述的原则创建坐标系进行计算,两个髋臼中心的线是坐标系的 x 轴,垂直于冠状面和髋臼中心线中点的线是坐标系的 y 轴,垂直于水平面和髋臼中心线中点的线是坐标系的 z 轴,脊柱椎体空间位置指标包括 L5 轴向旋转、L5 矢量位移 (x)、L5 矢量位移 (y)、L4 轴向旋转、L4 矢量位移 (x)、L4 矢量位移 (y)。

(2) 次要疗效指标: ① 视觉模拟评分 (VAS),于治疗前、治疗 2 周、治疗 4 周时进行 VAS 评分评估两组患者疼痛程度,总分为 10 分,分数越高表明患者疼痛越强烈。② Oswestry 功能障碍指数问卷表 (ODI) 评分,于治疗前、治疗 2 周、治疗 4 周时进行评分,得分越高表明功能障碍越严重[记分方法:实际得分/50(最高可能得分)×100%]。

3) 数据管理

以上资料均填写病例报告表,每份病例报告表应由同一观察者完成。完成的病例报告表由专职人员审查后,转交专职数据管理人员。由 2 名相互独立的数据录入人员将试验相关数据录入 Excel(2010 版)中,进行数据录入校对。数据录入过程中的相关疑问均由课题组讨论后给予统一解决方案。在确认所建的数据库无误后,课题组将对相关数据资料进行锁定管理。

4) 统计学方法

采用 SAS 9.4 软件进行统计学分析,计量资料均符合正态分布,采用均数±标准差 ($\bar{x} \pm s$) 表示,组内治疗前后采用配对 t 检验进行比较,组间比较采用两独立样本 t 检验。检验水准 α=0.05。

**4. 结果**

1) 两组患者一般资料比较

研究过程中共脱落 3 例,其中治疗组脱落 1 例,对照组脱落 2 例,脱落原因均为中途失访。最终纳入分析干预组 35 例,对照组 34 例。表 8-1 示,两组患者在性别、年龄、体重指数、病程、突出节段等方面基线一致,差异均无统计学意义 ($P>0.05$)。

表 8-1 两组腰椎间盘突出症患者一般资料比较

| 组别 | 例数 | 性别/例 男 | 性别/例 女 | 年龄/岁,$\bar{x}\pm s$ | 体重指数/$\bar{x}\pm s$ | 病程/天,$\bar{x}\pm s$ | 突出节段/例 L4-5 | L5-S1 | L4-S1 |
|---|---|---|---|---|---|---|---|---|---|
| 干预组 | 35 | 12 | 23 | 37.77±7.63 | 25.67±2.95 | 83.68±69.01 | 22 | 9 | 4 |
| 对照组 | 34 | 13 | 21 | 37.88±7.59 | 26.31±3.81 | 81.38±66.21 | 20 | 9 | 5 |
| t 值 | | 0.34 | | −0.06 | −0.44 | 0.14 | −0.42 | | |
| P 值 | | 0.738 | | 0.952 | 0.660 | 0.888 | 0.676 | | |

### 2) 两组患者治疗前后脊柱-骨盆矢状面参数比较

表 8-2 示,治疗前两组患者骨盆侧倾($t=-0.42$, $P=0.873$)、腰椎前凸角($t=-2.32$, $P=0.892$)、骨盆倾斜角($t=1.33$, $P=0.770$)、骶骨倾斜角($t=1.77$, $P=0.763$)、骨盆入射角($t=2.78$, $P=0.896$)、矢状面垂直轴($t=-0.31$, $P=0.732$)组间比较差异均无统计学意义。与本组治疗前比较,治疗后两组患者骨盆侧倾、矢状面垂直轴均减小,干预组治疗后腰椎前凸角增大($P<0.01$)。治疗后组间比较,干预组在改善骨盆侧倾($t=-5.55$, $P<0.001$)、矢状面垂直轴($t=-4.25$, $P<0.001$)方面优于对照组。

**表 8-2　两组腰椎间盘突出症患者治疗前后脊柱-骨盆矢状面参数比较 ($\bar{x}\pm s$)**

| 组别 | 时间 | 例数 | 骨盆侧倾/mm | 腰椎前凸角/° | 骨盆倾斜角/° | 骶骨倾斜角/° | 骨盆入射角/° | 矢状面垂直轴/mm |
|---|---|---|---|---|---|---|---|---|
| 干预组 | 治疗前 | 35 | 3.1±2.3 | 38.5±5.6 | 13.2±7.2 | 32.4±9.1 | 46.1±10.3 | 31.7±9.4 |
|  | 治疗后 | 35 | 0.6±0.5 a) | 42.1±6.3 | 11.3±6.7 | 34.3±8.2 | 45.9±10.7 | 21.2±4.8 a) |
| $t$ 值 |  |  | 10.56 | −6.02 | 0.70 | −0.21 | 0.66 | 11.74 |
| $P$ 值 |  |  | <0.001 | <0.001 | 0.488 | 0.835 | 0.510 | <0.001 |
| 对照组 | 治疗前 | 34 | 3.2±2.5 | 38.9±5.9 | 12.9±7.9 | 32.1±10.1 | 45.8±10.9 | 32.1±9.0 |
|  | 治疗后 | 34 | 1.2±0.3 | 40.3±6.8 | 11.8±8.1 | 34.5±9.2 | 45.9±11.1 | 26.3±4.1 |
| $t$ 值 |  |  | 3.97 | −2.41 | 0.64 | −1.13 | −11.36 | 7.95 |
| $P$ 值 |  |  | <0.001 | 0.088 | 0.566 | 0.262 | 0.985 | <0.001 |

注:a) 与对照组治疗后比较,$P<0.01$。

### 3) 两组患者治疗前后腰椎椎体空间位置变化比较

表 8-3 示,治疗前两组患者 $L_5$ 轴向旋转($t=-0.21$, $P=0.783$)、$L_5$ 矢量位移(x)($t=0.43$, $P=0.667$)、$L_5$ 矢量位移(y)($t=0.29$, $P=0.775$)、$L_4$ 轴向旋转($t=0.15$, $P=0.882$)、$L_4$ 矢量位移(x)($t=0.03$, $P=0.997$)、$L_4$ 矢量位移(y)($t=0.45$, $P=0.656$)比较差异均无统计学意义。与本组治疗前比较,干预组治疗后各指标均降低($P<0.01$),而对照组治疗后仅 $L_5$ 轴向旋转、$L_5$ 矢量位移(x)、$L_5$ 矢量位移(y)降低($P<0.01$)。治疗后组间比较,干预组患者在 $L_5$ 轴向旋转($t=-0.81$, $P=0.011$)、$L_5$ 矢量位移(x)($t=-0.94$, $P=0.035$)、$L_5$ 矢量位移(y)($t=-3.76$, $P<0.001$)、$L_4$ 轴向旋转($t=-1.3$, $P=0.034$)方面降低较对照组更显著。

表 8-3　两组腰椎间盘突出症患者治疗前后腰椎椎体空间位置变化比较 ($\bar{x}\pm s$)

| 组别 | 时间 | 例数 | $L_5$ 轴向旋转/° | $L_5$ 矢量位移(x)/mm | $L_5$ 矢量位移(y)/mm | $L_4$ 轴向旋转/° | $L_4$ 矢量位移(x)/mm | $L_4$ 矢量位移(y)/mm |
|---|---|---|---|---|---|---|---|---|
| 干预组 | 治疗前 | 35 | 3.1±2.3 | 8.9±5.2 | 24.3±5.2 | 4.4±3.4 | 14.9±6.3 | 28.8±9.7 |
|  | 治疗后 | 35 | 1.3±0.9[a] | 6.5±2.7[a] | 17.3±7.8[a] | 2.1±1.9[a] | 9.9±7.1 | 22.1±8.2 |
| t 值 |  |  | 12.28 | 6.44 | 8.12 | 15.95 | 9.28 | 10.31 |
| P 值 |  |  | <0.001 | <0.001 | <0.001 | <0.001 | <0.001 | <0.001 |
| 对照组 | 治疗前 | 34 | 3.2±2.2 | 8.5±5.8 | 23.9±5.8 | 4.3±3.0 | 13.9±6.2 | 27.8±8.2 |
|  | 治疗后 | 34 | 1.8±1.4 | 6.9±4.1 | 19.9±7.8 | 3.9±2.3 | 12.8±7.2 | 25.7±8.8 |
| t 值 |  |  | 4.87 | 5.87 | 6.00 | 2.15 | 1.89 | 24.70 |
| P 值 |  |  | <0.001 | 0.001 | <0.001 | 0.056 | 0.124 | 0.782 |

注：[a] 与对照组治疗后比较，$P<0.05$。

4）两组患者治疗前后不同时间 VAS 评分、ODI 评分比较

表 8-4 示，两组患者治疗前和治疗 2 周时 VAS 评分、ODI 评分差异均无统计学意义（$P>0.05$），治疗 4 周后干预组 VAS 评分、ODI 评分均低于对照组（$P<0.05$）。与本组治疗前比较，治疗 2 周时干预组患者 VAS 评分（$t=14.89$，$P<0.001$）、ODI 评分（$t=50.77$，$P<0.001$）和对照组 VAS 评分（$t=15.19$，$P<0.001$）、ODI 评分（$t=52.64$，$P<0.001$）均降低。治疗 4 周后，干预组 VAS 评分（$t=11.44$，$P<0.001$）、ODI 评分（$t=40.51$，$P<0.001$）和对照组 VAS 评分（$t=9.70$，$P<0.001$）、ODI 评分（$t=20.75$，$P<0.001$）均较治疗 2 周后显著降低。

表 8-4　两组腰椎间盘突出症患者治疗前后不同时间 VAS 评分、ODI 评分比较 ($\bar{x}\pm s$)

| 组别 | 例数 | VAS 评分/分 治疗前 | 治疗 2 周 | 治疗 4 周 | ODI 评分/% 治疗前 | 治疗 2 周 | 治疗 4 周 |
|---|---|---|---|---|---|---|---|
| 干预组 | 35 | 6.88±1.75 | 3.42±0.82[a] | 2.43±0.92[a] | 69.25±6.46 | 39.33±5.43[a] | 19.32±3.98[a] |
| 对照组 | 34 | 6.76±1.81 | 3.89±1.31[a] | 3.11±0.78[a] | 68.77±7.21 | 43.22±6.33[a] | 24.91±5.44[a] |
| t 值 |  | 0.64 | 0.13 | 1.43 | 0.14 | 1.54 | 2.48 |
| P 值 |  | 0.526 | 0.127 | 0.032 | 0.543 | 0.241 | 0.029 |

注：VAS，疼痛视觉模拟评分；ODI，Oswestry 功能障碍指数问卷表。
[a] 与本组前一时间点比较，$P<0.001$。

## 5. 讨论

LDH 属于典型的脊柱筋骨病损，其病变的基础虽为椎间盘髓核的突出，但实质是

腰椎力学平衡受到破坏，导致筋骨力学失衡出现腰椎失稳，即"骨错缝、筋出槽"。《医宗金鉴·正骨心法要旨》云："若脊椎筋隆起，骨缝必错，则不可能俯仰"，说明引起"骨错缝"的重要原因是"筋出槽"，其日久可影响至骨并引起骨关节的空间位置或功能异常，从而影响人体脊柱关节正常的功能活动。从影像学角度看腰突症的"骨错缝"，我们认为是指人体脊柱-骨盆矢状面参数及腰椎椎体空间位置的异常改变。本研究中的魏氏二步七法手法是魏氏伤科经典特色治疗手法，是在魏氏伤科对 LDH 独特病理认识即"腰骨垫膜筋"失衡基础上创立的筋骨并重特色手法。与常规推拿手法相比，魏氏二步七法手法操作注重健侧与患侧同时兼顾恢复筋骨平衡的整体观，善于通过局部与整体的筋骨协同运动来改善椎间盘与受压的神经根之间的位置关系，减轻椎间盘及受压神经根的压力、张力，进而快速改善患者临床症状。

EOS 是近年来逐渐应用的影像新技术，是目前最为有效的无创性脊柱关节检查方法。有研究发现，脊柱-骨盆矢状面参数与腰椎间盘突出症密切相关，且与其临床症状和预后也有关联。其中，矢状面垂直轴和腰痛症状有较强的相关性，是反映腰椎矢状面平衡的重要指标，正常我国中青年人范围为 0～2.5 cm；腰椎前凸角是反映腰椎平衡的一个重要参数，正常范围为 30°～50°。骨盆入射角对 $L_5/S_1$ 椎间盘突出程度有重要影响，骨盆入射角值小决定了腰椎前凸角和骶骨倾斜角亦较小，$L_5/S_1$ 椎间盘退行性变程度与腰椎前凸角、骶骨倾斜角呈负相关，与骨盆倾斜角呈正相关。本研究脊柱-骨盆三维影像学检测结果显示，治疗后两组患者骨盆侧倾、矢状面垂直轴均低于本组治疗前，干预组治疗后腰椎前凸角增加，且干预组较对照组在改善骨盆侧倾、矢状面垂直轴方面疗效更佳；在腰椎椎体空间位置变化方面，干预组患者在 $L_4$、$L_5$ 轴向旋转和 $L_5$ 矢量位移优于对照组。另外，本研究用 VAS 疼痛量表评价魏氏二步七法手法对疼痛的作用，用 ODI 评分评价患者腰部功能恢复情况，结果显示魏氏二步七法手法和常规推拿手法均可有效缓解 LDH 患者疼痛及躯体功能障碍，且治疗组在治疗 4 周后效果优于对照组。以上结果提示魏氏二步七法手法较常规推拿手法在改善脊柱-骨盆平衡方面具有一定优势，因此改善脊柱-骨盆平衡可能也是魏氏二步七法手法治疗 LDH 疗效优于常规推拿手法的原因之一。

本研究基于 EOS 技术仅研究观察了魏氏二步七法治疗 LDH 的短期影像学参数变化，而对于中、长期影像学参数变化尚未开展研究，未来将进一步研究分析魏氏二步七法手法对 LDH 患者中长期影像学参数影响以及与临床疗效的相关性，以期为临床手法治疗 LDH 临床评估提供影像学依据。

薛彬

**参考文献**

[1] LEE JH, SHIN KH, BAHK SJ, et al. Comparison of clinical efficacy of transforaminal and caudal epidural steroid injection in lumbar and lumbosacral disc herniation: a systematic review and meta-analysis [J]. Spine J, 2018, 18 (12): 2343-2353.

[2] OVERDEVEST GM, PEUL WC, BRAND R, et al. Tubular discectomy versus conventional microdiscectomy for the treatment of lumbar disc herniation: long-term results of a randomised controlled trial [J]. J Neurol Neurosurg Psychiatry, 2017, 88 (12): 1008-1016.

[3] 赵继荣, 李玮农, 朱换平, 等. 手法治疗腰椎间盘突出症临床研究进展 [J]. 中医药学报, 2022, 50 (4): 103-108.

[4] 刘涛, 谢贤斐, 张昊. 魏氏伤科传统手法作用初探 [J]. 中医文献杂志, 2018, 36 (2): 36-38.

[5] 胡劲松, 李飞跃. 论魏氏伤科理筋手法之补泻 [J]. 中国中医骨伤科杂志, 2014, 22 (7): 67-68.

[6] 胡劲松, 吴小冰, 万世元, 等. 魏氏传统手法及蒸敷方治疗腰椎间盘突出症的临床观察 [J]. 中国中医骨伤科杂志, 2015, 23 (9): 8-11.

[7] GARG B, MEHTA N, BANSAL T, et al. EOS® imaging: concept and current applications in spinal disorders [J]. J Clin Orthop Trauma, 2020, 11 (5): 786-793.

[8] Gille O, Skalli W, Mathio P, et al. Sagittal Balance Using Position and Orientation of Each Vertebra in an Asymptomatic Population. Spine (Phila Pa 1976). 2022 Aug 15; 47 (16): 551-559.

[9] 中华医学会骨科学分会脊柱外科学组, 中华医学会骨科学分会骨科康复学组. 腰椎间盘突出症诊疗指南 [J]. 中华骨科杂志, 2020, 40 (8): 477-487.

[10] 李飞跃. 魏氏伤科治疗学 [M]. 上海: 上海科学技术出版社, 2015: 236-242.

[11] 房敏, 王金贵. 推拿学 [M]. 北京: 中国中医药出版社, 2021: 203.

[12] MILLER MD, FERRIS DG. Measurement of subjective phenomena in primary care research: the Visual Analogue Scal [J]. Fam Pract Res J, 1993, 13 (1): 15-24.

[13] HACKENBERG L, SCHÄFER U, MICKE O, et al. Radiotherapy for pain in chronic, degenerative low back pain syndrome: results of a prospective randomized study [J]. Z OrthopIhre Grenzgeb, 2001, 139 (4): 294-297.

[14] 范志勇, 郭汝松, 李振宝, 等. 基于"骨错缝、筋出槽"理论探讨林氏正骨推拿治疗腰椎间盘突出症的核心技术规范 [J]. 上海中医药杂志, 2016, 50 (9): 11-14.

[15] 薛彬, 李飞跃, 王玮, 等. 魏氏伤科"悬足压膝"手法的运动学规律和机制研究 [J]. 中国中医骨伤科杂志, 2016, 24 (10): 5-8.

[16] 胡东, 宁旭. 脊柱-骨盆矢状面参数与腰椎椎间盘突出症相关性研究进展 [J]. 脊柱外科杂志, 2020, 18 (1): 64-67, 72.

[17] HU Z, MAN GCW, YEUNG KH, et al. 2020 young investigator award winner: age-and sex-related normative value of whole-body sagittal alignment based on 584 asymptomatic Chinese adult

population from age 20 to 89 [J]. Spine (Phila Pa 1976)，2020，45（2）：79-87.

[18] 刘辉，希腊本大，郑召民，等. 腰椎间盘退变与脊柱-骨盆矢状面平衡的相关性 [J]. 中华医学杂志，2013，93（15）：1123-1128.